贵州省高校人文社会科学研究项目资助：
贵州职业教育高质量发展研究（项目编号：2024RW250）

基础护理学
教学创新实践

焦娜娜◎编著

中医古籍出版社
Publishing House of Ancient Chinese Medical Books

图书在版编目（CIP）数据

基础护理学教学创新实践 / 焦娜娜编著 . -- 北京：

中医古籍出版社，2024. 9. -- ISBN 978-7-5152-2857-0

Ⅰ. R47

中国国家版本馆 CIP 数据核字第 2024W9T329 号

基础护理学教学创新实践

编著　焦娜娜

责任编辑　刘　婷

装帧设计　嘉海文化

出版发行　中医古籍出版社

社　　址　北京市东城区东直门内南小街 16 号 (100700)

电　　话　010-64089446（总编室）010-64002949（发行部）

网　　址　www.zhongyiguji.com. cn

印　　刷　北京天恒嘉业印刷有限公司

开　　本　889mm×1194mm　1/16

印　　张　17

字　　数　280 千字

版　　次　2024 年 9 月第 1 版　2024 年 9 月第 1 次印刷

书　　号　ISBN 978-7-5152-2857-0

定　　价　68.00 元

前　言

在医疗领域不断发展和人们健康意识日益增强的背景下，基础护理学作为培养学生专业技能与职业素养的基石，其教学改革创新对于提升护理职业教育质量显得尤为重要。但是目前基础护理学教学还存在着较多问题，影响着对学生综合能力的培养。“教育有法，教无定法”提醒每一个教育工作者应当承担起一名教师的责任，因材施教，注重个体差异，促进学生的能力培养，能够让其快乐地接受教育。

本书主要探讨基础护理学教学中的问题，通过总结、提炼基础护理学教学中教学方式和教学方法的创新，对提升护理职业教育质量具有一定的参考意义。其内容生动、具体、实用，在融入新的教学理念，力求严谨的同时，还注重与时俱进，在结构设置上努力做到流程清晰、通俗易懂，突出实用性，并采用新颖、统一的格式化体例设计，特点鲜明，适合专职教师、临床护理人员、护理专业学生参考使用。

在内容上，本书紧紧围绕培养敢于创新、责任心强、善于沟通交流、具备人文关怀和独立工作能力的高素质护理技术技能人才为目标，对接专业教学标准，结合工作实际中需要解决的技术应用与创新的基础性问题，总结、提炼提升理论与实践教学的方法，强化学生自主探学、合作研学、展示赏学、检测评学，促进学生地位革命、教师角色革命、课堂革命等方面的全面改革。同时，简述目前护理教育中多元多维、全时全程评价体系在基础护理教学中的应用现状，并强调以立德树人为根本，素质教育为核心，突出技术应用，强化学生创新能力培养，以适应行业快速发展的需求。

目录

CONTENTS

第一章 基础护理学教学概述

第一节　基础护理学教学探索与发现

一、基础护理学课程教学的现状

基础护理是一门综合性应用学科。其内容围绕护理岗位的能力需求和护士执业考试大纲的要求，对学生的思维能力和知识接受能力提出了一定的要求。学生对基础护理学课程的掌握和理解程度，与教学方法密切相关。然而，当前基础护理教学中存在最突出的问题主要包括以下几个方面：

（一）教学内容滞后于临床岗位需求

教学内容滞后于临床岗位需求，主要体现在实践教学与临床实际未能充分结合。通过对行业岗位调查发现，当前护理专业所学的基础护理教学内容远远滞后于临床实际情况，其中最为突出表现是新设备和新仪器的使用情况。大部分教师在学生培养过程中，并未将基础护理的新技术、新方法传递给学生。众所周知，医学类教材从出版到广泛使用，期间需要花费较长周期，且在此期间临床上会出现较多新的理论和方法。也就是说，现阶段使用的教材，往往不包括近几年内产出的新理论、新方法。因此，教师应对这一问题有准确的认识，在进行教学期间，通过课件形式将近年来产出的研究成果传递给学生，这样学生不仅能够学习到课本中的相关知识，还能与时俱进了解最新基础护理知识。

（二）教学方法陈旧，不利于学生专业能力的培养。

基础护理学是一门实践性很强的课程，实训课程占总课时的 50% 以上。但部分教师受限于自身缺乏工作经验、实训工作场地不完善等原因的影响，仍存在教学方法单一，教学形式过于传统等问题。理论教学多以“填鸭式”教学方式为主，学生缺乏学习的自主性，多处于被动学习的状态，无法激发学生的学习积极性和主动性。实践教学多以“教师先示教，学生后练习”为主，教师教学期间，把关注点聚焦在操作流程和操作动作是否规范上面，以此来衡量学生是否优秀，此种方式会大大限制学生的灵活性和应用能力，也阻碍了学生评判性思维能力、创新能力的培养和发展。从教学质量或学生体验角度分析，此种方式的劣势均大于优势，会导致学生开始实习后，无法与患者进行良好交流，只能按部就班的处理问题，特别是在实践阶段面对突发的情况和技术难题时，无法迅速回应处理，负面影响学生的多元化发展。

（三）实践教学环境较差，导致理论学习与实际操作无法有效结合

相较于其他专业而言，护理专业在就业方面具有显著的优势。因此学校招生规模在持续扩大，造成护理专业的学生越来越多。但学校并没有增加实践训练资源，大多数学校实践环境不佳，训练设备、场地和材料十分有限。在此环境下，实践操作存在一定局限性，学生只能练习所学操作的若干项，无法将学习到的内容全部加以实践，导致教学成效大打折扣。同时学生因为经费、交通、安全等因素影响，几乎没有临床见习的机会，无法将课堂所学知识关联医院实际场景，不利于学生形成临床思维。

（四）考核形式单一、评估形式局限

如今，基础护理学依然沿用传统的考核方式和评价机制，理论考试局限于笔试为主。把考核重点放在学生是否记忆知识点，并未关注如何提升学生综合素养、创新力以及学习能力。在实践教学中，每学期仅选择 2 到 3 个操作内容进行考核，使用较为固定且简单的考核标准，且未制定完善的评价体系。近几年技能考核标准中新增了人文素养考核，但是也仅设置了单一的案例考核情景，学生为了应对考核不断强化考核记忆，因此现有的考核内容并不能准确的体现学生的综合素养，极易出现学生高分数低能力的情况。

（五）教师信息素养缺乏，现代教育手段匮乏

越来越多学校建成了省级或校级精品课程，但将其应用到教学中的教师少之又少，此种情况非常浪费资源。同时，绝大部分教师在备课阶段会准备好教学内容以及技能操作，但是并未在如何结合科技手段与教学模式方面投入过多时间和精力。另外，因部分教师信息素养有限，不能够设计出质量良好的视频和课件，还有部分教师认为使用信息化，主要是为了能够替代板书，为教学提供便利，此种情况对学生掌握知识并无好处。

（六）教学模式不合理

在教学期间，教师应采用适当的教学模式引导学生将理论知识结合实践，使之准确掌握理论知识。然而，基础护理学课程实施过程中，存在较多教学模式使用不合理的情况。教师向学生传授知识期间，并未按照教、学、做一体化模式推进，而是把教师作为课堂的主体，并未关注学生的主体地位，以及学生在课堂上的作用，造成课堂上师生之间缺乏良好互动，这在一定程度上影响教学质量。

二、促进基础护理学教学质量提高的措施

（一）多元化教学法的应用

在基础护理学教学中，把教学内容融入角色扮演、多媒体教学、案例教学等多元化的教学模式中，切实提升教学效果。然而，不同的教学方式对应的教学效果和优势存在一定差异。例如：情景教学以案例来引出学习内容，在教师的引导下，学生们积极配合，找出案例中的问题并进行解决。学生通过此类教学活动，将所学知识与具体操作充分结合，切实增强自身学习能力以及解决问题能力，也有助于提升学生的适应能力和创新能力。多媒体教学的优势在于直观性强，吸引学生集中注意力并提升学习兴趣，也能够保障教学效果和质量，有效降低学习时间、地点以及学习内容的等因素对教学质量的影响。对于“填鸭式”的教学方式，PBL 教学更加注重培养学生的主动性，有利于培养学生的团队合作精神、解决问题的能力、人际交往能力和自主学习能力。翻转课堂主要是调整了课程内外的时间，让学生掌握了学习的决策权。学生此种情况下，学习的主动性更强，共同探讨找出问题，对知识点进行分析后，找出解决问题的办法，全面提升学生解决问题能力和独立思考能力，使得学生学习课程内容的同时，提升职业认同感。

（二）强化实践教学环节

1. 优化实验室设施和资源

为了更好地将临床护理工作实践融入高职院校基础护理学教学过程中，首要任务是优化实验室设施和资源，提供真实的模拟临床环境。实验室应当配备先进的护理设备和模拟人体模型，以模拟真实的护理操作场景。例如，高保真的人体模型可以模拟各种病理情况，使学生能够学习并练习处理各类疾病和护

理情况的技能。此外，实验室还应提供充足的教学材料、临床护理记录和医疗设备，以便学生进行实际的操作和实践。

2. 设计合理的实践任务和项目

为了培养学生的实际操作能力和团队合作能力，教师应设计合理的实践任务和项目。实践任务应紧密结合课程内容和临床实际，使学生能够将所学知识应用到实际护理工作中。例如，通过模拟真实的病例，学生可以进行护理评估、制订护理计划、执行护理操作，并及时记录和评估护理效果。此外，教师还可以组织学生参与真实的临床团队合作，让他们了解和体验多学科合作的重要性。通过这样的实践任务和项目，学生可以提升实际操作技能、沟通协作能力和问题解决能力。

3. 引入问题导向学习法

问题导向学习法是一种以问题为中心的学习方法，通过解决实践问题来促进学生的实践思维和创新能力的提升。在高职院校基础护理学教学中，引入问题导向学习法有助于将临床护理工作实践融入教学过程。教师可以选取与课程相关的实际问题，让学生通过自主学习和合作学习的方式解决问题。例如，教师可以给学生提供一个临床护理案例，让他们分析问题、提出解决方案，并在小组讨论中进行交流和分享。通过问题导向学习法，学生能够培养实践思维能力、批判性思维能力和创新能力，提升其在临床实践中的应用能力。

4. 结合实践教学与理论知识

为了更好地融合临床护理工作实践，高职院校应该将实践教学与理论知识相结合。教师可以在实践教学过程中引导学生将所学的理论知识应用到实际护理操作中。例如，在学生进行实践操作之前，可以进行理论知识的复习和讲解，明确操作步骤和技巧，并提供相关的指导和反馈。这样可以使学生更好地理解理论知识的实际应用，并加深对知识的记忆和理解。

5. 推行跨学科教学与团队合作

临床护理工作实践的融入需要进行跨学科的合作和团队协作。高职院校可以推行跨学科教学，将不同专业的学生组成小组进行实践项目，模拟真实的临床团队合作。例如，在临床模拟实验中，医学、护理、药学等专业的学生可以共同参与，模拟医疗团队合作的场景。通过跨学科教学和团队合作，学生可以学会与其他专业人员进行有效沟通和合作，提升综合解决问题的能力。

6. 定期实践经验分享和交流

为了加强学生对临床护理工作实践的理解和体验，高职院校可以定期组织实践经验分享和交流活动。学生可以分享自己在实践过程中遇到的问题、经验和收获，从其他同学的经验中学习并扩展自己的思路。同时，还可以邀请临床护理专家或从业人员到校进行经验分享和讲座，让学生了解实际工作中的挑战和发展趋势。

（三）建立校际合作机制

1. 介绍校际合作的重要性

在将临床护理工作实践更好地融入高职院校基础护理学教学过程中，建立校际合作机制是非常重要的。校际合作可以促进资源共享、经验交流和专业合作，为学生提供更广阔的学习和实践平台。通过与其他院校合作，可以引入外部专业资源和先进教学模式，丰富教学内容和方法，提高教学质量和实践效果。此外，校际合作还可以促进教师之间的交流与合作，提升教师的教学水平和专业素养。

2. 构建合作框架与机制

建立校际合作机制需要明确合作的目标、内容和方式，构建合作框架和机制。首先，学校可以通过与其他高职院校签订合作协议，明确合作领域和方式。例如，可以建立合作关系，共同开展实践教学项目、组织学生交流和实习、共同举办学术研讨会等。其次，学校可以成立专门的合作机构或团队，负责协调和推进校际合作事务。这样可以确保合作的有效进行，合理分配资源和任务，并及时解决合作中的问题和困难。

3. 实施合作项目与活动

校际合作的核心是实施合作项目和活动。学校可以开展多种形式的合作，包括学生交流、师资培训、教学资源共享等。例如，可以组织学生赴合作院校进行临床实习，拓宽学生的实践经验和视野；可以邀请合作院校的专家来校开展讲座和培训，提升教师的专业素养和教学能力；可以共同开发教学资源，如教材、课件、案例库等，共享教学资源，提高教学质量和效果。通过这些合作项目和活动，可以促进学校间的交流与合作，提升教学水平和实践能力。建立校际合作机制对于将临床护理工作实践更好地融入高职院校基础护理学教学过程至关重要。通过明确合作目标与内容、构建合作框架与项目，并进行评估与改进，可以有效促进学校间的资源共享、经验交流和专业合作。

（四）加强教师专业能力培养

1. 教师专业能力的重要性

如何将临床护理工作实践更好地融入高职院校基础护理学教学过程中，教师的专业能力是关键因素之一。教师专业能力的提升能够直接影响教学质量和学生的学习效果。具备较高的专业能力，教师能够更好地理解和应用临床护理工作的实践经验，将其融入教学内容和教学方法中，使学生能够更深入地理解和掌握护理学的基础知识和技能，提高临床实践能力。

2. 确定专业能力培养的目标和内容

为了加强教师的专业能力，高职院校应该明确培养目标和内容。首先，教师需要具备扎实的护理学理论知识，包括护理学的基本概念、理论框架和研究方法等。其次，教师需要熟悉临床护理工作的最新进展和实践经验，了解护理工作的现状和发展趋势。此外，教师还需要具备一定的教学能力和教学方法，能够将临床护理实践与基础护理学教学有效结合，设计并实施具有针对性和实践性的教学方案。

3. 建立专业能力培养的机制和平台

为了加强教师的专业能力培养，高职院校应该建立相应的培养机制和平台。首先，可以组织专业培训和学术交流活动，邀请临床护理专家和学者举办讲座和研讨会，分享最新的临床实践和研究成果。其次，可以建立教师学习小组或研究团队，通过学习讨论和合作研究，提升教师的专业能力和教学水平。最后，可以鼓励教师参与临床实践，开展科研项目和实践教学项目，提升教师的实践经验和专业素养。

4. 提供支持和激励措施

为了有效加强教师的专业能力培养，高职院校应提供相应的支持和激励措施。首先，学校可以建立健全的教师培训体系，包括制订培训计划、提供培训资源和指导，帮助教师系统学习和提升专业能力。培训可以包括专业知识的更新与拓展、教学方法和教学设计的提升、教育技术的应用等方面。其次，学校可以设立专项经费，资助教师参加学术会议、培训班、研修项目等，拓宽专业视野、了解最新发展，并与其他专业人士进行交流和合作。最后，学校可以设立奖励机制，对取得突出成绩的教师给予表彰和激励，鼓励教师在专业能力培养方面积极投入和取得成果。总而言之，加强教师的专业能力培养对于将临床护理工作实践更好地融入高职院校基础护理学教学过程至关重要。通过确定培养目标和内容、建立培养机制和平台、提供支持和激励措施，可以促进教师专业能力的提升，进一步提高教学质量和学生的学习效果。

（五）评估和改进

1. 评估方法和指标

评估是教学质量和效果进行客观、系统的评价和判断的过程，可以通过多种评估方法和指标来进行。首先，可以采用学生评价的方式，收集学生对教学效果的看法和反馈。通过设计问卷调查或开展小组讨论，了解学生对基础护理教学的满意度、学习收获以及对教学内容和方法的评价意见。此外，可以通过学生的考试成绩和临床实习表现等方面来评估学生的实践能力和应用能力。其次，教师评估也是评估的重要方法之一。学校可以开展对教师的教学效果和专业能力进行评估，包括教学观点、教学方法和教学资源等方面。可以通过教学观摩、教学记录和同行评议等方式，对教师的教学质量和教学水平进行评估和提升。最后，还可以结合临床实践考核，对学生在实际临床工作中的应用能力和实践技能进行评估。通过模拟实验、技能操作考核和临床案例分析等方式，对学生的实践能力进行全面评估。

2. 评估结果的应用和改进措施

评估结果的应用和改进措施是评估的核心环节。根据评估结果，教师应及时采取相应的改进措施，以提高教学的质量和效果。首先，对于学生的评价结果，教师可以结合教学计划和教学目标，对教学的内容和方法进行调整和改进。教师也可以根据学生的反馈意见，优化教学的设计和组织，增加教学环节的多样性和针对性，提高学生的参与度和学习动力。其次，对于教师的评估结果，学校可以通过教师培训和专业发展来提升教师的教学水平和专业能力。可以根据评估结果，针对教师的不足之处，提供相应的培训和支持，帮助教师改进教学方法和提升专业能力。同时，可以鼓励教师参与教学研究和教学团队合作，促进教师之间的交流和学习，共同提升教学水平。此外，对于临床实践考核的评估结果，学校可以与临床实践基地进行密切合作，及时反馈学生在实际工作中的表现和能力，提供个性化的指导和培养计划，帮助学生弥补不足、提高实践技能和临床决策能力。

3. 改进措施的监测和反馈

为了确保评估的有效性和改进措施的实施，学校应建立改进措施的监测和反馈机制。监测是对改进措施的执行情况和效果进行跟踪和评估，反馈是将评估结果和改进建议及时传达给相关人员，以促进改进的落实和持续改进的循环。学校可以设立评估和改进的专门机构或委员会，负责评估结果的收集、分析和总结，制订改进方案并跟进执行情况。可以定期组织评估报告的汇报和讨论会，让相关教师和管理人员参与讨论和决策，形成改进共识和行动计划。同时，学校应鼓励教师和学生参与评估和改进的过程，提供渠道和机会，让他们能够表达意见和建议。可以定期进行教学反思和经验分享，促进教师之间的互动和交流，共同探讨教学的问题和改进措施。

第二节　基础护理学课堂教学导课策略

随着人们对健康需求的不断提高，现代社会迫切需要培养专业知识丰富、操作技能熟练、沟通能力强的高素质护理人才。基础护理学是护理专业的核心课程，在护理专业课程体系中起到承上启下的作用。为了激发学生的学习兴趣，提高基础护理学课堂教学质量，选择合适的导课策略至关重要。导课就是在教学过程中采用一定的方法来引入新课。在课堂上导课占用的时间不能太长，但却意义重大，与整个课堂教学效果存在直接关系。若教程设计巧妙，便能够让学生集中注意力，若在其中融入知识性、趣味性、艺术性等内容，必定能够给予学生启发，让其在良好氛围内进行思考，切实提升学生的学习积极性，获得良好的教学效果。目前常用的导课方法有：

一、激情式导入法

利用大量的动画、图片和充满激情的导语来激发学生的情感共鸣，在教学中经常使用。教师身着护士服出现在学生们面前，面带微笑，以轻盈的步伐进入教室，在音乐《护士歌》的感人氛围中开启教学。播放歌曲期间，教师向学生展示一幅幅感人的画面。歌声结束后，在教师的带动下，全体师生共同宣读南丁格尔誓词，以此方式来让刚接触护理专业的每一个学生感受到护士职业的神圣。这一幕实在是太感人了，有的同学甚至热泪盈眶。教师以此为契机，开始讲解护理的起源和现代护理的发展趋势，并以报告和图片的形式展示国内外专科护理的发展现状，让学生对专科护理理念有初步的认识。课程经过几分钟的情感渲染，让学生开始向往“白衣天使”这一职业，为身为一名护士而感到骄傲。让学生形成此种职业认同感，为后续教学打造了坚实的基础。

二、病案导入法

在课堂导入教学法中，病案导入法得到广泛应用。教师在课堂实践中，围绕专业需求和教学内容引入相关案例和存在的具体问题进行详细的讲解，引导学生自主思考，进而导入新课的内容。举例来说，导入一例排尿护理病例：2022 年 4 月 7 日 7 点 10 分，一名 32 岁的女患者在某院产下一名重 3750 克的存活男婴，分娩期间进行了会阴侧切，中午 11 时护士巡房发现其正在输液，病房内有多名亲友探视。虽然产妇生命体征并无异常，但表情十分痛苦。护士问询后了解到产妇分娩后一直无法排尿。产妇表示自己感到十分痛苦，但因为探视的人多，自己不好意思表达。教师针对这一情况向学生提问，产妇遇到的是什么问题？此时学生便思考并给出了两种猜测，认为产妇有尿液但是无法排出，或者是产妇无尿。学生们表达自己的观点并阐述理由，教师依据学生意见进行个性化指导。确诊后，提出下一个问题，即产妇出现尿潴留的原因是什么？尿潴留产生的主要原因是生理因素、心理因素、环境因素，还是其他因素？引导学生们再次展开讨论。教师设置情境邀请一名学生扮演产妇，引导扮演者站在产妇角度思考问题。主要参考产妇的几项特征，即外阴疼痛、开放性环境、年轻女性、持续输液等，学生们讨论之后直观了解产妇的心理和所处环境特征，感知产妇面临的痛苦。对于此种情况，应如何预防尿潴留并进行护理？教师提出一系列问题并引导学生进行一一回答，顺利完成本堂课的教学。此外，教师深入分析产妇的特定因素，比如分娩期间对孕妇膀胱进行了压迫以及所处的环境，这也增加了产后尿潴留发生的可能性。若不对其进行及时处理，不仅产妇的痛苦无法得到缓解，还影响子宫收缩，甚至出现产后出血或乳汁分泌减少，大大增加了尿路感染的概率。以此来让学生意识到教学内容十分重要，在学习过程中应主动思考问题并进行讨论，才能准确地掌握和理解所学的知识点。

三、情境导入法

结合教学需求和教学内容，搭建具有代表性的学习情境，提升学生学习积极性，进而快速进入到教学情景中。情景导入教学法通常是在情感活动基础上结合认知活动来展开教学。举例来说，在“舒适与安全”章节学习过程中，在课堂上播放急诊科工作场景的视频。以一名患者的急救场景开启一堂课，让学生处于紧张且忙碌的情景内。医生为一名声嘶力竭叫喊着的患者进行了手术，术后患者躺在床上表现出较强的饥饿感，但是医生明确表示术后 6h 内不能进食。患者感到很疲倦，非常想睡觉，但是隔壁床患者时不时发出痛苦的声音，以及护士进进出出忙碌的脚步声，加之天气炎热，动手术的伤口也开始疼痛。此场景让学生们感到非常焦躁，感同身受患者的疲劳和痛苦，迫切想找出引起患者不舒适的具体原因，提出针对性缓解患者不舒适的办法。结束此堂课之后，学生表示之前的认识过于肤浅，无法感同身受患者的无助和痛苦。经过这堂课后，学生有了更为全面的情感体验，也对护士职业有了全面的认识。

四、时事热点导入法

在课堂中引入生活中热点且具有代表性的案例或报道，引导学生结合教学内容对其进行广泛性讨论。如：在学习第三章节医院感染内容时，以西安某医院新生儿感染以及深圳某家妇幼保健医院术后感染事件为导入素材，而在学习第十六章氧气吸入时，以天津某医院新生儿未正确吸氧导致双目失明案例为导入素材。此类案例具有极强的震慑力，让学生意识到错误操作会给患者带来非常大的痛苦。真实的案例会让学生们集中注意力，也可起到警示功效，提升学生的责任感以及风险意识。

五、对比设问导入法

对比设问导入法是通过对比具有相似特征的事物，引发学生们的好奇心，使学生能集中注意力找出事物的不同点，提出具体问题，让学生能够准确且深入的掌握内容。举例来说，在学习灌肠法时导入案例“一位进行髋部骨折手术的患者，手术后患者出现便秘，尝试多种方法均无法得到缓解，最后只能采用灌肠法”。相较于第一次灌肠，第二次灌肠的灌液量显著增加，患者对此感到疑惑。在此案例中，教师向学生讲解了许多有关大量不保留灌肠和小量不保留灌肠的知识，并阐述两者的区别，学生从案例开始便进入了学习情景中，带着问题去寻找结果，为实施教学奠定了基础。通过此类导课切实提升学生的综合运用能力、判断能力等。

基础护理学是护理专业主要学习的课程之一，该课程是开展其他专业护理的基础。设计导课方案时，要综合考量学生现有知识架构以及专业特征。将基础护理知识融入案例中，与护理职业需求有机结合一起。结合角色体验、案例分析、创建场景等多样化方式，让学生提前体验护理角色。这既能激发学生的学习积极性，也能够提升学生的职业认同感，进而全面学习和掌握基础护理知识。常言道，兴趣是最好的教师，只有具备浓厚的学习兴趣，才能够积极主动地投入到学习中去。教师设计出优质的导课方案，目的就是吸引学生集中注意力主动去学习，不再是被动地接受知识，准确捕捉理解教学中的重点内容，全面提升学习成效。

第三节　基础护理学教学中新媒体的应用

在 Peter Carl Goldmark 博士发布的相关研究中，首次提出了“新媒体”一词，即在无线通信、互联网等通讯平台基础上，借助计算机、数字信息等先进技术，以多渠道向大众及时传递信息。

一、新媒体双刃剑的影响

基于网络形成的新媒体，在跨层次和跨区域的信息传播中发挥积极作用。新媒体的应用，虽然在课堂教学中具有一定的优势，但是也会产生一定的消极作用。比如，教师采用传统教学满堂灌的讲授知识，让学生感觉到枯燥无味，无法吸引学生注意力，学生逐渐沉迷于手机内容。如果大学生无节制的使用手机，逐渐将成为手机网民，严重影响教学质量。如今，信息技术更新速度较快，实现了教学信息化目标，也颠覆了传统教学法，在结合行业需求和职业教育方面起到了重要的连接作用，所以教学改革的一项重要内容是在课堂中合理应用新媒体。

二、新媒体技术呼唤教育改革

新媒体时代的学习是以数字媒体技术为核心，以数字化为支柱，把多媒体技术融合到教学活动中，推进学习环境、学习资源、学习方式的全面改革。开展信息化教育，将适应学生发展的媒体技术引入学生的学习活动中，顺应未来职业教育改革发展趋势，促进学生信息化素养的培养和提升。

随着数字化技术的快速发展，并广泛应用到教育中，促使教育发生颠覆性的改变，包括教育方式、组织、环境、理论以及内容等。早期的信息化教育仅仅体现为教育的信息技术专业设备在教学活动中的展示，如何使用和维护都需要专门的培训和专业人员操作。但随着数字化技术在交互性、易用性和友好性方面的不断改进，信息化教育开始成为辅助传统教学的一种手段，它使教师在进行教学演示或个性化教学中表现得更为生动,课堂的教学活动方式更为直观、多变和灵活。

新媒体技术在教育领域中的运用应当作教育问题来看待，教育与技术存在着内在联系，形成新的教育环境。在基础护理学教学过程中融入新媒体技术，如：翻转课堂、移动式学习、跨时空参与协助性学习等，可以合理利用网络资源，有效整合线上、线下知识内容，能进一步扩展学生学习空间，提高学生学习时间安排的合理性，增强其自主学习能力。从而改变传统教学中教师满堂灌的教学模式，增加师生之间的互动，让学生利用自身所学知识去解决问题。学生在课堂教学中，逐步从主导性过渡到互动性，同时教学活动也从预设性，逐步过渡到生成性，原本以教师为中心的课堂，逐步转变为以学生为中心，整个教育的生态会因为新媒体技术的介入而重构。

三、新媒体技术在基础护理学中的应用

快速发展的信息技术，衍生出越来越多全新的交互性网络和平台，比如微博、微信、学银在线等。教师充分利用这些资源，为基础护理学课程注入更多内容，切实提升学生学习的主动性，促使学生能积极主动地参与到课堂当中。

（一）翻转课堂

传统授课观念因新媒体的出现而被颠覆，信息技术不仅能够传递信息，也可借助录播等方式保留信息，让受众不受时间限制反复地观看视频。翻转课堂充分利用新媒体技术并衍生出一种全新的教学方式。20 世纪末期，美国推出了翻转课堂这一全新教学方法，其中最大的优势在于让师生在课堂上有更为密切的互动，促使学生在课堂教学期间发挥主体作用，使得学生对学习产生浓厚的兴趣，间接提升教学质量。教师颠覆了传统的教学顺序，由学生来掌握课堂的主动权，占据课堂的主体地位。具体操作如下：课前让学生观看教师录制的各种教学视频，课堂上及时解答学生在学习中存在的难题，教学后要求学生完成下发的作业。此种教学方式让学生能够不受时间和地点的限制完成课堂内容学习，学生利用碎片化时间掌握更多知识点，切实提升了学生学习的积极性和主动性，最大限度满足学生对于个性化学习的需要。

（二）微信平台

目前，我国普遍使用微信进行社交沟通，也可将其与基础护理学教学相结合，逐步优化传统教育方式。微信有语音聊天和视频聊天等功能，教师设置专门的微信群，定期发布学习任务。学生在群内通过文字或语音方式进行沟通，增强学生的思维能力，对课堂所学知识进行巩固。微信中还有公众号功能，教师借助这一功能来传递基础护理学相关知识点，利用微信平台来拓展课堂知识，学生结合自身实际情况选择性的学习，此种全新且具有个性化的新媒体技术，能够让学生有更多的选择，最大限度为学生创造学习便利。

（三）网络平台

新媒体的快速发展，使得市场中衍生出类似于学银在线和慕课等全新网络平台。因此在基础护理学教学改革期间，科学利用此类大型网络平台开发在线课程，对提升学习成效起到积极作用。同时，以上网络学习平台并未设置门槛，且学生不需要缴纳学费，可选择不同时间或不同地点进行学习，学生还可利用碎片化时间学习到更多知识。这些网络平台的出现，打破了传统基础护理学课堂教学的方式。借助全新网络技术，将基础护理学课程转化为网络课程，在云储存技术的支撑前提下，为学生提供学习的便利并使得学习难度大大降低。教师借助网络平台，结合各个学生的实际水平，有针对性地设置具体的教学目标并下发相应的作业。学生通过平台积极探讨并完成和上交作业。平台也会将学生学习情景和作业讨论情况准确的记录下来，准确向教师反馈学生的学习情况、重难点的掌握情况。这样一来，护理专业学生也不会过度依赖课堂教学，同时也能够降低学生课堂学习压力。学银在线和慕课等网络平台在此方面的卓越优势，使护理专业学生在上课前利用这些平台提前熟悉并掌握相关的学习知识，提高学习的自主性。此外，此类视频与课堂“现场直播”形式完全不同，学生在课前课后可反复进行观看，即使错过了部分知识讲解，也可通过回看来解决。

（四）微课

相较慕课上的教学视频而言，微课教学只需要投入较短的时间。若将慕课比作护理专业学生的“大餐”，则微课相当于闲暇时间享用的“甜品”。微课的教学时间并不长，通常一节微课课程的时长不超过 10min，如果再缩短微课教学时长，将存在遗漏重点内容的可能性；若增加教学时长，教学内容将缺乏趣味性，很难激发学生的学习积极性，而且分散学生注意力。微课视频时长虽短，但是微课视频能够在短时间内传递大量知识，应用简短的时间来突出主题，这与学生“快餐”的学习要求相符，让学生利用碎片化时间来巩固知识。同时，微课资源容量较小，但采用的是大众化播放方式，给予教师上课更多的便利。另外，教师观看相关微课视频，借鉴其中的讲解方式和相关内容，能够扩大任课教师的知识面，提升教师教学能力。同时，教师从中挑选出适合于学生的课前学习和课后复习资源，引导学生对微课平台资源进行合理利用，提高学生学习的主动性和积极性，促使学生准确掌握教学内容。

四、新媒体技术在基础护理学中应用的意义

（一）提高课堂趣味性和质量

新媒体技术具备的超媒体和数字化特点，为收集和发布信息提供了便利，课堂上通过此类技术，消除面对面知识讲解的枯燥，增加课堂讲解的趣味性。比如，教师在讲解某知识点期间，可在讲解过程中播放一段音频或视频，给学生提供一个体验性强且全方位的课堂，增加授课的趣味性。教师借助网络小程序设计课堂活动，例如使用抽签或分组形式让学生回答问题时，要求被抽到的学生回答问题，从而切实全面提升教学课堂的趣味性。

（二）提高实践教学水平

随着快速发展的新媒体技术与护理专业课堂充分结合，促使护理专业学生原本的学习方式和生活方式发生了巨大改变，同时也为未来职业发展创造了极大的空间。熟练掌握新媒体技术，有助于护理专业实践教学创新策略的构建，是未来发展的必然趋势。通过对基础护理学实践教学培养体系进行优化，开发更多实践教学平台，精准化管理实践教学，从而显著提升护理专业实践教学水平。然而，应用新媒体技术在技术伦理方面属于中性，既能够提供丰富的资源和文化，又能够提供各种肤浅的速食文化和碎片化信息。由此我们应该认识到，有必要全面提升自身应用新媒体的能力，避免因新媒体技术发展过快而产生负面影响，利用其优势顺利完成实践教学任务，为社会培养更多高素质技术技能人才。

（三）有利于增强学生理解

新媒体极大地推动了改革前进的步伐，通过精心设计教学内容，采用网络平台形式展现给学生，增强学生对教学内容的理解。如：微课教学内容短小、精炼、详细、直观，在理论性较强的知识学习过程中，微课能够通过短时间的知识讲解将所有信息和细节完整地传达给学生，即使学生观看一次微课视频未能完全理解，也可以反复观看，直至完全理解。

第二章

多元化教学法在基础护理学教学中的应用探究

第一节 多元化教学法在基础护理学课堂教学中的应用

基础护理学是一门涉及护理基本理论、基本知识与技能的学科，它的作用在于为护理对象提供帮助，满足他们的生理、心理和治疗需求等。开设本课程的重点是为了使学生养成优良的职业素养，以整体护理观念作为指引，促使学生掌握专业的护理知识与技能，可运用所学知识和技能为护理对象服务，是护理专业学生的重要的基础学科，对培养实用型护理专业人才有着重要的意义。

传统教学的课堂教学中，教师多采用“填鸭式”教学法使学生处于被动接受和模仿状态，从而导致学生理论与实践的结合能力、对问题的思考及解决能力不强。为了激发学生的学习兴趣，提升学生的学习能力，帮助学生更好地掌握基础理论知识。通过探索，目前适合基础护理学课堂教学中常用的教学改革方法如下：

一、“以问题为基础的学习”教学法

（一）“以问题为基础的学习”教学法的应用现状

以问题为基础的学习，即师生围绕问题进行互动的一种教学方式，包括提出问题、提出假设、资料收集、假设验证、总结五个环节。此种教学方式充分发挥学生的主体作用，教师只需要从旁引导。1969 年，美国神经学教授 Howard Barrows 提出了以问题为基础的学习教学法，即 PBL 教学法，其在基础课中融入了临床问题，提前让学生了解临床知识，搭建了一种围绕问题并由教师进行指导的小组教学模式，不再局限于教师的单纯讲授。

自创立 PBL 教学法之后，有多个国家开始将其应用到医疗教育中，并尝试应用到护理教学中。以美国、英国、加拿大等国家为例，已经在中专、大专、本科等护理院校应用这一教学方式，切实提升了护理专业学生的综合素养和解决问题能力。20 世纪末期，我国内地护理教育开始在大专、本科等教学中应用 PBL 教学法，同时临床带教中在个案分析、护理查房、临床讲授等也应用 PBL 教学法。

全球范围内的护理教育者针对 PBL 教学法在护理中的应用展开深入研究并取得了大量的研究成果，许多应用性研究表明与传统教学法相比，PBL 教学法具有非常显著性优势。该教学法重在研究现实中存在的问题，教学过程中采用开放式的教学方式，学生和教师充分交流和互动，充分发挥学生的主体地位，激发学生的探究意识，让学生全面地学习知识与技能。PBL 教学法通过创设复杂和具有重要意义的问题情境来引导学生进行学习，学生之间相互合作，找出解决问题的办法，并对问题背后隐藏的学习内容得到正确的认识，使得学生具备能力去解决问题，切实提升学生的团队协作能力和个性化意识。

（二）“问题为基础的学习”在基础护理学教学中的应用流程

1. 课前分组

每组 6～7 名学生，每小组设小组长 1 名，记录员 1 名，指导教师 1 名。

2. 教学流程

（1）课前教师创设情景，提出问题：任课教师围绕基础护理学教学大纲的教学要求，紧扣教学重、难点，确立 PBL 课程的学习目标，同时结合学生的程度，搜寻适合的案例，撰写教师版和学生版 PBL 教案（教案撰写流程及要求详见附件 1），并将教案送该领域的专家审理。经审理通过后，在上课前 1～2 周将学生版教案发放给学生，供学生思考和准备。

（2）课前第一次讨论——归纳问题，设立学习目标：①各小组根据教师发放的案例，归纳出患者的问题，进行头脑风暴，列出造成问题的可能原因，回顾以往所学知识是否可以回答目前的问题（70min 内完成）。②将解决不了的问题列出，设定学习目标，通过自愿或分配的形式，确立每位组员需要解决的问题（20min 内完成）。

（3）课前收集资料解决问题：每位学生围绕需要解决的问题通过图书馆、互联网、参考书等多种资源自主学习相关理论知识，准备答案。

（4）课中第二次讨论——小组回馈讨论，解决问题：①课堂上以学生为中心，以小组为单位，教师组织学生自由讨论。每个小组成员带着自己的答案与本小组的其他成员进行意见交换，大家相互交流，相互补充，相互评论，畅所欲言地发表自己的见解，最后对共识的答案进行归纳总结，在此过程中，教师也参与到学生的讨论中去，但不提供知识的解答，只作为一位流程的旁观者、监督者和评估者，引导学生讨论的方向。（3学时内完成）。②每个小组推选1～2名代表在课堂上进行汇报，陈述小组的观点。当小组汇报完，将由指导教师对小组的讨论提出完善的理论分析，并对小组的发言质量、解决问题的方案是否可行等进行总结，让学生对该问题建立更深一步的认识，从而使学生得到思考方法和分析方法的指导（1学时内完成）。

（5）课后总结反思：完成教学评价见表2-1、2-2、2-3，并以微信、微博、QQ空间论坛为平台，引导学生用日志形式总结课堂，在平台上交流PBL教学法的优势和改进意见，既能够让学生积累学习过程，在完成课程后能够得出一个准确的评价，又能够让教师掌握学生学习反馈，对教学经验进行总结，并采取切实有效的办法加以改进优化。

附件1

PBL教案撰写

一、教案撰写流程

1. 确定课程目标及教案欲达到的目标。

2. 邀请该领域且熟悉PBL的教师拟定教案的学习议题和目标。

3. 教案的议题及案例应分幕进行撰写。

4. 教案草稿送专家进行审查。

5. 根据专家审查意见，修改教案。

6. 核定后预实施。

7. 根据师生对教案的评价与回馈进行修改或停用。

二、教案的结构包括

1. 教师版

（1）教案封皮

（2）前言①教案摘要：简述教案的内容。②预期教学目标：简述教案设计时，期待学生达到什么具体目标。③课堂流程安排：简述教案有几幕场景，分几次讨论，每次讨论的时间（时间分配仅供参考，可视学生的进度及需要适当调整）。第一次讨论（min）；第二次讨论（min）；第三次讨论（min）。④学习问题：每一幕依学习重点提出简要问题，作为 tutor 引导学生的方向。

（3）教案内容（学生版教案的内容）：一般分 3 幕。第一幕：个人信息、主诉、现病史、既往史、家族史；第二幕：体格检查、实验室检查、影像学检测；第三幕：临床治疗过程、结果、预后及未来护理计划等。

（4）参考资料

2. 学生版（仅含病案）

三、教案的审理

1. 审查委员组成

教师、医师和一名小组成员。

2. 审查内容包括

整体格式、学习内容、涵盖范围、时间分配、问题深度等。

3. 审查的流程

（1）确定审查会议日期。

（2）在审查会议前一周将教案初稿及审查意见表提交给审查委员。

（3）会议中讨论教案内容是否符合 PBL 的要求，各幕撰写的逻辑及知识是否达到设定的目标。

（4）会后请作者根据修改意见进行修改，修改后再由审查委员最后确认，若无其他意见即可使用。

表 2-1　学习评价表（教师评学）

组别：　　　　　　　　　　姓名：　　　　　　　　　　学号：

	评价项目	非常同意	满意	无意见	不同意	非常不同意
1	上课准时，不迟到早退，不无故缺席					
2	衣、容得体					
3	课上积极参与讨论					
4	课后努力完成布置的任务					
5	主动调整自身行为适应团队环境					
6	乐于分享有价值的资料					
7	能友好真诚的提出反馈和建议					
8	虚心听取反馈、建议并作出改进					
9	善于从病例的描述中提取有用信息					
10	能列出患者的主要问题并找出学习要点					
11	分析问题有条理且逻辑性强					
12	能充分利用各种资料来源					
13	能用所学知识分析患者具体问题					
14	能用所学知识进行临床推理					
15	所分享的信息内容正确					
16	所分享的信息内容有价值					
17	可以脱离书本资料讨论、回答问题					
18	回答问题内容体现创新性					
19	时间把握恰当					
20	阐述观点重点突出、清晰易懂					

表 2-2 学习评价表（学生评教）

被评教师姓名： 评价日期：

	评价项目	非常同意	同意	无意见	不同意	非常不同意
1	教师对 PBL 的教学目标清楚					
2	教师会适当地鼓励学生的学习动机					
3	教师会适当引导学生逻辑思考与判断					
4	教师对课堂时间把握恰当					
5	教师引导 PBL 的运行方式恰当					
6	教师对 PBL 教学具有热诚					

请提供您对教师其他方面的建议及意见：

1. 主要的优点有哪些？主要的缺点有哪些？

2. 针对下次的小组讨论您认为教师应该做些什么或改进什么？

表 2-3　学习评价表（学生自评及互评）

组别：　　　　　　　　　　姓名：　　　　　　　　　　学号：

	评价项目	非常同意	同意	无意见	不同意	非常不同意
1	本组同学参与度良好					
2	同学间的互动良好					
3	本组讨论的进行流程掌控良好					
4	讨论的内容有系统、组织并充实					
5	本组同学均很认真的收集资料					
6	同学们的学习兴趣高昂					
7	本组同学大多能达到预定的学习目标					
8	此次小组学习，觉得自己的整体表现良好					
9	增进同学间良好的互动关系					
10	此次小组学习对自己知识的增进很多					
11	此次小组学习对自己的学习方法影响很大					

1. 请提供您对自己

（1）哪些还需要改进？

2. 请提供您对同组其他同学的建议或意见：

（1）哪些还需要改进？

（三）在基础护理学教学中实施PBL教学法的不足

1. 部分学生不适应PBL教学法

学生通常接受的是传统教授法教学，已形成了被动接受知识的意识，并不具备总结和提炼知识点的能力。将PBL应用到基础护理教学，对学生的自学能力、收集资料和分析的能力、解决问题的能力提出一定要求。因此有学生表示此种方式自身需承受较大压力，不能适应。同时解决问题期间，要求学生整合应用不同学科的知识，导致部分学生对学习产生畏惧感。因此，教师应对学生给予鼓励，以讲座形式给学生普及PBL教学，对此种学习方式有所了解之后，在教学中通过师生之间及时进行交流，学生之间互助来减缓学习压力，最后使用适当的奖惩来激发学生学习热情。

2. 小组学习占用时间长但效率低

小组学习需建立相应的规则，来规范整个学习过程，旨在让学生之间能够处于良好的状态下进行有效交流。教师在学生讨论期间加以引导，保证学生讨论能够围绕重点开展，以免学生把关注点放在细枝末节上面。

3.PBL教学法的师资及资源不够完善

PBL教学法中教师担任的是组织者和引导者角色，所以在学生小组讨论期间，要求教师给予充分地引导。教师需在实践中不断优化自身知识体系，设计出与教学内容和临床病例相关且具有思考价值的问题，准确把握学生的学习动态，让学生围绕提出的问题进行讨论。学生讨论期间，要求教师提供相应的信息和工具。然而，分析我国护理教育现状可知，PBL教学期间存在的问题就是我国缺乏师资力量以及教学资源，这就要求学校结合实际配备PBL教学教室、网络、图书馆等设备设施，优化学生学习环境，保证能够满足PBL教学实施的相关要求，并且配备培训讲师，增加师资力量，全面改善师资及资源不够的问题。

4.PBL教学法对课程内容具有选择性

实施PBL教学法通常按照固定模式开展教学，因此采用PBL教学法时应当结合课程特点，寻求与课程内容相符的PBL教学方式。依据实践具体情况得出结论，想要在全国范围内实施PBL教学难度较大，且此种教学方式并不适合部分概念性较强的课程。相较于其他课程而言，基础护理学涵盖的知识点较多，且不具备较强的系统性，因此教学中可设置相应的问题情景，借助问题情景连接各个知识点，有序顺畅推进授课内容，对PBL教学达成预期目标起到决定性作用。但PBL教学法应用到单门课程教学期间，不可避免地会出现围绕问题还是围绕大纲来准备，这就要求在将 PBL 教学法应用到基础护理学时，需专门编写配套的教材，避免上述问题的出现。

在当前医学教育改革与探索的热点问题中，PBL 教学法是比较有代表性的，在考虑 PBL 教学法有效性的基础上，可以加强基础护理学教学思路和教学方式创新。然而 PBL 教学法不是通用的，也不能在所有教学内容中进行应用，同时也不可能在基础护理学教学过程中都采用 PBL 教学法，因而在教学过程中应根据教学内容恰当的采用 PBL 教学法加以使用。护理教师需不断总结，探索出全新的模式，充分研究章节、学时等，保证 PBL 教学能够与传统教学良好衔接，达成教学目标，最大限度满足学生的学习需求。

二、案例教学法

（一）案例教学法的定义及应用现状

古希腊、罗马时代，启发式问答法逐渐衍生出案例教学法，即教师在理论和实践基础上，结合教学任务，通过导入案例来开展教学工作，让学生进入到一个真实的特定场景内，在学生与学生，以及学生与教师之间的交流和分析中，提升学生分析问题和解决问题的能力，通过该教学方法达成较高层次认知学习目标。护理案例教学要求教师将具有代表性的案例导入课程，让学生从不同角度来分析和探讨案例，提升学生的临床认知能力，并结合案例掌握有关的护理知识，此种教学方法与护理未来职业发展趋势以及教学特征相符。

因为案例教学的实用性较高，如今在许多国家和地区得到全面推广。为了紧跟时代发展步伐和医学模式变化，高等护理教育逐步转变为重知识轻能力，重创收轻创新的教育模式。近年来，高等护理教育逐步转变以往的教育模式，做到知识、能力与素质教育并重，改变了自我封闭和缺乏活力的教学模式。20 个世纪 70 年代，我国工商行政代表团访问美国后，从美国引进了案例教学法，如今在医学、管理、旅游、统计、建筑以及财会等多个学科的教学中都纷纷应用了案例教学法。案例教学法实用价值较高，在护理专业教学中起到不可替代的作用。李健芝等在进行内科护理学教学实践中应用了案例教学法，超过 94% 的学生认为此种教学方式能够激发学生兴趣的，61% 左右的学生指出其具有提升自我语言表达能力的作用。姜小鹰等在护理伦理学教学中应用了案例教学法，超过 99.3% 的学生认可了此种教学方式，另外有超过 80% 的学生认为案例教学法是最佳的护理伦理课程授课方式。不难看出，案例教学法可切实提升课堂教学质量。

（二）案例教学法在基础护理学教学中的应用流程

1. 课前教师培训

通过对护理领域内大于10年工作经验且持副高以上职称的护理专家进行咨询，进一步总结了案例教学法的流程和相关要求。第一，教师选择：选择大于3年具有护理学教学经验教师，共同研讨教材中选择符合案例教学的内容。第二，培训内容：实施案例教学的步骤和要求，以及基础护理教学应用案例教学法需遵守的原则和常见的问题。第三，培训方式：通过集体备课，让参与的教师能够准确把握案例教学的过程和质量控制，做好充分准备有序开展案例教学。

2. 课前学生分组

各小组人数应为8到9人，选择具有较强组织能力且成绩优异的学生担任组长，确保小组讨论顺利开展。

3. 具体实施步骤

第一，课前设计导入案例。综合考虑教学内容、重点、难点、学生知识结构等多方面内容，并借鉴临床案例来撰写教学案例。撰写的案例要完整、严密、准确，且具有实用性和代表性。设计问题能够激发学生学习的主观能动性，使之在分析和研究问题方面发挥积极作用。由临床护理专家和护理教育专家多次验证来最终确定案例的编写和问题的设计工作。

第二，课前设计教学过程。首先，结合教学内容确定教学时间，比如利用2学时安排学习给氧法或铺麻醉床；其次，结合案例需求选择教学工具；再次，选择合适的教学方法，主要有角色扮演、情景教学、小组讨论等；最后，布置学生作业。根据案例教学探讨的学习内容，给学生布置作业，让其结合案例完成案例报告或分析报告，促进学生掌握学习内容。

第三，课前一周将案例发放给学生，让学生围绕案例主题查找搜集相关的资料和信息，为课前小组讨论和分析做好充分准备，找到最佳的解决问题办法。

第四，课中实施案例教学。学生们在教师的引导下，共同讨论相关案例，各个小组代表汇报讨论结果，其他小组成员对此提出意见并共同探讨。教师对各小组讨论结果进行总结，结合案例阐述教学要点、目的、注意事项等内容。

第五，课后教学总结。完成教学后需进行反思，教师点评学生学习阶段遇到的问题以及不足，让学生对此进行思考，为后续进行优化和改正奠定基础，并完成教学评价表，包括：《案例教学法教学质量评价表》，见表2-4、《学生评估表（学生评教）》，见表2-5等。

表 2-4 案例教学法教学质量评价表

教学内容： **教师：** **评价日期：**

项目	评价内容	非常同意	同意	一般	不同意	非常不同意
案例质量	案例贴切教学目标与内容					
	案例编制准确、完整、严密					
	案例能促使主动收集学科新知识、新进展					
	案例能够引导不同学科知识的综合利用					
教学能力	根据案例，理论联系实际进行教学					
	教师能够有效启发、引导案例讨论方向					
	教师讲解思路清晰、示范动作规范、熟练					
	教师能够有效掌控案例教学活动进程					
	教师能够活跃课堂气氛					
教学态度	教师能够倾听、认真回答同学提出问题					
	教师乐于开展教学改革					
	教师言谈、举止恰当，态度从容					
	教师备课充分，注重引导学习动机					
教学效果	有利于学生职业情感的培养					
	有利于理论知识与实践技能的联系					
	有利于护理评估和批判性思维能力培养					
	有利于人际沟通、合作能力的培养					
	有利于护理技能的掌握					
	有利于创新意识和创新能力培养					

表 2-5　学习评价表（学生评教）

被评价教师：　　　　　　　　　　　　　　评价日期：

项目	评价指标	非常满意	满意	一般	不满意	非常不满意
教学态度	仪表端庄，精神饱满					
	言传身教，关心学生					
	遵守教学纪律，不迟到、不早退					
教学准备	备课充分，内容熟悉					
	使用与临床接轨案例					
	教师分工明确、分工合理					
	课前交代注意事项					
教学过程	讲解条理清晰，恰当介绍临床新技术，时间分配合理					
	认真、耐心指导学生					
	课后简明扼要归纳教学中的难点和重点					
	教学结束后，指导学生归纳总结					
教学能力	普通话授课，板书规范					
	课堂秩序良好，能妥善处理突发事件					
	能适当引用临床实例，启发思维					
教学效果	能掌握基本操作程序					
	锻炼了观察、动手能力					
	培养了临床思维方法及团结协作的精神					
	传授了职业道德、人文关怀精神					
	有效利用课堂时间					

（三）影响案例教学法实施效果的影响因素

1. 案例质量

开展案例教学的核心在于案例，优秀的案例有利于案例教学的顺利实施，并取得理想的教学效果，进一步提升教学质量。基础护理学案例教学所使用的案例都是根据真实的临床案例改编来的。案例选择、编写以及提出的问题，必须由临床护理专家和护理教育专家进行反复研究论证，并且学生的知识结构和认知能力也是重点要结合考虑的因素，尽可能地保证编写的案例规范且完整，呈现的案例尽可能从横向和纵向去延伸知识点，激发学生的求学热情，最大限度达成预期的教学目标。此外，设计的案例要准确顺应高等护理教育教学改革趋势，并综合利用各科知识，提出具有启发性和引导性的问题，切实提升案例质量。教学中应用更多的情景案例和视频案例，为学生提供角色扮演机会，增强学生学习积极性，获得更多的情感体验。

2. 教师教学能力

案例教学法要求教师具有更强的教学能力，除需要掌握任课学科的基本知识和重点难点外，还需要具备合理的知识架构，能够引导学生在课堂中积极讨论。参与基础护理学教学改革的教师，需教学经验丰富，教学前参与注意事项、实施过程、教学目的等相关内容的培训，具备进行案例教学的教学能力，最大限度保障教学成效。

3. 教师教学态度

态度与成败存在直接关系，直接影响学生成绩和教学质量。而课堂教学质量也与教师的教学态度同样存在密切关系。良好的教学态度是保障教学质量的先决条件。案例教学法要求教师充分了解案例以及案例议题，准确把握案例问题症结，找出切实有效的解决办法。教学期间，教师应担任引导者、倾听者角色，只有教师保持良好的教学态度，才能形成开放、安全且自主的课堂氛围，提升学生认知能力。

三、教师标准化病人

（一）教师标准化病人的定义及应用现状

标准化病人（standardized patient，SP）又称模拟病人，即在接受了专业且标准的培训后，能够准确地描述出病人的详细特征，比如病史、症状等，真实还原临床场景，发挥教学指导者、评估者以及病人扮演者等多种功能的正常人或病人。1963 年，Howard Barrows 在心理教学实践中，第一次在学生问诊和查体过程中应用了 SP，同时用于评估学生表现和反馈，之后 SP 便以全新教学媒介形式融入医学教学中。1991 年，Paulal Stillman 获得了中国医学基金会的支持，在我国引进了 SP，并联合多家影响力较大的大学为我国培养了首批 SP 病人。之后，各医学院陆续开始推进 SP 培训，并在教学和考试中发挥实质性作用。当前有简易 SP 和职业 SP 两类，其中简易 SP 当中应用最为广泛的是 SSP 和 TSP，即学生标准化病人和教师标准化病人。后者指的是临床经验丰富且具有多年教龄的护理教师，接受系统培训后成为 TSP，并具备标准化病人的能力。

在 TSP 教学中，教师担任的角色为指导者、考核者或者是患者，而学生担任的角色为点评者、观察者或者是护士，应用此种教学模式后，教师将教学的主动权交给学生。同时，教师接受相应的培训，在设计和编写教学案例和脚本等工作中发挥积极作用，全方位提升教师标准化病人教师的各项能力，包括课堂管理能力、临床能力等。目前，护理专业以在各层次学生的课堂教学中引入 TSP 教学模式，主要应用范围有外科护理学、儿科护理学、内科护理学等。对比传统教学法和 TSP 教学法，后者能够切实提升学习热情，让学生的临床操作能力和思维能力得到大幅提升，进一步增强其职业素养、沟通能力和人文关怀等能力，促进学生同理心的培养，增强学生综合能力，从而准确认识并认可护理教学。

（二）教师标准化病人在基础护理学教学中的应用流程

1. 教学准备

（1）编写案例：专门设置 TSP 教师组，组织成员利用碎片化时间来收集临床数据和资料，借鉴《临床护理情景模拟案例与标准化病人应用》完成案例撰写。完成案例编写之后交由专家审核，结合提出的意见进行调整。编写的案例有标准化病人版、学生版以及教师版等多个版本。其中，教师版应具备教学目标和情景阐述等内容，学生版则需要包括学习任务、情景说明、需掌握的知识点等内容。标准化病人版具备的内容较多，包括谈话内容、个人简介、症状以及社会关系分析等。

（2）TSP 管理：主要由招募、培训以及考核组成。以电话招募形式，组织 8 到 10 名医学专业退休教师组成 1 个小组，其中 TSP 组长应由小组内表达能力好、具备表演天赋、记忆力强的组员担任。由 SP 培训师培训 TSP，培训要求参考《标准化患者培训指南》制定 TSP 培训方案，见表 2-6。考核 TSP 过程中，由从业年限较低护士担任受试者，受试者抽取一个案例开展实际演练，期间 TSP 主要担任评估、表演以及指导职责。SP 培训师和临床护理专家对整个过程进行考察，最终筛选出最合适人选。

2. 教学实施

（1）课前准备

教师：提前一周将学生版案例以及工作任务发放给学生，使之充分了解标准化患者信息以及剧情，同时掌握评估重点。

学生：各个小组应准确把握剧情，准备表演所需资料、知识和技能等，提前预演节目。

（2）课堂教学

课前需进行场景布置，并摆好表演所需的道具，尽可能真实还原临床实际工作场景。课堂上应对相关理论进行复习，然后介绍案例，最后进行表演。TSP 围绕案例，在适当时间准确表现出病人体格特征，并与学生进行互动。“护士”进行评估、实施护理、观察病情等与 TSP 相关的活动，其他学生以观察员角色在旁边进行观看，找出问题并提出优化方案。

（3）评价反馈

录像如实记录整个模拟过程，完成表演后回看整个记录，并进行反馈。“护士”首先进行反馈，之后按照 TSP 和观察员顺序依次进行。

（4）巩固小结

结合上述人员反馈，教师从专业角度进行总结和补充，及时纠正错误并增加实践经验。

（5）实践练习

以小组为单位，每组配备一名 TSP 配合学生实践练习。

表 2-6 TSP 培训方案

项目	内容	目标	TSP角色安排	学时
入院护理技术	出入院护理技术案例学习	熟悉出入院护理技术案例材料	入院患者1例、家属1名、出院患者1例、家属1名	12
	出入院护理技术评价与反馈	能精确地观察、解读、回忆学生的表现、熟练使用评分表、熟悉反馈要点		
	出入院护理技术案例表演、评价与反馈综合应用	对考核者进行准确点评，能根据案例进行角色扮演		
生命体征测量技术	生命体征测量案例学习	熟悉生命体征测量技术案例材料	患者1例、家属1名	12
	生命体征测量评价与反馈	能精确地观察、解读、回忆学生的表现、熟练使用评分表、熟悉反馈要点		
	生命体征测量案例表演、评价与反馈综合应用	对考核者进行准确点评，能根据案例进行道具准备并表演体格特征和心理情绪		
置胃管技术	置胃管技术案例学习	熟悉置胃管案例材料	患者1例、家属1名	12
	置胃管技术评价与反馈	能精确地观察、解读、回忆学生的表现、熟练使用评分表、熟悉反馈要点，对考核者进行准确点评		
	置胃管技术案例表演、评价与反馈综合应用	能根据案例选择道具并表演出体格特征和心理情绪		
雾化吸入法	雾化吸入法案例学习	熟悉雾化吸入法案例材料	患者1例、家属1名	12
	雾化吸入法评价与反馈	能精确地观察、解读、回忆学生的表现、熟练使用评分表、熟悉反馈要点，对考核者进行准确点评		
	雾化吸入法案例表演、评价与反馈综合应用	能根据案例表演哮喘患者体格特征如咳痰无力、憋气等		
静脉输液技术	静脉输液技术案例学习	熟悉静脉输液技术案例材料	患者1例、家属1名	12
	静脉输液技术评价与反馈	能精确地观察、解读、回忆学生的表现		
	静脉输液技术案例表演	熟练使用评分表、熟悉反馈要点		
	评价与反馈综合应用	考核者进行准确点评特征和心理情绪		

3. 评价方法

完成教学任务后，教师采用集体备课的形式编制理论测试试卷和案例分析。采用统一卷面进行考试，测试学生理论知识掌握情况。学生在健康评估室内完成案例分析，一一罗列出护理问题，重点关注首优护理问题并给出护理措施，需在 30min 内完成考试。

（三）教师标准化患者在教学中的优势与措施

1.TSP 在护理教学中的优势

TSP 教学取得的教学效果显著，学生直接体验到接触类似真实患者的效果。TSP 教学可以在任何时间和地点开展，不受时空限制且可反复使用，能够保证病例来源的稳定性，部分临床实践教学资源匮乏的问题也将迎刃而解。基础护理教学过程中采用 TSP 教学法有利于调动学生的学习积极性，增加课程的趣味性，提升学生的沟通能力，促进学生掌握临床操作技能，促使学生养成优良的人文素养和职业道德，而且也能保证护理考核的优质性，不断提升学生的综合能力和专业素养。

2. 提升 TSP 在护理教学效果的措施

TSP 属于一种全新教学方式，有效补充传统基础护理教学方面的不足。借助 TSP 实施混合教学，最大限度还原临床场景，全方位提升学生的临床思维能力、沟通能力、分析问题能力、解决问题能力等多项能力。但为了保证获得良好的教学效果，还需要把 TSP 和其他教学方式充分结合，比如，当 TSP 无法将部分阳性特征表现出来，便可以借助影像资料或声音进行弥补，使得 TSP 在护理教学和护理考核中发挥最佳成效。另外，将 TSP 教学应用到基础护理教学中，不会过度依赖真实临床患者，待学生掌握相关技术后，再进入临床便可以确保患者安全，与伦理更为相符，大大缓解临床资源不足的问题。

按照教学需求，TSP 需接受培训后上任，然而目前多数 TSP 并未按照相关规定进行筛选和培训，无法切实保证做到一致和稳定，也会负面影响教学质量以及考核的真实性和客观性。因此，还需进一步分析探讨如何才能规范培养合格的 TSP，并将相关资源和信息进行分享，建立完善的 TSP 教学结构，形成一种全新的护理教学体系，才能够充分发挥 TSP 教学的优势，促进教学质量和教学效果的提高，为医院输送更多优秀护理人才，促进护理教育的全面发展。

四、O-PIRTAS 翻转课堂教学法

（一）O-PIRTAS 翻转课堂教学法的定义

通常又将翻转课堂叫作反转式教学，美国林地公园高中最先提出并使用，2011年，可汗学院搭建翻转课堂之后被广泛使用。传统教学中教师讲授知识点，学生被动接受知识，翻转课堂创新了课堂教学模式，形成了课前学生预习，课堂上师生探讨，课后学生反馈，以学生为主体的互动式教学法，提高了学生知识学习的主动性和积极性，全面提升学生的批判性思维。因互联网的高速发展，教师可以借助多媒体信息指导学生如何进行资料搜集，学习到更多知识点，在课堂上便可以让师生之间进行流畅的交流和探讨，让学生去寻找问题并找出问题产生的原因，在不断的学习中去找出解决问题办法，建立完善的知识架构，即为翻转课堂的主要目的。

为了使翻转课堂教学模式的适应范围更广且操作性更高，通过准确把握翻转课堂的优势和不足，并从心理学角度分析翻转课堂以及相关资料，提出了翻转课堂模式的通用版，也就是 O-PIRTAS 翻转课堂教学模式。此种教学模式由课前预习、确定教学目标、观看教学视频、回顾视频、测试知识掌握情况、反思并优化等多个环节组成。课堂知识讲授不在课中进行，而是前移到课前，课中主要用于解决问题和练习，将重点放在培养高阶目标上。

O-PIRTAS 翻转课堂教学法，助力教师制定出合理的教学目标，确保各个教学环节环环相扣，覆盖了线下、线上以及课内、课外。教师可从实际情况出发，灵活调节整个教学环节，建立出与实际最为相符的授课方式，切实提升教学的灵活性、理论性以及操作性等。相对而言，此种教学方式较为科学合理。O-PIRTAS 翻转课堂教学模式为保证与各种教学情境相适应，也制定出了课程内容变式、教学环境变式、环节内变式等多种教学方式，并将 O-PIRTAS 翻转课堂教学模式优势和特征准确地呈现出来。

（二）O-PIRTAS 翻转课堂教学法在基础护理学教学中的应用流程

1. 确定教学目标

以卢姆教学目标分类理论为依据，将翻转课堂目标划分为课前和课中两类，其中识记和领会属于课前低阶目标，而分析、综合和应用等属于课中高阶目标。以生命体征这一堂课为例，以下为教学目标设置：

（1）识记：记住有关生命体征测量的相关知识点。

（2）领会：掌握测量生命体征的意义、要点以及注意事项。

（3）应用：以护理程序为指导，有序开展患者生命体征测量工作，保证整个过程的准确性和规范性。

（4）分析：全面分析生命体征生理性变化，观察异常生命体征差异，同时给出不同的护理措施。

（5）综合：在临床案例基础上，融入具体情境，将生命体征相关数据准确的记录下来，对于结果异常患者应提出护理措施，同时给出相应的健康指导。

（6）评价：将自身所学应用到特定案例生命体征测量中，评价操作方法是否规范，护患沟通是否良好，记录是否准确等。

2. 课前准备

在学习通平台上发布此次教学的几个短视频，一是宫外孕患者大出血急诊入院，学生需思考此种情况下应如何测试患者生命体征，提出问题“在你工作时，如果遇到此种情况，你是否敢为该患者测量生命体征”以及“你应该如何测量患者的生命体征？”。二是普通患者生命体征测量；三是偏瘫患者生命体征测量。让学生思考在为不同患者测试生命体征期间，准备的用物以及操作的注意事项有哪些不同，并在谈论区给出自己的答案。以提出问题来让学生对学习产生探索欲望，增强学生学习的积极性，引导学生展开有目的和意义的学习。

3. 课前教学视频

学生们需观看基础护理学在线精品开放课程视频，结合教材中的知识点完成最后的测试题。同时 4 到 5 人建立一个小组，小组成员一起学习生命体征测量注意事项、异常值以及正常值等相关内容。然后，将电子血压计、水银柱血压计、电子体温计等不同生命体征测量工具的特点发布在学习通平台，引导学生们思考，使学生掌握临床中应用不同测量工具的优势和不足，拓展学生的思维。学生们学习期间，教师可在后台实时观察，重点关注观看视频次数、学生们在讨论区给出的答案、学生学习时长等几个数据。

4. 回顾课堂视频

教师在课堂上简单扼要地对思维导图结构进行简单说明，再次分析之前学习到的内容，旨在让学生对知识点有更加准确的理解。

5. 课堂知识测试

将测试题发布了学习通平台，要求学生在10min内完成。教师根据测试结果来找出问题，围绕学生的疑惑进行答疑，进一步强化和分析相应的知识点。

6. 探究之前课堂活动的教学环节

前期主要关注是否完成低阶教学目标，后期则重视是否完成了高阶目标。在此期间可采用多种方法，例如医院见习、PBL、角色扮演以及小组讨论等。课堂上选择四个小组，每个小组汇报测试体温、脉搏、呼吸以及血压的方法，以及针对不同测试结果应给出的护理方案。之后由两位学生进行角色扮演，让学生来掌控整个扮演过程，提高学生的学习主动性，两位学生分别扮演护士和标准化患者，内容便是测量患者的生命体征。剩余同学需观察整个过程，讨论操作是否规范以及用物使用是否合理，找出两位扮演者各个方面的优势以及不足之处，并提出切实可行的解决办法。教师应对同学的操作进行观察和分析，在适当时间提出问题，让学生自主讨论和思考，例如应由患者还是护士来放置体温计、测试血压过程中是否有必要脱衣、若测试结果不正常应该做出何种反应等。学生操作全部结束后，由其他学生进行点评并回答提出的问题，整个操作期间应多次强调并讲解重要知识点。

7. 总结阶段

此环节主要是为了让学生能够主动去深度探索所学内容，促进难点和重点的掌握。此环节可使用多种方法，比如思维导图、五指法则等，需要5～10min。举例来说，若使用五指法则，教师让学生将自己的五个手指临摹到一张纸上，要求在各个手指区域给出答案并上交。其中大拇指主要总结此堂课的优势，食指处主要总结此堂课自身学到的内容，中指主要总结待改进的地方，无名指总结自身在此堂课上的收获，小指处分析此堂课的不足。而后应用微格教学法下发此堂课的任务，各小组需完成消瘦患者、婴幼儿等不同类型患者的生命体征测量，将完成情况拍成视频并反馈到学习通平台。各组学生以及教师一起观看提交的视频，找出视频中存在的不足，帮助学生持续优化全面提升教学质量。之后教师再下发下一堂课的课前准备内容开启新的一轮循环教学活动。

8. 评价方法

（1）期末总评成绩。

（2）课前自学情况（即平台在线时长、教学资源观看次数、在线测试结果、讨论区回复情况）。

（3）课堂回顾测试成绩和参与度评价。

（4）评价课后作业完成情况以及质量，侧重于考核课中表现、自学情况、测试结果等。

（5）经过综合考核得出最终成绩，以此有效提升学生学习热情，同时客观全面评价学生学习效果。

（6）结合教师评价和学生评价。教师评价对象为学生，重点关注学生上课的整个过程、态度以及学习效果等。学生评价对象为授课教师，重点关注教学方式、内容、态度以及教学效果等。

（三）O-PIRTAS 翻转课堂教学法的应用效果

1. 提高教学效果

在课堂教学中引入 O-PIRTAS 翻转课堂教学法，以卢姆教学目标法为依据，针对教学内容设置目标，由低阶目标和高阶目标组成。课前发布一个具有代表性的案例，根据案例搭建相应的临床情境，让学生围绕该主题进行讨论，之后再发布相关的教学视频，激发学生产生求学欲望，主动投入到学习中来。课中通过思维导图方式总结知识点，并借助习题测试学习效果，找出不足并进行补充，保证能够达成低阶目标。可采用汇报、角色扮演、辩论以及其他不同形式，引导学生积极投入到学习中，掌握知识并加以应用，确保能够达成高阶目标。课堂最后，教师进行总结，利用五指法则等不同方式，引导学生总结本课堂知识点，让学生更准确地掌握难点和重点，提升教学质量和效率的同时，也保证了教学中学生的主体地位。

2. 提升师生教学评价

课前学习阶段要保证完成低阶学习目标，在此过程中可利用制作视频或临床案例分析来实现。在上课期间，教师应利用多元化方式达成高阶目标，形成活跃且紧张的教学氛围，保证学生的参与率，拉近师生之间的关系，提升相互之间的配合默契程度。同时，课堂上学生带着低阶学习内容，与教师共同探讨高阶知识，进而逐步准确掌握高阶知识点。学生得到优异的成绩，不仅是对教学的肯定，也能激发学生学习基础护理学的积极性，形成良好的职业素养。另外，教师教学期间难免会遇到各种无法解决的问题，通过反思和寻找答案来不断提升自己，学生同样如此，所以师生均十分认可此类教学方式。

3. 提高学生自主学习能力

学生自主学习能力的高低，可以间接反映学校培养质量的水平。课前借助各种案例、图片、视频等相关学习资源，4 到 5 人组成一个小组，通过同学之间的相互协作和配合，共同寻找信息，有效提升学生学习的主动性。课堂上要求各个小组汇报情况，以此激发学生学习积极性。完成教学后，学生可利用碎片化时间登录学习平台，与教师和同学互动，并提交作业等，学生在此过程中，其信息素养得到显著性提升。此外，教师通过监测平台上的相关数据的方式实时了解学生的学习情况，分析普遍存在的问题并解答，将学生学习情况对接期末总测评成绩，在增强师生交流的同时，也能够提升学生学习的自主性和自学能力。

五、行动导向教学法

（一）行动导向教学法的概念

行动导向是教师与学生经过商议明确行动内容，并以此作为整堂课的线索，在此过程中学生主动投入到学习活动中，实现了体力劳动与脑力劳动的统一。教师在行动导向教学中，主要负责提供督导和咨询等，从不同角度评价学生的学习过程以及学习成果。阿诺尔德教授等在研究中划分了行动导向教学过程，其包括了任务接收、有产出的独立工作、汇报成果和总结等内容。

行动导向教学通常以小组形式开展，该教学法非常关注师生以及生生之间的协作。然而在实际教学中，通常会同时应用到多种教学方式，为学生去留下足够的创造空间。结合教学内容的复杂程度，可将行动导向教学发展划分为以下三个层次：第一，试验导向。即制定出进行实验的方案、评价试验结果、找出处理问题的办法。第二，问题导向。准确把握问题出现的原因，建立知识架构并解决问题，重点关注如何培养学生思维能力。第三，项目导向教学，应用到整个教学活动中，全方位测试学生的学习能力，切实提升学生综合能力。应用行动导向教学模式，需始终发挥学生的主体地位，而教师应该认识到在教学活动中自身担任的是主持人的角色，是整个活动的组织者，也是活动的策划者，教师的主要职责是把讲授逐步转变为指导。

德国率先在课堂实践中应用行动导向的教学模式，始终围绕学生行动来设置相应的教学目标。以总目标“行动理念”为依据，设计出多种类教学方法组合，整个过程中始终坚持完整行动理念基本原则，进而提升学生的综合能力，包括社会能力和专业能力等。课堂中遵守行动领域、学习领域、设计学习场景的教学理念有序开展教学工作。其中行动领域是能够切实解决学习、生活、社会问题的行动情景，是多领域共同建立的复合体。学习领域，即通过教学内容制定出相应的行动方案，提出具有一定难度且综合性较强的复杂问题，而后尝试利用行动导向教学的学习情境搭建，让学生准确把握各类知识点，促进目标达成。描述学习目标并体现学习内容，是学习领域的主要目的。学习情景，即对学习领域进行具体化，通过职业化培训来让学生了解生活中常见的具有意义的行动场景，可以是生活的，也可以是职业化的，了解教学反馈情况。行动导向教学要求整堂课是全面的，也能够提升学生学习积极性，课堂上教师组织学生为达成共同目标而努力。

（二）行动导向教学法的分类

1. 任务教学法

此种教学方式是围绕工作任务来培养学生的专业技能，同时建立相对应的理论知识架构，所以工作任务是任务教学法的核心。传统教学中知识与任务无法良好衔接，为解决这一问题而提出了任务教学法。传统教学中习惯性认为知识就是符号体系，在实践中此种符号体系并不与工作任务相匹配。同时，传统教学中以讲授方式进行，向学生灌输完全脱离于实践的知识，还需要学生将学习到的知识应用到实践中，才能体现出其实践价值。

应用任务教学法，需按照下列步骤开展：第一，提出工作任务，教师将需要完成的任务下发给学生，并准确列出任务内容、目标以及条件等。第二，尝试完成工作任务，经过教师的简单讲述之后尝试自主去完成任务，在此期间教师可进行适当引导。若学生无法完成任务，应尽快开展下一阶段。第三，提问问题。此阶段是结合上一阶段进行，若学生完成任务具有较大难度，教师提出具有针对性的问题，以此来引导学生完成任务。第四，从不同渠道收集相关理论资料，学生在教师的讲解下掌握完成任务需具备的理论知识和技能。第五，重新梳理任务，结合教师下发的任务以及知识，分析经过上述学习活动之后，是否能够更好地去完成工作任务。

2. 项目教学法

此种教学方式是建立在学生已掌握了相关知识基础上，要求学生能够独立确定任务并制定切实可行的实施方案，保证有序推进并进行检查，逐步完成整个项目。整个过程中对学生独立性有较高要求，任务教学与项目教学存在的区别主要表现为后者是围绕一个完整项目进行，要求学生充分应用现有的技能和知识点，培养健全的职业能力。任务教学则是了解所学知识和工作任务，进而加强学习，两者存在显著性差异。同时，任务教学是让学生围绕不同任务来掌握不同的知识点。基于职业角度分析，应用此种方式并不能充分结合获取到的知识和技能。对比分析可知，项目教学法优势更为显著，是形成一个完整且规模较大的工作项目，让学生能够从整体上把握工作过程，学生完成任务后便能够很好地将所学知识和技能用于解决问题。

对比传统教学和项目教学，后者主要有下列几点特征：第一，学生能够完整地完成一个较大规模项目。第二，学生开展项目主要是为了能够获取实践价值成果。第三，只有学生综合利用多个学科所学知识，才能确保项目达到预期。

项目教学的步骤：一是确定项目。项目契合学生的兴趣点，围绕其现有的知识结构以及相关问题，结合具体的工作场景确定项目；二是设置目标、分组。设定项目总目标，之后划分到各小组以及各阶段小目标，由多个小目标共同组成大目标，确保整个目标的均衡发展；三是制定计划。以总体目标为核心，搭建完善且可行性强的实施方案；四是实施。严格按照既定计划有序推进，以相互交流方式来强化学生的组织能力和责任心，在此过程中，充分发挥教师的协调和指导作用，同时从整体上把握整个项目，逐步达成整体目标；五是展示成果。各小组需在项目结束后展示各自的成果，主要包括具体流程和项目成果等；六是评价。对比设定的目标以及得到的结果，从不同角度进行评价，检验学生掌握相关知识和技能的情况，进一步判断项目成果是否具备实用价值。

3. 基于项目的引导文教学法

项目教学法实施过程中教师可以通过音频形式展示要讲授的内容，这些音频材料可以提前发给学生，引导学生独立开展自主学习，为学生自主学习提供帮助，这种教学方式被称为项目教学中的引导文教学法，而引导文就是教学使用的引导性材料。

此种教学方式需要大量的引导性材料支撑，此类材料种类多样，可以是复杂的结构样图，也可以是教学材料、工具清单、文字说明等。另外还有引导性问题、学习目标描述、学习任务描述、专业学科信息来源指示单等多种形式的引导文。

引导材料主体主要由学习目标描述、过程监控单、引导性问题等组成，是课堂教学期间用于指导学生行为的重要工具。各小组以引导材料为依据，制定学习目标、学习计划、准确回答各个引导问题。引导文教学通常由六个学习步骤组成，学习者在各个步骤都需要获得相应的方法指导，促进学生的自主学习，符合项目教学的整体要求，见表 2-7 所示。

表 2-7　引导文教学步骤

自主学习步骤	有关学习方法提示
1. 了解信息：需要做什么提示	提示问题：提示答案
2. 设计过程：如何来进行工作	提示问题：工作计划
3. 做出决定：采用怎样的工作过程和工具	与辅导教师进行专业性会谈
4. 实施工作过程	必要时得到辅导教师的建议
5. 检查：任务是否已经符合要求地完成	检查单
6. 评价工作：下一次工作中需要改进哪些	与辅导教师进行专业性会谈

教师课前需做好以下准备：一是确定目标。即通过完成学习任务能培养和提升学生的哪些能力；二是进一步剖析学习者。包括学生现有的知识结构，客观预测学习需求以及想法；三是深度剖析需要提供的辅助性材料，例如参考书、文献资料、音频等；四是引导性问题的设置；五是撰写引导文。教师完成上述步骤后需进行反思，此种引导文是否可起到提升学生解决问题能力的作用。

4. 角色扮演法

学生扮演不同的角色，从各个角色中获得不同的体验，在此基础上掌握相关知识。通过此种活动，学生能够准确客观了解社会中不同角色的“位”和“为”的特征，切实提升学生的各项能力。

此种方式要求学生扮演者采取具体的方式诠释扮演角色的行为和特点，各种角色之间相互配合，对熟悉或陌生的行为进行分析，逐步融入不同的生活情境中。以下为几种角色的具体描述：一是演员。扮演角色的学生开始表演之前，分析自身熟悉和陌生的部分；二是参与者。每个角色扮演者必须在理解自身扮演角色行为的基础上再扮演，即使有不喜欢的点也需要融入其中；三是观察者。参与角色扮演的人员，在扮演自身角色的同时，也需要履行其他角色扮演观察者的职责。所以，通过角色扮演能够引导学生进行社会化学习。而在扮演期间，学习者在模拟情境中可能面临着各种各样的问题，要求其能够站在他人角度去理解和反思，最终给出具体解决问题方案。

按照下列流程有序开展角色扮演：一是确定团队方案；二是确定参与活动人员名单；三是设计表演内容；四是扮演角色分工；五是其余学生需对整个活动进行观察和评价；六是进行评估和讨论；七是进行角色互换等附加练习，并对此进行讨论；八是总结。

角色扮演由五个阶段组成，分别是导入、加工、讨论、反思以及评估，其中导入和评估由教师独立完成，其他阶段由师生通力配合共同完成。

5. 情境教学法

此种方法是在某一个感情色彩活动基础上创设出的一种心理氛围，设置特定的情境激发学生的学习积极性，引导学生找出适合自身的途径和方式，逐步形成独立解决问题能力。教师在教学期间，综合考虑学生的年龄以及心理等因素，设置相应的问题情境，促使学生产生情感共鸣，进而最大限度保障教学成效。

总结创设问题情境方式，主要有图画展现、事物展示、语言描述等几种形式。具体操作为：教师先创设一个情境，学生进行讨论后给出一些改进意见，引导学习者找出问题并给出解决问题的办法和途径，之后再分组进行讨论和展示成果，最后全班共同探讨。

6. 实验教学法

与传统教学方式不同，实验教学并不是利用实验方式来对已有理论进行验证，亦或借助实验来让学生更加准确的掌握某个理论，而是师生共同进行一个完整的试验活动，通过该教学方式全方位提升学生的综合能力。实验教学法旨在有效增强学生的动手能力，职业教育期间，通常将此种方法运用到某类具备应用价值产品的生产中或者对一个过程进行模拟。实验的主要目的并不是论证假设，而是让学生基于特定条件，对现象进行观察和阐述，以此切实增强学生的综合应用知识能力。

实验教学法的具体意义。首先，通过行动导向找出能够解决问题的学习方式。其次，在此期间能够切实增强学生的各项能力，包括社会能力、方法能力等。实施实验教学法，可按照下列步骤开展：一是制定任务。师生经过协商共同制定学习任务。二是设置学习方案。学生分析问题，结合自身的知识架构，建立能够解决问题的模型，对可能出现的一些不确定因素提出假设，为应对问题和达成目标，建立切实可行的实施方案，找出有效应对难题的办法，之后准备开始实验。三是实验。各小组以合作形式进行实验。四是评估和检查。通过实验进一步验证假设是否成立，进一步分析实验结果。五是总结。将其中的不确定因素进行一一排除，归纳总结形成结论。

在实验教学实践过程中，要求学习者通力配合，采取有效的沟通和有效的合作，仔细观察实验过程并做好记录。实验开始之前，教师应对实验的安全性进行评估，对学生安全提供切实的保障，严格遵守安全操作规则。此外，教师向学生阐述实验与之后工作和生活之间存在的关联性,同时在整个教学活动中，要求教师具备过硬的专业知识和指导与教学能力。

实施实验教学的具体流程：一是设置任务；二是对任务进行分析，并解析问题；三是结合分析问题提出解决办法；四是制定评估标准；五是从不同渠道收集和分析信息；六是制定可行性较强的解决问题方案；七是做出决策并确定具体的方案。八是实施和教师评估；九是评价整个实验实施过程和结果。

7. 案例教学法

即利用一个场景或者是一个案例导入课程，以此来描述问题，激发学生的主观能动性，找出解决问题的方式和途径，旨在提升学生处理问题能力和独立分析能力。以学生小组规模、投入时间、案例等差异划分案例教学类型，包含案例－问题法、案例－事件法、案例－研究法以及案例－问题法四个类型。

案例教学主要包含以下三个阶段：一阶段为准备阶段，旨在让学生对案例有准确的理解并从中获取信息，找出能够解决问题方案。二阶段发挥学习者的主体作用，学生作为学习主体，可以以小组或个人形式提出解决问题的方案。三阶段为总结。学生反思整个过程，包括制定决策过程，整合决策并加以讨论，对比案例实际操作和解决问题方案。

（三）行动导向教学法在基础护理学教学中的应用流程

1. 教师培训

聘请医学教育专家对参与行动导向教学的教师展开培训，重点围绕以行动导向为基础的教学法，旨在引导教师准确把握实施行动导向为基础的教学法时教学的过程、设计问题基本原则等，确保之后能有序开展行动导向教学。课前教师培训的内容包括以行动导向为基础教学法的产生与发展、实施步骤、教师的作用以及学生的地位等。按照统一方式搭建学习情境、确定学习范围、建立教学模块并设置培养目标等。

2. 确定学习领域

学习领域指的是围绕学习目标而形成的主题学习单元。基础护理学学习领域的界定要依据基础护理学各个章节相关的知识点，以及基础护理学各章节的学习目标，然后归纳总结出主题单元学习内容，让学生可以有针对性进行的学习。以基础护理学各章节的知识点和学习目标确定的主题学习单元，即为学习领域。基础护理学内设置了较多学习单元，每个单元要求学生掌握不同的知识和技能。在教学实践阶段，以教学任务为基础，以行动导向开展教学，过程中注重学生体验，摒弃传统纯理论和纯实验教学方式，在提升学生综合素养的同时，优化学生理论知识结合实践的能力，提高学生分析、解决问题的能力，增强学生的岗位胜任能力。

3. 学生分组

要综合考虑学生的相同点和不同点进行分组，各小组人员人数在 5 到 8 人之间。小组需设置具体目标，细分目标后给小组各个成员分配具体任务。在组内选择具有较强组织能力、成绩优异的学生担任小组长，确保每一次讨论的质量。

4. 组织实施流程

以项目教学法作为示例。

（1）制定任务并确定目标：见表 2-8 所示，该教学方法的主要教学目标是对比基础护理学采用行动导向教学实施前和实施后学生综合能力的变化。见表 2-9 所示，在综合分析教学目标、各个项目模块、教材、学生知识结构等因素的基础上，结合临床经验丰富的护理专家共同设置项目任务和目标，进一步确定临床阶段需要解决的护理问题。举例来说，选择“舒适与安全”章节编制案例，设计导入病例并发表任务和目标，在项目正式开始前一周下发项目任务书，学生接到任务后可从不同渠道收集资料和信息，奠定基础引导学生自主学习讨论。

（2）计划决策：各小组确定任务，经过商议后制定解决方案和备选方案，同时开始准备编写项目执行计划书。

（3）计划实施：①课前准备：各小组在教师的引导下，利用碎片化时间进前往电子阅览室和图书馆等查找资料，在整理分析搜集的资料找出解决问题的办法，同时提出新问题并进行质疑。②课堂讨论：将学生分为多个小组，针对项目任务展开充分的讨论，小组成员各抒己见发表自己的想法，整理小组成员的意见之后推选出一名代表进行发言。教师认可学生意见和观点之后，针对学生提出的问题作出解答，同时指出学生的不足之处并进行纠正，保证学生和教师以任务为中心展开讨论。教师在适当的时候插播视频，借助多媒体课件播放不同类型的教学图片引导教学。③模拟实践：教师重点演示操作难点或共性操作后，学生再围绕教学视频和给出的案例，将提出的任务结合角色扮演，以不同形式开始进行模拟练习。教师从各小组随机抽取学生进行操作，教师从旁指导学生在操作期间存在的问题，第一时间指出操作上的失误并进行相应的指导，确保操作的规范性和正确性。课堂教学完成后，各小组需多次进行练习，保证熟练掌握各个操作步骤。④临床情景搭建：教师以课程培养目标为基础，课前设置教学情景，在整个教学过程中，充分发挥学生主动性。若过程中遇到无法解决的问题，应通过相互协作共同找出解决问题办法，不断自我调节，在学生教师的带领下，促进学生自我行动的构建。

（4）多元化评估：从不同角度综合评价行动导向教学模式教学效果。以下为常见评价方法：①理论考核：统一考试、统一阅卷。②综合技能测试：选择在模拟病房、医疗护理中心、多媒体教室等场所展开实训，要求学生以团队方式完成一项护理任务。各小组学生相互协作并明确分工，教师根据各团队任务完成情况进行评分，再结合小组自评和小组互评结果，适当调整小组内各个成员的成绩。③学生评价教学方式：完成教学任务，需设置相应的问卷，调查教学实施效果。④自主学习能力评价。⑤评判性思维能力评价。

表 2-8 综合能力的培养目标表

能力类型		内容要求
关键能力	专业能力	学生具备一定标准的专业实践能力
	社会能力	提升学生的团队意识和专业技能，形成良好的责任感和成就感，并具备自我批评能力、完成任务能力以及适应社会能力等能力，逐步优化班风和学风
	方法能力	确保学生具备能力进行自主学习，形成评判性思维，具备分析、获取、判断以及认知等能力，掌握适合自身的学习方式
创新能力		引导学生进行独立思考、自主探究，提升实践动手能力，有针对性提高学生自身就业能力和创造力

表 2-9 项目任务设计与目标设定书

病例	项目与任务	目标	
		知识（技能）目标	关键能力目标
38 岁孕妇，孕 1 产 0，怀孕至今已 41 周，胎动无异常，孕妇 28 周时出现水肿，经过诊断确诊为“轻度妊娠高血压综合征”。今日早上起床出现阵发性腹痛并持续 12h，现入院待产。测量相关数据显示为 Bp155/110mmHg，尿蛋白（+），胎方位 LSA，胎心 142 次，胎膜未破；已出现宫口扩张，宽度为 6cm	1. 分析孕妇为什么会出现不舒适感 2. 依据相应的操作要求和标准，护理产妇，改善其不适感 3. 将此孕妇不舒适场景列举出来 4. 在医院环境内，会让患者感觉到不安的因素有哪些 5. 采取哪些措施有效缓解此孕妇疼痛感	1. 对孕妇不舒适的原因进行分析和评估 2. 对不舒适患者进行护理，需遵守的原则和操作要点 3. 了解医院内不安全因素，具备保护患者安全的护理相关知识和技能 4. 掌握疼痛概念，评估患者疼痛，掌握相关护理技能	1. 具备方法能力。形成良好的学习习惯，培养自学能力，归纳总结收集信息，并自主找出解决问题的办法，具备评判性思维能力和认识能力等 2. 具备社会能力。形成初步的协助能力、参与能力和沟通能力等，为后续培养工作责任心和社会责任感奠定基础 3. 具备创新能力。对知识保持兴趣和好奇心，主动去寻找问题的答案，独立思考并积极探索，提升动手能力和实践能力

（四）影响行动导向教学法实施效果的影响因素

1. 教学手段

行动导向教学法围绕工作任务来展开，在教学过程中教师应发挥自身的导向作用，激发学生的主观能动性，保证教学质量和教学效果。进一步强化开发教学应用软件、网络空间化和打造数字化教学环境等多个方面的建设。

2. 教学实施环境

相较于传统的课堂讲授式教学模式，在行动导向教学模式下的实践性教学过程中，需要投入大量的物质资源。行动导向教学模式并非夸夸其谈、不切实际，学生不仅需要掌握理论知识，也要在实操过程中强化对知识、技能与能力三者关系的理解。同时，学生对图书馆、实验、实习设备以及信息资源等硬性环境的需求大幅提升，但是部分院校目前已有的物质资源无法满足使用新的教学模式。

3. 课程关键环节

行动为导向的教学模式有利于满足职业技能需求。在建立教学体系时，需要进一步确认教学的重点项目、环节和训练重点等。在编制教学计划时，按照规定标准确定重点技能的训练课时，同时设定真实或仿真的情形进行重点技能训练，这样对学生掌握护理岗位的关键技能大有益处。

4. 过程考核体系

为了检验学生的学习成效和学习成果，考核是一种有效的检验方法，直接影响学生的学习过程。科学的考核体系有利于提高学生的学习效率，做到以考促学。在采用行动导向的教学模式中，鼓励学生加强实践，做到知行合一。考核内容不仅包含知识点掌握情况，要将考核的教学过程、实训操作、团队合作和情感等多个方面。

5. 教师综合素质

从某个层面上看，行动导向教学是对传统教学进行挑战，在基础护理学课程中应用此种模式能够获得良好的教学效果，但是相较于传统教学而言，其对学校师资力量提出了更高的要求。在实践中，短期内无法有效提升教师队伍业务能力和综合素养，特别是部分高校非常缺乏“双师”师资力量。面对此种情况，需通过教师培训和进修等方式，提升教师综合能力，逐步完善优化师资队伍结构。

6. 远期评价

学生真正进入岗位，为患者提供服务，此时就需要运用到学习期间掌握的理论知识和技能。行动导向学习模式能够让学生具备更好的分析问题和解决问题能力，也能与患者进行良好的交流。学生毕业后可，通过对服务对象评价、临床能力评价等多种方式，对学生进行远程跟踪评估，旨在全方位了解行动导向教学效果。

六、线上线下混合式教学法

（一）线上线下混合式教学法的概念

随着互联网的普及和教育信息化的发展，混合式教学法（Blended Learning）被提出并逐渐受到关注，成为如今教育界的研究热点。各界研究者们对混合式教学有不同的解释，可以分为广义和狭义两种。广义的混合式教学中的“混合”包括学习理论、学习资源、学习环境和学习方式等进行混合。学习理论混合，即建立起多种理论相结合的理论架构，包括学习理论、人本主义学习理论等。学习资源的混合，即综合互联网、手机、图书馆等渠道获取到的信息和资料。学习环境的混合包含传统课堂教学与网络在线教学的混合。学习方式的混合是指教师讲授与学生自主学习的混合。近年来，国内和国际的研究者都集中于将混合式教学定义为“线上网络教学与线下传统教学的混合”，这是混合式教学的狭义概念。

线上线下混合式教学法起源于混合式教学法，是一种将线上网络教学与线下传统课堂教学相结合的教学方法。相较于以教师为中心的传统理论讲授教学方式，该教学方法坚持“教师为主导，学生为主体”的教学理念，在不弱化教师主导作用的前提下，将线上教学与传统线下教学充分融合发挥两者优势的教学方式。此外，线上线下混合式教学并不意味着简单地将线上与线下学习相加，而是一种深度融合，扬长避短。线上教学依托网络教学平台，涵盖海量数字化教学资源，利用互联网技术和手机、电脑等设备对学生实行信息化教育。教师可利用网络教学平台上传微课视频、新课教学 PPT、学生导学案、课后巩固习题、拓展学习资源等教学资料，发布学习任务清单，指导学生自主完成课前预习和课后巩固与拓展部分，培养学生自主学习能力。线下教学是指依托实体教室和线上线下学习资源进行的传统课堂教学。教师根据学生前一阶段线上学习结果，在线下课堂教学中指导学生展开更深层次的学习活动，在师生交流和讨论的教学过程中唤起学生主体意识，强化学生应用所学知识分析解决问题的能力，以达到教学效果最优化。线上线下混合式教学有机整合了网络在线学习和传统课堂教学的优势，为学生拓展了传统教学内容外的海量学习资源，激发学生积极性，达到学生个性化学习目标，让学生获得最大程度的发展。

（二）线上线下混合式教学的实施流程

线上线下混合式教学设计由课前预习、课堂教学和课后线上巩固三阶段组成，见图 2-1。教师在线上线下混合式教学中主要起引导作用，教师要设计好学生课前预习任务和检测环节，课堂上引导学生合作与探究学习，重点把握学生难理解的知识点。

1. 课前预习

正式上课之前教师借助应用程序（APP）将学习任务清单发放给学生，并将每班分为若干个学习小组。学生按照清单内容知晓课前学习任务后，按照教师公布的任务清单，各小组在分工协同的情况下完成资源的查阅整理和汇报课件制作，在小组内部进行充分讨论后，小组成员将群策群力、紧密配合完成小组作业，并以组为单位进行主题汇报。

2. 课堂教学

教师队伍围绕教学内容和目标，制定课堂学习任务并下发给小组和个人。学生采用自主学习法、小组合作学习法开展学习。其中，小组任务主要有完成作业、分析结果、汇报等。个人学习任务主要有检测课前、课中、课后，寻找视频中的错误、辩论等。以一学时的空气栓塞为例，以下为具体教学内容和实施过程。

（1）课前检测（个人任务）：由教师向学生阐述本堂课的教学任务，以 2 道选择题形式验证学生低阶学习目标的掌握情况。

（2）导入：课程开始时，教师引导学生观看视频“过度输液被叫停，过度医疗才是病”，而后开启本堂课教学，旨在引导学生形成正确的用药观念。

（3）小组汇报（小组任务）：在课前查找和汇总相关资料的基础上，学生完成主题为“过度输液”的汇报，汇报时长控制在 5min 以内，此次汇报的重点内容包括过度输液造成的危害以及限制过度输液取得益处等，旨在号召学生在今后的工作与生活中通过自身的行动自发抵制过度输液行为，传递健康理念。

（4）问与答（个人任务）：①为了进一步验证学生的自学效果，教师提出的问题是“输液有哪些较为常见的反应？”②教师提出问题“外伤引起血管破裂以后，是否有气体进入血管？如果有，原因是什么”，借助我们身边较为普遍的现象引导学生主动思考，通过凝血机制有效解答问题。③教师提出“临床上实施密闭式静脉输液过程中，完成输液以后未能在第一时间及时拔针，是否有空气进入血管”？教师可通过展示静脉输液的装置，帮助学生掌握静脉输液的原理。④教师提问“静脉输液时，气体进入人体的原因有哪些”？教师可以用实物的形式模拟输液管连接松动、未能排净输液管中的空气、加压输液等呈现给学生，在教师引导下学生结合临床上遇到的问题，积极寻找方法来解决问题。⑤教师提出问题“气体进入人体以后带来的危害是什么”，鼓励学生对心脏的生理知识进行温习，通过流程图呈现气体进入人体以后体循环与肺循环的状况，然后通过矿泉水瓶模拟右心室进入少量和大量气体以后的状态，通过生动具体的方式来诠释空气栓塞是如何发生的，便于学生进行理解。

（5）教师讲解：讲解临床上空气栓塞的主要临床表现，并将出现水泡声的空气量、出现明显症状的空气量和致死空气量作为拓展知识进行讲解，旨在引导学生逐步具备观察病情能力，形成临床思维。在讲解如何预防空气栓塞时，需以深静脉拔管护理作为拓展内容，引导学生操作中要规范操作流程。讲解如何护理空气栓塞时，利用矿泉水瓶模拟来展示症状缓解的原理和体位，让学生掌握紧急处理空气栓塞的护理办法。通过引入临床中空气栓塞护理案例，让学生能够将知识点内化于心，提升学生的间接临床能力并形成临床思维。

（6）课中检测（个人任务）：1个选择题，方法同课前检测，及时检测课堂教学效果。

（7）小组讨论（小组任务）：对加压输液不当致患者发生空气栓塞案例进行分析，找出其中的不足并纠正，给各小组5min讨论时间，从小组中选择2个小组，分别分析讨论结果。之后教师进行评估和总结。以案例引导学生利用知识，切实提升学生识别和解决问题能力，逐步引导学生形成风险意识和临床思维，强化医护之间的交流与配合。

（8）小组作业（小组任务）：课前各小组需查找“深静脉置管过程中出现空气栓塞”案例的相关资料，找出不足并提出纠正办法，教师需回收课前作业，在小组讨论期间进行批改，之后教师对作业做出评价。

（9）课后检测（个人任务）：类似课前检测，使用 2 道选择题教学测试，了解本堂课教学效果。

3. 课后学习和反馈

教师鼓励学生在班级群或 APP 内的交流和反馈。学生从自身学习情况出发，进行具有针对性的复习，并完成对应的课后练习，与同学进行讨论并回复教师提问等。

4. 教学评价

首先，以课程网站计算方式计算线上学分，即学习视频占 55%、完成习题占 20%、线上答疑和讨论各占 10%，而非视频学习占 5%，分数需大于 60 分，合格可获得线上学分。其次，需结合过程性评价和终末评价结果计算线下理论成绩。计算理论课程成绩时，日常成绩占 30%，理论考试成绩占 70%。其中日常成绩由小组学习、个人任务完成情况、小组讨论等内容组成，各部分占比存在一定差异。最后，借助班级群或线上 APP 进行反馈，归纳总结课中学习情况，第一时间掌握学生反馈教学结果。完成课程后，以座谈会形式了解学生对线上线下教学的不同看法和态度。

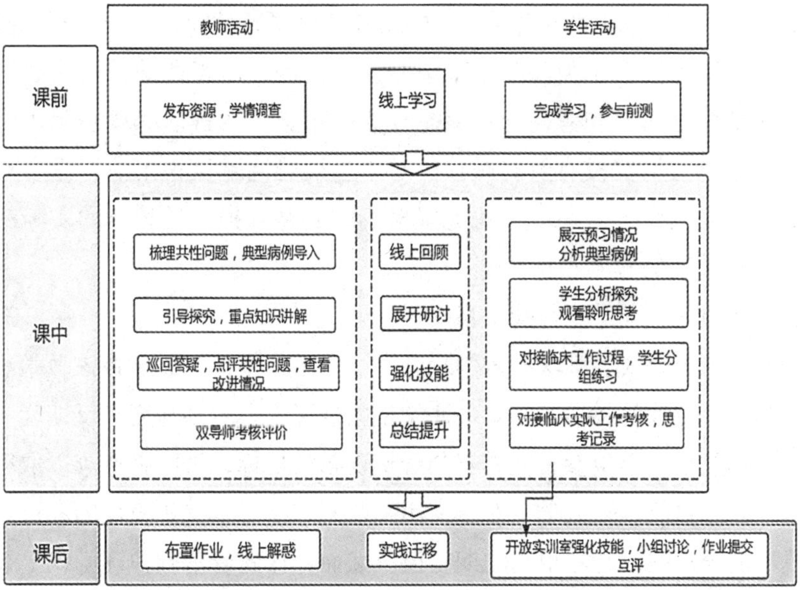

图 2－1　教学流程

（三）线上线下混合式教学法在基础护理学教学应用中存在的问题

1. 教师的实际应用技能生疏

“有效解决在线教学与传统教学的问题，在线教学与传统教学的整合是关键”。线上线下混合式教学是一种实操性较强、灵活性较高的教学方法，将其运用于基础护理学教学教学中，对于每一位教师的专业技能、应用能力等方面均有更高的要求。在实际调查中发现，教师在线上线下混合式教学的应用过程当中出现实际应用技能生疏的情况，概括总结为三个方面：第一，部分教龄较长、年龄较大的教师对于网络教学平台的使用易出现使用不熟悉导致的操作困难，或者没有搜集到优秀的学习拓展视频等问题，这都会导致线上线下混合式教学在基础护理学教学的实际应用发生问题；第二，一些在教学过程中已经形成个人教学体系的专业课教师，在运用线上线下混合式教学时可能需要改变甚至推翻其原有的一些教育理念和方式，而教师受到教学进度、学生对知识的内化程度等客观因素影响，为完成线上线下混合式教学使用频次的任务，会逐渐轻视各教学环节的有效连接。教学过程中，线上线下各个环节的教学出现脱节、混乱现象，忽视了线上线下混合式教学应进行精心设计的步骤，使得线上线下混合式教学在基础护理学教学中的应用流于形式，逐渐固化；第三，线上线下混合式教学法在应用到后期时，迫于护考的压力，教师、学生更加倾向于关注学生成绩是否有提高，对于课前课后在线上教学平台发布的学习清单和考核评价只是作为一项教学过程的必要步骤去完成，教师对学生学习情况没有及时跟踪、对学生疑难问题认识不清、没有对教学设计进行适时调整，这样的做法无疑会影响到基础护理学教学的实际教学效果，达不到预期的教学目标。

2. 学生的混合式学习热情不高

线上线下混合式教学法的教学理念是“学生是主体”，这在该教学法运用中必须凸显。教师的教学安排要关注学生的情况，学生参与度和反馈度会影响到总体教学效果，学生参与度高有利于实现教学目标，否则将更难以取得理想的教学效果。目前，多数学生对于借用互联网来学习是有积极性的，可想其对线上线下混合式教学有着很高的期望值。然而，伴随着基础护理学线上线下混合式教学实践不断深入，学生线上线下混合式学习热情产生逐渐减弱更甚出现难以延续的现象，具体表现为三点：第一，学生长期处于传统教学的环境中，虽然学生刚开始会被线上线下混合式教学这种新型的教学方式所吸引，认真完成教师发布的线上学习任务，积极参与各项教学互动，但目前依然有学生对这样一种教学方式下的学习方式如自主独立学习、探究合作学习、小组讨论学习汇报以排斥态度，并且此类学生占比不在少数。部分学生还无法适应师生分离、教学分离、时空分离的学习形式，对于课堂学习氛围变得自由开放难以适应。长此以往，在线上线下混合式教学的方式下，学生学习积极性变差，影响其后续发展；第二，学生的学习目标仍然是护考、就业，学生会更偏向重视知识的掌握、成绩的提升，学生自然会选择压缩这门课程的学习时间，造成学生之间将课外的网络学习视为可有可无的补充或学习负担，而出现机械浏览、应付交差的情况；第三，学生使用网络在线上教学平台学习的过程中很容易被互联网丰富多彩的娱乐资源所诱惑，如果缺乏教师的监管，学生很大程度上会利用网络学习的时间来玩游戏、观看影视剧、购物等，甚至学生在网络学习的过程中，学生的注意力都会被那些自动弹出的广告转移掉，大大降低了学生的学习质量和效果。

3. 教学的实践效果未达预期

线上线下混合式教学法在基础护理学课程中的应用就是将线上教学与传统教学两种截然不同的教学手段，通过专业课教师结合课程特点进行科学合理的组织设计，学生能够接触更加丰富的课程资源，从而取得更好的教学效果。而在现实的基础护理学课程线上线下混合式教学过程中，学生能否按时完成课前预习任务和课后测评任务、教师是否能得到学生真实准确的学习结果反馈、多元化考核评价是否能更好反映学生的成绩，这三方面是影响线上线下混合式教学效果能否达到预期目的的因素。第一，学生受主客观因素的影响会造成课前预习任务完成度参差不齐，教师不能按照预期的线上线下混合式教学设计开展课堂线下教学任务，为确保全体学生的学习进度，不得不再利用课堂时间讲授课前预习内容，进而耽误整个课时正常的教学流程，从而影响整个学期的教学计划；第二，学生迫于繁重的学习负担，逐渐会形成敷衍的态度去完成网络教学任务，教师无法保证全体学生的学习结果是真实准确的反馈，使教学成效充满变数，就连能否实现培养学生核心素养都无从衡量；第三，当前线上线下混合式教学设计的多元化考核评价环节，仅有单一的总结性评价界定学生成绩的优劣，这不利于多维度和深层次地评价学生，不利于素质教育的落实，影响学生学科核心素养的培育，同时也不利于教师的反思与成长，长此以往就会让线上线下混合式教学逐渐淡出实际教学活动中。

（四）提升线上线下混合式教学法教学效果的策略

1. 构建高素质的基础护理学教师队伍

习总书记不止一次重申教师对教育的重要性，若未配备优质的教师团队，就很难培育出优质的创新人才，也无法形成优质创新成果。基础护理学教师是践行线上线下混合式教学在基础护理学课程教学应用的重要推手，要使线上线下混合式教学在基础护理学课程教学应用中取得较好的效果，获得学生的喜爱，基础护理学课程教师必须不断提高自身理论与实践素养。

（1）深化教师对线上线下混合式教学的认识：知识面丰富是教师应具备的核心素养，也是支撑教师教学活动顺利完成的关键能力。教师作为课堂的设计者和实施者，对于线上线下混合式教学的理解与实践的能力，事关基础护理学课程教学线上线下混合式教学质量的优劣。因此有必要深化教师对于概念性和实践性的认识，以推动教师对于线上线下混合式教学的运用，并在此基础上逐渐探索和积累相应的教学经验。

教师必须客观了解线上线下混合式教学概念，这是后续是否有序开展教育的前提。教师需对此种教学模式有正确的认识，包括理论基础、教学目标以及其他更为具体的理论概念。第一，学习线上线下混合式教学的基本概念，并能区别于混合式教学的概念，认同采用线上线下混合式教学是非常有意义的。教师在实施教学前要明确线上线下混合式教学的基本环节，包括每个环节的具体内容、所需做的工作，这为线上线下混合式教学的应用奠定坚实基础。第二，学习线上线下混合式教学的理论基础，例如建构主义学习理论、人本主义学习理论、掌握学习理论。教师深入学习这些理论，为设计和实施线上线下混合式教学提供理论支持，认清线上线下混合式教学并非空中楼阁，而是一种可运用于特定学科教学中的教学方式。第三，学习线上线下混合式教学的教育理念。线上线下混合式教学是一种坚持“以学生为主”的新型教学方式，教师需把学生设成主体，创设教学环境，引发学生情感体验，培育创新精神。另外，深化基础护理学课程教师的思想认识也是极为重要的一点，其中最紧要的就是增强教师学习意识，转变教育理念。当今教师的学习方式呈现多元化发展态势，教师学习平台丰富多样，教师必须跟上时代发展，主动适应其在线上线下混合式教学中角色的变化，意识到线上线下混合式教学是未来教育教学的发展趋势，对基础护理学中引用此种教学方式能够带来的益处进行分析，充分结合线上线下混合式教学的理论性和实践性，增强教学趣味性，吸引学生集中注意力，切实提升教学质量。此外，教师还必须掌握线上线下混合式教学的实践性认识，如线上线下混合式教学方式的实施策略、教学设计、教学评价等可以指导实践教学的操作规范和操作流程，避免教师教学中出现束手无策的尴尬局面。

（2）提升教师的信息化技术素养：结合网络教学和传统教学优势，是线上线下混合式教学模式出发点，如今多媒体信息技术发展较快，将其应用于教学中能够有效改善教学质量，这就要求基础护理学教师有更优质的信息化水平。教师的信息技术水平，决定了线上线下混合式教学的运用和管理的熟练程度。故此，基础护理学教师需要提升信息化技术素养，包括线上线下资源的整合和开发能力、信息化教学手段的运用能力以及信息化教学平台的管理运用能力等。

教师的信息技术能力，是现代教学能力中的一个重要组成部分，一节优质的线上线下混合式教学课堂，离不开教师信息技术素养的支持。首先，教育者应当善于筛选、检查和整合优质教学资源。基础护理学是护理专业的核心课程，其教学内容与相关教学资源应不断更新、与时俱进。作为在基础护理学课程教师应自觉开发教学资源信息和增强利用信息资源的意识，对网络上纷繁复杂的教学资源进行充分筛选，并有针对性地根据教学内容选择适宜的素材，进而合理利用到基础护理学课程上线下混合式教学实践中。教师应对材料收集、教学研究、课件操作等不同种类网站有正确的认识，并能够熟练使用，而不是局限于进行搜索。其次，教师具备娴熟的信息化教学手段应用能力是奠定线上线下混合式教学在基础护理学课程顺利开展的基础。教学资源平台、微视频录制平台、视频下载平台以及视频剪辑平台都是实施线上线下混合式教学所要使用的重要平台。教师要树立终身学习的理念，除了专业理论知识外，对于专业技能学习也不可或缺。通过持续地自我学习、及时参加校内外组织的各种信息技能培训活动、观摩线上线下混合式教学优秀实例并与其他教师交流研讨等方式，来切实加强自身运用信息技术的能力。最后，教师对信息化教学平台管理运用的能力是线上线下混合式教学的能够持续应用的保障。由于各类教学平台的运用和维护工作都具备专业的维护人员，作为一线教师要学习的不是平台的建设和维护技能，而是对教学平台中上传的教学内容与资源、师生互动与考核评价进行组织管理。教师要对教学平台中已上传的教学资源进行定期检查、更新，对学生在互动平台所提问评价的文字、图片等内容进行安全审核，以此来避免在线教学平台中出现损害学生身心健康的内容。另外，教师还要对学生的线上评价结果开展及时的总结反馈工作，对表现优秀的学生进行表扬，对稍落后的学生以鼓励帮助，这样能及时跟进学生的学习进度与成效。

（3）强化教师线上线下混合式教学的实践能力：构建科学合理的基础护理学课程线上线下混合式教学，深化教师对线上线下混合式教学的认知，还应加强教师线上线下混合式教学实践能力的培养。比如，通过线上线下混合式教学研讨、教学竞赛等活动来促进教师理论联系实际。俗话说："一人踏不倒地上草，众人能踩出阳关道。"基础护理学课程线上线下混合式教学的成功离不开一线教师的反复实践与打磨，更离不开教师团队的交流提升。基础护理学课程教师在观摩学习线上线下混合式教学案例后，应主动将在此过程中吸取到的经验应用在自身的教学活动当中，多次实践，并及时开展教学反思，推动自身线上线下混合式教学综合应用能力。另外，还需要在教师之间定期举办线上线下混合式教学研讨活动，加强教师线上线下混合式教学的综合运用能力。在教学研讨中，一线教师们重点探讨线上线下混合式教学应用时遇到的各种问题和解决方案，互相分享经验和感悟，总结当前线上线下混合式教学的经验，分析当前线上线下混合式教学的实际效果和优势，并对线上线下混合式教学发展前景进行展望，以理论为指导探索线上线下混合式教学。此外，课程教研组需要定期组织由不同的教师进行线上线下混合式教学的磨课活动。例如，教师们在磨课时以"成为护理技能小能手"为例，采用线上线下混合式教学进行教学设计，探讨如何利用在线课程资源吸引学生自主学习、如何开展课前教学准备以及对课程的授课形式、教学内容、考核方式等。集思广益，进而提出有针对性和可操作性的建议。每位教师都可以在这个过程中不断积累有关经验，共同设计出符合基础护理学课程特点、学生需要和达到课程目标的科学合理的教学设计。总之，在实践的探索和尝试中，在教师团队内和团队之间的互相交流中，逐步强化教师的线上线下混合式教学实践应用能力。

2. 重视学生的学习主体地位

“以学生为中心”是线上线下混合式教学必须遵循的一个重要原则。线上线下混合式教学中应注重教学的双向性，即教师“教”的投入和学生“学”的主动，才能确保教学实效。因此，教学中对学生学习主体地位的重视就显得格外关键。教师必须帮助学生树立正确学习观念，引导学生转变学习方式，激发学生线上线下混合式学习动力，使学生能够自如地融入线上线下混合式教学中学习，达到高效学习的目的。

（1）帮助学生树立正确学习观念：在传统基础护理学教学课堂上，学生更适应教师的灌输式教育，认为只要自己能够理解教师所讲的内容，能够在当下这个阶段的考试中取得满意的成绩，就是正确的学习，然而这样的学习观念与我国目前所倡导的终身教育理念并不相适应。因此，基础护理学作为护理专业的核心课程，基础护理学课程的教师在教学活动中还应该帮助学生转变陈旧的学习观念，引导其树立全新的学习观，才能真正满足职业教育对人才培养的需要。广大青年不仅要主动学习，而且要“把学习作为首要任务”。学生更应树立自主学习观、全面学习观、创新学习观、终身学习观。第一，自主学习观是指学生以自身为主体的学习方式。对于学生来说，自主学习能够激发其主动学习的内驱动力，实现由“要我学”向“我要学”的转变，学会合理安排学习时间，注重提高自我学习能力。对教师而言，要为学生提供宽松的学习环境，改变过于强调死记硬背的学习方式，以启发式教学方式指导学生学习。第二，21世纪的一个重要目标是形成全面学习观念。推广全面学习理念，培养优质人才，这也是指导现代教育改革和发展的思想。全面学习是指要求学生既要在课堂中从书本里学和掌握知识，又要从生活实践中学会知识，更重要的是要学会如何有效地运用知识，要多多锻炼动手能力，要懂得学会关心和尊重他人，要学习与人合作，要学会按照道德准则和法律规范为人处世的方法。第三，创新学习，就是立足于求真务实的精神，运用创造性的方法，主动去探寻创造性成果的学习。创新学习观的提出，不仅是时代发展的需要，也是由基础护理学课程的实际内容及其育人功能所决定的。因此要引导学生创新学习，变被动为主动，变孤立为合作，变理解为创造的学习观念。第四，终身学习贯穿于人的一生，它是一个持续学习的过程，俗称“活到老学到老”。目前已进入终身学习时代，教师应帮助学生树立终身求知观念，终身学习思想。在校期间，应该使学生意识到当下知识性地学习是为将来的深造、终身学习打好基础，认识到具备不断地学习新知识和获取新本领的能力是经济和社会发展对人才培养的基本要求。

（2）引导学生转变学习方式：现代学习观强调自主学习、合作学习和探究学习。线上线下混合式教学下，学习方式从被动接受学习向自主、合作、探究的学习方式过渡，这就使得在传统教学方式下成长的中学生快速适应并转变成为难点，因此培养学生参与线上线下混合式教学的自主学习思维十分重要，这表明学生适应线上线下混合式教学必须由教师进行指导，帮助学生学会调整学习思维方式和行为习惯。首先通过问题导向，设置适当的学习任务，建立学习目标，鼓励学生独立查阅和搜集资料，体会探究知识的乐趣，发散学生的思维；其次，将热点话题、临床案例等融入课堂教学，设计合理的小组活动，积极引导学生自主学习，在寓教于乐的过程中开展合作探究活动，使学生体会知识的探究过程与自主建构知识体系的成就感，让学生在活动中提升个人素养；再次，基础护理学教师也要对学生进行批判性思维能力的训练，鼓励学生大胆发表个人观点，有助于学生真正理解知识背后所蕴含的价值，锻炼批判性思维能力；最后，教师要注重帮助学生提高自控能力，为学生营造良好的集体学习氛围，提供有效的自我控制的方法，使得学生在网络在线教学平台进行学习时不依靠教师的监督和提醒，养成独立学习的习惯，形成良好的自主学习能力。随着教学的发展变迁，学生要准确地表达自己的想法和需求，主动参与到教学活动中，积极地转变学习方式。

（3）激发学生线上线下混合式学习动力：教师作为基础护理学课程线上线下混合式教学的组织者、实施者与引领者，应重视学生的主体作用的发挥，提高学生学习兴趣，激发学生线上线下混合式学习动力。最首要的是推动学生正确认识基础护理学这门课。作为教师必须引导学生树立正确的学习专业技能的观念，让学生明白学好这门课不只是应付考试的需要。此外，帮助学生准确理解线上线下混合式教学是学好基础护理学的途径和手段。要让学生从情感上去接受线上线下混合式教学这种新的教学方式，并在行为中去适应它，让学生了解线上线下混合式教学是符合专业发展规律。因此，作为基础护理学教师要善于寻找并总结临床中所蕴含的新进展，挑选当下最新的临床案例，更重要的是将临床实际与基础护理学教学内容加以衔接，使得学生能够体会到基础护理学的学习内容其实就在自己身边。

3. 建立线上线下混合式教学制度体系

制度是不可忽视的重要教育因素，对人的发展具有根本性的意义。良好的制度氛围，有助于人们更好地规范自己的行为，并将体现在制度中的要求逐步内化为个人意识。

基于线上线下混合式教学现状分析，针对性提出规范线上线下混合式教学实施方案、制定线上线下混合式教学管理制度及健全线上线下混合式教学考核评价机制三方面措施，建立线上线下混合式教学制度体系。

（1）规范线上线下混合式教学实施方案：学生借助网络平台进行线上自主学习，整合传统课堂教学与线上在线学习优势而形成创新性教学模式，即为线上线下混合式教学。线上线下混合式教学是深化教育教学综合改革，也是提高人才培养质量的重要手段。基础护理学课程线上线下混合式教学主要有两大部分：一是线上，二是线下，达到高效配合的目的，并非彼此分离、彼此独立地实施，而是互相补充、有机融合的。为此，需着重探究基础护理学课程线上线下混合式教育实践中的具体教学实施方案，并对其持续优化和改进，逐步制定出系统规范的基础护理学课程线上线下混合式教学实施方案。基础护理学课程线上线下混合式教学实施方案应包含课程简介、教学过程和教学反思与总结三部分。第一，课程简介：要将基础护理学课程程性质、学时学分、教学资源建设与选择情况作以详细说明。第二，教学过程：充分发挥传统教学和线上在线学习优势，有序推进教育工作，是开展线上线下混合式教学的关键。对于教学的相关内容应有明确的规定，包括开展线上教学和线下教学的频次、学生学习的时长、教学资源的更新时长、引用教学资源的难易度、教学大纲的拟定等，并在规定之余留给教师可调节的余地。基础护理学课程线上线下混合式教学结合高职学生的特点与学科特征，围绕“以学生为中心”的教学原则，设计教学过程，它包括课前、课中、课后三个环节。课前的线上学习中，教师下发多种类学习任务，例如主题探讨、课前自测等，要求学生在规定时间内完成。教师可依据课前学习效果，将线下课堂的教学内容和教学方法进行适时调整。课中的线下教学，以多样化的教学方式激发学生求知欲望，通过议题式教学、案例教学等有效措施，全方位提升学生的创新思维、独立思维等，并通过答疑解惑环节突破重难点知识。课后的线上学习中，教师利用网络教学平台发布拓展学习资源与课后作业，学生在此阶段需要完成拓展学习任务和课后作业，达到拓宽知识面、复习巩固、查漏补缺的目的。第三，教学反思与总结：教师在完成线上线下混合式教学活动后，要及时进行教学反思与总结工作，总结教学中的经验和不足，改进后期教学，最大限度保障线上线下混合式教学的教学成效。

（2）制定线上线下混合式教学管理制度：当前线上线下混合式教学在基础教育阶段尚处于萌芽起步阶段，一线教育工作者仍需在教学实践中继续探索，使之与当下基础教育发展相适应。因此，学校应以本校的实际情况为出发点，推动线上线下混合式教学的架构体系日趋完善，制定线上线下混合式教学的管理制度，为开展线上线下混合式教学提供制度支持和保障，确保线上线下混合式教学的应用更加系统规范。基础护理学课程线上线下混合式教学管理制度中将管理的方面及内容细化分工，包括线上线下混合式教学课程要求、线上线下混合式教学运行管理、教学督导与检查、保障机制与激励措施四方面。第一，线上线下混合式教学课程要求中，要对基础护理学课程要求有明确规定，对线上线下混合式教学课程的线上、线下教学要求进行规定，要选择符合课程要求的教学资源，要根据课程性质与教学内容的不同采取不同的具体教学方式。第二，线上线下混合式教学运行管理。线上与线下的教学课程都应提前做好教学计划安排，并提交备案。教师应提前将线上资源上传至网络教学平台，按照教学计划发布学习任务及作业测评。在线下教学中必须与线上课程有机融合，不能出现如简单重复线上讲授内容等教学情况。第三，督导与检查。教师应妥善保存学生线上测验、讨论等成绩记录，做到成绩评定有据可依、有数可查。学校教务处也要不定期安排督导对线上线下混合式教学的全流程进行教学督导检查工作。第四，保障机制与奖励措施。对于开展线上线下混合式教学活动，学校定期为教师举办培训、交流活动，提供相关咨询、课程经验分享、教学资源、研讨型教室等。经教学质量评估，对获得线上线下混合式教学突出成绩的教师，要适时给予表彰、奖励，激发教学热情，调动教师钻研的积极性，为运用线上线下混合式教学方式提供了高质量的师资保障。

（3）健全线上线下混合式教学考核评价机制：在传统教学中，教师只将成绩看作评价学生学习情况的依据，忽视了学生在道德情操、思想品德等方面的培育与提升，而线上线下混合式教学的出现实质上是对学生评价方法的一种延伸。基础护理学实施线上线下课程时，需要围绕教师和学生实际情况，制定出切实可行的考核评估制度，搭建线上线下混合教学考核机制，才能最大限度保障教学成效。首先，学校专门设置线上线下混合式教学改革小组评价和考核教师，不定期前往班级听课，以此来了解教师应用此种教学方式的具体情况。考核内容由基础护理学线上线下混合式教学方案、组织教学活动、测试教学效果等相关内容组成，定期发布考核结果。若教师各方面均表现良好，学校向其发放奖励。若成绩一般，应对其进行引导和鼓励，组织其参与更多培训。其次，对学生进行评价和考核。围绕基础护理学课程实施情况，建立能够提升学生学科素养的考核制度。充分结合过程性评价和结果性评价，替代原本单一的唯分数论评价方式，通过综合评价掌握学生学习情况。对线上线下混合式教学效果进行评价，需关注学生网络学习表现和课堂学习表现，同时根据学生上课是否积极与教师互动、浏览资源时长、在线测试完成率与正确率等网络学习参与情况，给予综合性评价。总之，应通过健全的考核评价制度使线上线下混合式教学法的应用更加科学、系统和规范。

第二节　多元化教学法在基础护理学实验教学中的应用

基础护理学是一门具有很强的实践性特征的学科，强调其综合性应用的特征，教学中应非常重视护理的实践操作训练，因此实践操作训练的课程约占到该课程总学时的50%及以上，实训课程是培养高职护理学生实际岗位胜任能力的主要方法之一。学生在校期间对基础护理操作技能的掌握程度，将直接影响到毕业后对岗位工作的适应性和胜任程度。

国内各级护理院校在基础护理学的实训教学中通常采用传统的示教法为主，教师以书本知识框架为主进行实训技能的讲授，学生观看后仅对操作进行“模仿”，这种“教师示教－学生练习－回示考核”的教学方式容易使学生失去自我思考的能力，无法激发批判性思维，导致学生的学习热情和主观能动性难以充分调动。大部分学生对操作过程缺乏思考，以护理实训流程为主要目标，未将实训操作与临床实际案例进行融合，造成实训教学与临床护理实践之间产生较大的差距，在当前的发展形势与背景之下，如何敢于面对挑战，加快改革的步伐，适应新的形势，适当地让学生接触临床实境，了解工作过程，并在此基础上如何进一步探索和构建先进的护理人才教育培养模式，完善实践教学，培养优秀的高素质护理技能人才，是当前需要认真思索、迫切研究并解决的课题。为了让高职护理学生以整体护理观了解患者的需要，掌握临床常用的护理技术，适应现代护理的发展需求。近年来，国内研究学者们在教学方法的改革方面进行了积极的探索，以提高学生的学习能力，满足现代护理教育培养具有真实的临床护理综合能力的人才的要求。经过实践，目前适合基础护理学实验教学中常用的教学改革方法如下：

一、实境教学模式

（一）实境教学模式的定义

“实境式”的教学是指在教育活动中，参照行业、职业和岗位的实际要求，在课程结构、课程内容、组织管理以及最终的考核评价等方面创新建立的一种现场体验式的新型的教学模式，其目的是增强学生的适应未来工作岗位能力，实现“零距离”上岗的目标。实境教学法对于处于护理教育学生的要求是：学生采用主动学习法，在职业活动、临床实境中从自己的角度、以自己的方式完成探究式的学习，在学习过程中完成对人、事、物的理解，同时通过“项目化”的教学设计思路把学生融入完成真实的工作任务的过程中，开展小组式的合作化学习，从而使高职学生获得解决实际问题的情感、知识和技能方面的能力。

实境教学模式是基于工作过程的“教－学－做一体化，工作和学习结合”的教学模式。国内目前正逐步开展对实境教学模式的研究，并成功应用于医学影像学、旅游等专业性较强学科。通过制定实境式的教学改革方案，创立实境导向实训模式，将学生尽可能置于真实职业环境中，使学生得到一定的态度和模拟体验，从而有助于学生理解知识层面，提升学习深层效果，从而培养真正符合社会、行业及职业需求的高素质的职业技术类人才。

（二）实境教学模式的实施流程

1. 实施前的准备

（1）对教师进行选拔和培训：由相关专家对教师进行实境教学模式有关知识的培训，培训实境教学模式的产生与发展、实施步骤、学生的任务、教师的作用以及对可能出现的问题的处理原则和策略等。使教师充分的认识和了解实境教学的模式构架、运行过程、质量保障等，为开展并顺利完成实境教学模式做好基础的铺垫。

（2）学生分组：采用随机分组的原则分组，每个小组 6～8 人，将组内相对学习成绩和动手能力好的学生选为小组长。

2. 实施步骤

（1）准备临床病例及学习项目：由临床教师和专任教师结合实训内容等确定课程导入案例，此项工作需在开课前一周完成。一般情况下，围绕一个临床案例可设置 2 到 3 个实训项目，各个项目均设置了实训目标、方法、目的等，同时准确列出操作步骤、注意事项、综合评估、评分标准等。临床护理专家需审核制定的临床案例、实训内容、操作步骤等，以此来确保其与临床实际情况基本相符。

在开课前三天，教师借助QQ、微信等方式将相关资料和病例下发给学生，通过多媒体平台介绍教学过程，布置学习项目及任务，并提供给学生必要的学习资源，如：学校的万方数据网等。以测量生命体征实验项目为例，教师为学生选定的临床病例是一名房颤患者，并提出与该类型心律失常的相关问题，详细情况如下：

临 床 病 例： 床号：32床；姓名：陈某；住院号：略；性别：男性；年龄：65岁；文化程度：初中；有医保支付；已婚，配偶健在，育有1子。×年×月×日，因"胸闷、心慌3 h"而步入病房。门诊心电图显示：房颤，收入心血管内科病区。入院后给予口服抗心律失常药物等相关治疗，现住院第6天，仍为房颤心律。

实境教学地点： 心血管内科病区，病室内另有1位患者，是高血压患者。

实境教学要求： 新患者入院后第6天，要求护理学生为其测量生命体征。

实境教学问题： ①该患者所患疾病是房颤？

②房颤的诊断依据是什么？（可从相关症状和体征、辅助检查等方面思考）房颤的心电图特征有哪些？

③房颤会有什么不适症状？

④测量生命体征的目的是什么？

⑤测量体温用什么体温表？放在什么部位？测量时间是多少？

⑥该患者所患疾病是房颤，测量脉搏有可能会出现什么情况，还需要什么人、物的配合吗？

⑦如何在测量呼吸时让患者处于自然状态，不受干扰？

⑧测量血压用什么工具（汞柱式血压计、电子式血压计还是多功能监护仪）？血压测量时患者一般采取什么卧位，测血压的上肢需要脱衣袖？有没有什么特别的注意事项？

⑨测量前病室的湿度和温度标准是多少？目前该病室的温度和湿度适宜？是否影响到体温、脉搏、呼吸和血压的测量数值？

⑩测量时如何指导患者配合？测量后如何将结果告诉患者，并作好解释，交代哪些注意事项？该病室为双人病室，另一位是高血压患者，需要注意些什么？

（2）小组自学学生：各小组在小组长的引导下，自主学习临床案例以及实训项目，并在相关问题的引导下通过提供的资源查阅相关资料，寻求问题答案。

（3）预习效果评价：实训教学前 10～15min，教师根据临床选定的病例及实训项目以提问的形式做预习效果评价，并对实训目的、步骤和注意事项等进行再次强调。

（4）现场观摩或实践：尚未学习基础护理操作技能时，各小组成员需共同完成下发的任务。做好各项工作的全面评估，包括患者病情、配合程度，护士个人准备，操作用物准备等；操作过程中教师全程指导、随时纠偏，保障操作、顺利完成并保证患者的安全。备注：将基础护理操作技能分级，分为常规操作、有一定难度的操作、高难度操作 3 个等级，所有师生明确要求并有效地落实。可在教师指导下完成测量生命体征、铺床等一些常规操作，以及口腔护理、给药等具有一定难度的操作。洗胃、吸痰等高难度护理技能，需学生观摩教师操作之后再动手操作。

（5）现场交流、讨论：上述步骤全部完成后，师生在临床护理单元示教室展开分析，小组内各组织成员内部发表意见，汇总后由小组长推荐一名组内代表发表实训感想、思考、收获以及不足之处。

3. 总结评价

教师针对学生在临床护理单元完成工作任务过程中存在的操作问题及关爱患者、有效沟通等方面存在的问题进行总结，引导学生进行反思，并为学生指出继续努力的方向。

（三）实境教学模式的实施效果

1. 有利于培养良好的学习态度

实境教学中“项目式”学习有助于明确学习目标，增加学生进入临床的好奇心，临床实境的体验能激发学习兴趣。

2. 有利于培养良好学习方式

实境教学能使学生明确自我学习的必要性，尝试到自我学习的收获，培养了学生的自主学习能力。学生为了解决教师所提出的问题，需要自己确立学习方法，在课前的任务完成中体会了自主学习（包括查阅文献资料等），尝试拟定解决问题的策略，然后综合应用不同学科的知识，归纳、整理出问题的答案，在学习中学会自主反思。同时通过教师引导学生对相关的问题进行讨论，各小组代表积极发言，并学会倾听、思考、表达和质疑，从而提高了学生的语言表达能力。同学间能采取合作学习的方式并且分工明确。举例：留置针静脉输液的技能临床实境学习时，小组学生分工合作，课前查询了静脉治疗护理指南、留置针的构造和使用、静脉导管的选择，静脉通路建立后如何使用等课内和课外的知识；在完成实境技能观摩或操作后，学生各自提出、不理解的问题，然后去查询答案，必要时获得教师的指导。

3. 提高学生学习的参与度

实境教学以小组学习的形式开展，小组成员共同承担、完成学习的任务，并进行学习分享。小组讨论期间学生提出问题，并对之后将要学习内容和已经学习内容的感受进行交流，全方位提升学生在学习活动的参与率。在小组讨论中，学生潜在的学习兴趣和学习热情可受到激发，并创造出巨大的学习动力。

4. 有利于同学之间的交流与合作

实境教学模式小组为单位，学生通过自学、讨论、汇报和分享参与到学习过程中。在学习的过程中，逐渐地培养了学生的合作意识、合作能力，促进学生团队合作能力的提高，小组成员之间可以互相学习有关知识。如今，我国逐渐改变传统的教学方式，逐渐过渡为讨论式教学和小组教学等，旨在为学生与他人合作学习创造机会和平台。所以，在之后的教学方法改革中应提供相应资源，进一步提升学生之间的合作和交流。

5. 有利于知识和技能的应用

医院和教师提供临床实境学习，让学生面临真实的患者作出全面的反应（包括交流、评估及实践），真实地观摩和实践帮助学生树立信心，完成有成就感的学习。通过专业知识的整合，学习迁移，“由此及彼”“触类旁通”提高学习效果。举例：在“铺床法”实训时，实境教学模式中的学生意识可以到临床实践，有点期待和激动，首先以小组形式讨论铺床的技术要点，复习外科各种典型疾病如胆囊手术、食管肿瘤手术等术后物品准备，然后在教师的带领下了解到临床床单位用品的改进，如床单不是被单式而四角套包式，中单已经使用一次性用品等，学生们感叹护理用具的变化给护理带来的便利。学生可以在外科病房结合手术患者操作暂空床的铺法并准备相关物品，面对一位身上有多根导管及不能自主翻身的患者如何实施卧位患者更换床单位，学生们通力合作，学习导管固定，协助翻身，床栏使用等，完成一位危重患者的更换床单实属不易，这个时候尽最大可能让患者的舒适也许就是学生们获得的最大的感受。

二、CDIO 教学模式

（一）CDIO 教学模式的概念

2000 年，美国学者 Edward 及其团队共同推出了 CDIO 教学模式，CDIO 教学法分别对应的是构思、设计、实施、运行，即四个单词首字母缩写组成，其中 C 代表构思（Conceive），D 代表设计（Design），I 代表实施（Implement），O 代表运行（Operate）。教育学家杜威推出的“做中学”，是衍生此模式的理论依据。CDIO 教学法要求学生从产品研发到产品投入使用的整个阶段为载体，将理论、实践、创新有机结合的方式学习。在 CDIO 教学模式当中，各个阶段缺一不可，围绕以上四个环节引导学生设计教学目标、制定教学任务以及进行教学评价等，将教学各个环节环环相扣形成一个整体。

项目构思期间，即在形成的相关理论基础上创建知识结构。项目设计期间，即制定实施项目的具体流程。实施项目期间，即将项目落实到行动中。项目运行期间，需检验项目实施情况，对整个过程进行分析，找出不足和具体原因，不断进一步优化。此种教学方式结合了理论、创新与实践，紧密的结合了学生知识、技能以及综合素养，不再受传统教学方式限制。CDIO 教学，要求学生具备扎实的理论基础且具有极强的包容性，并不对师资力量和教学设备提出要求，能够让学生充满积极性，真正做到“做中学”和“学中做”，这能够让相互之间充分交流，也能够提升学生批判性思维能力以及自主学习能力。

（二）CDIO 教学模式的实施流程（以密闭式静脉输液为例）

1. 搭建师资队伍

邀请教学经验超过五年的教师组建教学队伍。授课之前，对师资队伍展开 CDIO 教学模式相关理论、概念、实施程序、注意事项、相关标准等相关内容的培训。小组教师共同进行备课，设计具有代表性的案例，每个案例都要求学生完成的护理诊断、查体、问诊、健康教育、护理措施等内容。

2. 设计教学方案

教师围绕 CDIO 教学大纲设计教学方案，经过协商共同完成备课。由四个阶段来开展教学，组成两轮循环，见表 2-10 为教学内容、课时分配以及具体步骤等。

表 2-10　CDIO 教学模式在基础护理学实训教学中的教学方案

步骤	教学目标	第一轮循环内容	第二轮循环内容
构思阶段	明确教与学的任务；理论基础	①教师构思：明确教学目标、重难点 ②学生构思：形成一体化理论体系	①教师归纳问题 ②学生查阅资料，自行解决问题
设计阶段	具备清晰的操作思路	①学生总结规律，绘制流程图；教师批阅流程图 ②教师对课前的问题归纳，解答	①学生总结自身、同伴、教师的评价，并条理化 ②学生完善、修正流程图
实施阶段	技能操作熟练，无差错、失误	①教师示教技能操作（40min） ②学生练习；教师指导（30min）	①教师示教技能操作（20min） ②学生练习，教师指导（30min）
运行阶段	寻找问题、持续改进	①抽考，评价、总结，梳理重难点（20min） ②学生反思，总结学习经验	①抽考，评价、总结（20min） ②反思内化知识

3. 实施教学方案

（1）第一轮循环

1）构思阶段。①教师构思。在此期间，教师需要明确教学重难点和教学目标。教师共同确定教学重难点和目标之后，围绕交叉知识点和具有代表性的疾病确定教学案例，之后将案例通过微信群发给学生。例如：67 岁赵某，男，有两年多的咳痰和阵发性咳嗽史，近期加重所以入院治疗。生命体征测试结果为，36.9℃，P100 次 /min，R26 次 /min，BP121/85mmHg，血气分析结果为 pH7.45，SaO_2 93%，PaO_2 65mmHg，$PaCO_2$ 31.6mmHg。最终确诊为患有支气管哮喘。②学生构思。进入到学生构思阶段，要求搭建系统知识架构，复习支气管哮喘相关理论知识，准确把握疾病发病机制、健康评估、康复治疗等。学生分组后，预习问诊、查体、护理等相关理论知识，结合小组内成员的动手能力、语言组织能力以及性格等特征，要求各个组员各司其职，充分调动各小组人员积极性顺利完成学习任务。

2）设计阶段：学生反复多次复习课本和视频内容，见表 2-11 所示，围绕密闭式静脉输液流图进行总结并绘制流程图，准确诠释问诊到健康教育的各个环节具体步骤，随后教师具体分析流程图并找出问题进行总结。

3）实施阶段：学习护理技能操作时，教师进行示范，学生观察并思考，教师鼓励学生结合患者具体情况提出切实可行的护理计划、护理诊断以及健康教育等。例如，此患者首要的护理诊断是低效型呼吸形态：与痰液阻塞呼吸道有关。针对该患者的情况，学生自主学习如何改善患者的呼吸，自行练习排痰的护理技能操作，教师在学生练习时从旁观察，一旦发现问题给予针对性指导。

4）运行阶段：学生完成护理技能练习之后，按照相关标准进行自评，小组内成员进行互评，教师从每小组抽取一名学生进行考核。学生根据综合评价结果，认真思考自身存在的问题，并找出原因，结束第一轮循环。

（2）第二轮循环

1）构思阶段：结合学生在第一轮循环中的具体表现，围绕案例中患者的具体需求，教师总结找出共性问题，采取集中讲解方式解答问题。举例来说，有较多学生指出支气管哮喘患者查体、静脉输液三查七对、吸痰术中无菌操作规范等技能不易掌握，难度较大。各小组应从不同渠道获取相关资料，并编写反思日记，归纳总结学习经验。

2）设计阶段。学生综合分析同学、教师以及自身的评价结果，逐步优化流程图。

3）实施阶段。在此期间教师指导和督查，学生自主进行练习。

4）运行阶段。学生进行自评，学生之间进行互评，教师实时管控各小组实施情况，并由其中一名学生来进行总结评价。完成上述操作后，师生均需要思考在本阶段存在的不足，找出上一轮的不足，通过此种方式实现知识内化，逐步结束第二轮循环。

4. 课后成绩考核

如下见表 2-12 所示，实施期间需严格遵守学校考试标准，在指定时间统一进行测试。学生从现有的病例中随机抽取一份进行考试，考试成绩包含护理措施占 55%、护理查体、诊断、问诊三项各占 10%，健康教育占 15%。考试时两名教师监考，采用统一标准评价学生成绩，最终成绩取两位教师的平均分，采用 100 分制，60 分算作达标。

表 2-11　密闭式静脉输液流程图

项目	内容	备注
病例设计	8 床男性患者张强，因支气管哮喘需静脉输入平喘药物	
护理操作	密闭式静脉输液 1. 整理床单位 - 报告教师 - 进入病房 - 核对床尾卡 - 自我介绍 - 核对腕带 - 解释来意 - 评估患者病情 - 评估皮肤、血管情况 - 询问是否需方便 - 评估环境 - 出病房 - 汇报评估结果 - 准备用物 - 洗手 - 戴口罩 2. 检查药液名称、剂量、有效期 - 贴瓶贴、写时间 - 拉掉拉环 - 取棉签 - 消毒瓶口两次 - 棉签扔入黄色垃圾桶 - 检查输液器有效期及包装是否完好（双手合掌挤压）- 剪开输液器包装 - 剪刀放置治疗车下层 - 找到输液器针头 - 去掉针冒 - 扎入药液 - 包装袋套在瓶口瓶身处（减少污染的可能）- 推车、拿输液架入病房 - 输液架放置在床头 - 核对 - 备输液贴（三片）- 去输液器外包装袋 - 手握输液管 - 旋转使延长管连接紧密 - 关调节器 - 左手捏住针柄、调节器、茂菲氏滴管 - 右手倒挂液体与输液架上 - 缓缓打开调节器 - 观察液体缓慢流出 - 茂菲氏滴管 1/3 ～ 2/3 满 - 左手松开调节器、茂菲氏滴管 - 将管倒过来 - 整个管呈 U 形 - 排气至延长管 - 关调节器 - 对光检查无气泡 - 将管挂于输液架 - 垫垫枕 - 铺无菌治疗巾 - 放弯盘 - 扎止血带（6cm）- 嘱患者握拳 - 确认扎针部位 - 棉签点落平放 - 边旋转边消毒（2 次，直径大于 5cm）- 二次排气（排出少量液体与弯盘中）- 放下输液管 - 执针柄 - 去掉针冒放入弯盘中 - 左手绷紧皮肤 - 右手迅速进针（20°）- 见回血放平针再进少许 - 按住针柄 - 嘱患者松拳 - 松开止血带 - 打开调节器 - 观察点滴是否通畅 - 贴输液贴（针柄、穿刺点、延长管 S 形固定）- 核对 - 调节滴速（口述）- 协助取舒适卧位 - 叮嘱患者 - 推车出 - 撤垫枕（治疗车下层）- 止血带、弯盘（浸泡筒）- 无菌巾（黄色桶） 3. 口述已输完液体 - 核对 - 洗手 - 关小调节器 - 撕胶布 - 拔管（沿着血管、逆血管方向）- 按压不出血为止 - 剪钢针针头（锐器盒）- 去输液瓶（黑筒）- 剪输液器针头（锐器盒）- 扔管（黄筒）- 汇报教师：我已按照消毒隔离技术规范、医疗垃圾处理条例处理用物 - 洗手 - 记录	黑笔绘制，用红笔进行修正
评价	同伴：　　分　　自评：　　分　　教师：　　分	
教师点评		
反思总结		

教师签字：＿＿＿＿＿＿ 学生签字：＿＿＿＿＿＿

表 2-12　基础护理学综合实训项目评分标准

项目	评分内容	分值	得分	备注
护理问诊（10 分）	1. 观察病情全面翔实，问诊具有针对性	2		操作
	2. 能够有序的采集病情资料，且表述准确	2		
	3. 提问简明扼要，关键问题时可重复	2		
	4. 使用开放式问题提问	2		
	5. 使用通俗易懂的语言与患者交流	2		
护理查体（10 分）	6. 病情观察内容全面详尽	2		操作
	7. 护理查体部位准确	2		
	8. 护理查体手法得当	2		
	9. 检查过程中有受伤观念	2		
	10. 能够发现患者异常体征	2		
护理诊断（10 分）	11. 护理诊断正确	5		笔试
	12. 顺序排列合理	5		
护理措施（55 分）	13. 处理顺序得当	5		笔试
	14. 处理措施准确无误	5		
	15. 查阅资料，进行了知识拓展	5		
	16. 技能操作 1（基础技能考核标准得分 ×20% 计算）	20		操作
	17. 技能操作 2（基础技能考核标准得分 ×20% 计算）	20		
健康教育（15 分）	18. 健康教育准确全面	5		笔试
	19. 条理分明，思路清晰	5		
	20. 体现人文关怀	5		

（三）CDIO 教学模式的实施效果

1.CDIO 教学模式倡导做到做中学和学中做

教学过程坚持学生的主体，通过构思和设计阶段用来找出问题，而在实施和运行阶段体现的是理论联系实际。学生在两次循环中主动去分析问题和探讨问题，找出问题并进行质疑，知识不断实现内化，提高了教学效果。

2.CDIO 教学模式显著性提升了学生的批判性思维能力和自主学习能力

CDIO 教学模式有效锻炼学生的基础操作能力、诊断能力、护理问诊能力等。无论是教师还是学生，均非常认可 CDIO 教学模式，对提升学生的批判性思维能力和自学学习能力起到很好的促进作用。

（四）提高 CDIO 教学模式实施效果的建议

1.CDIO 教学模式对教师提出更高要求

必须掌握更多知识和技能。教师在教学期间需实时动态观察学生表现，并第一时间进行反馈。同时，为了有效规避不统一教学，教师在教学开始前应进行统一培训。

2. 部分学生过于依赖传统教学模式

对 CDIO 教学模式产生负面情绪，认为面临着巨大的学习压力，对此表示抗拒。所以需要循序渐进推进 CDIO 教学模式改革，根据师生提出的不同意见有针对性加以优化，促使学生逐步适应全新的教学模式。

3. 根据专业特点有针对性改革创新

美国和瑞典高校联合开发了 CDIO 教学模式最初的目的是培养高校工程师。我国引入此种教学方式，不同院校必须从各个专业的实际情况出发，有针对性加以改革，促进学科发展。

三、三维教学目标实施 SPOC 混合模式

（一）三维教学目标和 SPOC 的概念

三维教学目标包含了知识与技能、过程与方法、情感态度和价值等三个维度的教学目标。三维教学目标是在美国知名心理学家布鲁姆（Bloom's Taxonomy）提出的教育目标分类理论的基础上，结合我国教育教学现状提出的。满足基础教育水平的需要的同时，促进教育教学改革发展。三维教学目标涵盖了三个层面的内容，具体为专业知识与技能、专业知识学习与应用过程及方法、学习与实践过程中培养的职业情感、职业态度与价值观，它们紧密相关，缺一不可。随着 2001 年新课改全面实施，三维目标作为改革的重要内容，越来越受到外界的关注并逐渐成为重要的研究对象。

Armando Fox 教授率先提出 Small Private Online Cours 理念，简写为 SPOC，它指的是小规模限制性线上课程，其中小规模主要指的是学生人数控制在几十到几百人之间，限制性指的是对入选课程的学生规定有限制条件，学生想要学习课程的前提是符合相应的要求。SPOC 本质上是一种全新的教学模式，它将线上与线下课程融为一体。近年来，越来越多的人关注到 SPOC 教学模式，其在众多线上与线下相结合的教学模式中脱颖而出。随着教学改革和信息技

术创新的不断深化，护理教学也加大改革力度，以混合式教学模式为研究对象展开研究。

（二）三维教学目标实施 SPOC 混合模式的教学设计原则

1. 围绕目标和任务开展

要求教师全方位精准掌握每个实训教学目标，以此为前提确定各个实训课程教学内容，确保教学目标达到预期。重塑教学内容结构，统筹规划制定合理的学习任务，学生在任务的驱动下，具备足够的自主学习动力，全面强化学生的合作能力、收集信息能力等。

2. 教学中以学生为主体

教学设计期间，教师应该准确认识到教学活动主体是学生。所以学生在教师的指导下，通过与同学或教师充分沟通，不断去收集资料并分析，顺利完成不同学习任务。学生在寻找资料、分析、内化、评价等整个环节中，逐步提升自身应用技能以及综合应用知识能力。

3. 实现理实一体化

学生学习期间应用自身所学理论知识来指导实践训练，通过实践训练升华理论知识，从而达到“做中学”目标，实现理实一体化。在此过程中，能够切实提升学生提出问题、解决问题的综合能力。

（三）教学目标设计

基础护理学实训课程目标的设计需以三维目标为基础，充分发挥教学目标三个维度的核心作用，在教学过程中，逐步融入知识、技能和情感目标。

第一个目标是专业课知识与技能：学生通过记忆和理解专业知识、实际运用知识技能的基础上达到这一目标的各种要求。

第二个目标是学习和应用专业知识、技能的过程与方法：学生通过学习和实际应用，逐步养成发现和解决问题的能力的同时，逐步提升其学习和运用知识技能的能力。学生通过积极收集资料、进行实际应用、评价学习效果、分析问题产生的原因以及进行主动学习等主要途径，逐步实现这一目标。

第三个目标职业态度、情感、价值：通过引导让学生形成正确的职业理念和态度，通过案例分析和情景设置等方式，培养学生对职业的专业情感，逐步实现教学目标。

以无菌技术为例，见表 2-13 所示。

表 2-13　具体教学目标设计

项目	知识与技能目标	过程与方法目标	情感与价值目标
无菌技术	1. 掌握无菌持物钳、无菌容器、无菌包、无菌溶液、无菌盘、无菌手套的正确使用方法 2. 在操作过程明确清洁、消毒、灭菌的概念，严格遵守无菌操作原则 3. 熟练掌握操作流程	1. 课前完成无菌技术相关概念即操作原则和方法的学习；了解物理、化学消毒灭菌的常用方法；从无菌操作原则的角度出发完成案例分析及在线试题测试 2. 课堂上，能够通过角色扮演、情境模拟展现学习结果 3. 分组讨论、评价学习结果及在操作中严格遵守无菌原则的方法 4. 总结无菌技术和原则的意义	1. 树立无菌观念 2. 能从无菌操作原则的角度出发发现、分析和解决学习、生活中的问题 3. 初步建立认识事物的专业知识体系

（四）教学实施设计

1. 教学方法设计

（1）教学分组：将班级内学生划分为多个小组，根据各小组组员的能力和特征等分成三个等级，分别是高、中、低，需保证各小组平均水平基本一致，小组长由责任心强、能力强、成绩优秀的学生担任，其他成员需服从小组长安排，共同搭建互助式学习团队。学习期间，小组成员应共同努力完成学习任务。

（2）教学方法：对网络教学平台进行合理利用，应用三维教学目标的混合式教学法开展教学，课前提前一周通过文件、音频等形式，将三维目标以及其中需要识记的知识点下发给学生，并引导学生在超星学习通等网络平台自主预习学习内容，自行制定计划并完成学习任务。教师也可在平台上了解学生学习情况，结合实际对学生进行督促和提供帮助，查看答题情况和测试结果。课堂上，让学生采用角色扮演、情景模拟以及案例分析等多种方式进行学习，各小组进行讨论，对提出的问题进行分析，共同找出解决问题办法。在此期间，学生可以巩固已学知识点，也可学习到新的内容。课程结束后，通过问题导向让学生能够拓展知识点，更深入的掌握学科知识，可提升学生学习积极性和学科素养。

2. 教学平台设计

教学期间可应用在线教学平台“超星学习通”，这是一款不收费的互动式教学程序，依托于互联网环境，保证师生之间能够及时传递资源和信息、下发任务，通过各种数据记录学生学习情况。师生需要专门下载 APP，首先需要教师在平台上创建一个班级并设置班课号，之后学生陆续进入。教师可通过文件、音频等不同形式，将教学资源和学习任务等发布到在线教学平台上，借助后台数据可了解到学生是否完成学习任务，同时可进行线上考核。结合上述数据，线下教学时可结合线上教学不足进行针对性的督导。平台上还可以进行问卷调查、签到、讨论等，教师需在平台上及时反馈给学生学习情况，同时进行指导。此种方式有助于拉近师生关系，形成良好的学习氛围，让学生能够结合自身情况专门制定学习方案，对学习过程进行科学把控，提升自身自学能力和自我管理能力，达成预期目标。

3. 教学过程设计制定教学实施过程

以静脉输液为例，见表 2-14 所示。

表 2-14　教学过程实施计划（以静脉输液为例）

项目	教学环节	教学过程与要求	时间安排
《静脉输液》8 学时	课前	根据教师发布的教学资源和任务要求完成学习	课前 1 天
		在线试题测试、问题讨论，以组为单位发布讨论结果，教师评价反馈	课前 1 天
	课堂	由指定的学生根据案例要求，通过角色扮演、情境模拟展示学习结果	
		以小组为单位讨论、评价学习效果，教师完成总结	1 学时
		学生分组根据案例要求，通过角色扮演、情境模拟等方法强化练习操作流程和方法，教师巡视、指导	2 学时
		学生再次学习结果，教师引导讨论、总结	1 学时
		学生分组深化练习	1 学时
		抽取案例，分组考核	2 学时
		总结评价考核结果，讨论改进措施	1 学时
	课后	学生完成实训报告，教师发布留置针、PICC 等在线教学资源学生完成学习，教师在线总结、反馈学习中的问题	课后一周内

4. 教学评价设计

课堂教学中的教学评价是一个极为重要的环节，是保证达成教学目标的一个重要方式，也是测试教学效果的一个重要依据，可借鉴课程考核结果调整教学设计。依托三维教学目标开展 SPOC 混合教学，应体现学习结果和学习过程的评价，评价的范围应涉及在线学习结果、参与课堂互动频次、在线学习时长、实训课程成绩等各个方面的内容，最后理论考试结合操作考试成绩得出最终结果。师生共同参与课堂评定和小组考核测试，这样可以全方位了解学生学习情况，激发学生学习热情，增强学生间的合作力度，进一步提升学生的职业素养。

（五）三维教学目标实施 SPOC 混合模式实施效果

第一，激发学生对实训课程的学习兴趣　学生能认可实训课程并主动完成学习任务，这对学生的学习兴趣提出较高要求。教学期间如何激发学生学习热情，是增强学习效果的一个重要方式。传统护理学教学通常是以教师为教学主体，学生被动地接受教师灌输的知识点，此种方式不利于提升学生学习积极性，也无法强化师生之间的交流，学生无法产生学习兴趣，无法在课堂中获得归属感，自然无法获得较高的认可度和满意度。三维教学目标颠覆传统教学中以教师为中心的模式，在课堂中发挥学生主体作用。教师在教学实践阶段，发布教学资源时，借助 SPOC 信息化教学平台，通过在线管理学生学习情况，在线测试学生学习结果等多元化措施展开教学工作，在实践中找出问题并进行指导，拉近师生之间的距离，强化学生对教师的信任，让学生从学习中获得成就感，激发学生学习积极性并对学习产生浓厚的兴趣。

第二，增强学生护理职业理念　职业人员共同形成的共有价值体系和理念，属于职业意识形态类，由职业情感和职业态度组成，即为职业理念。三维教学目标中提出了情感与价值目标，意味着教师在教学期间，要应用多种教学方式，重点培养学生情感、价值观和态度，并通过职业道德和人文素养表现出来，逐步实现情感与价值目标。其中情景教学法的主要目标之一就是让学生产生职业情感，引导学生基于感性角度形成专业知识架构，使得学生运用所学知识分析和理解案例，不断增强学生职业自信心。

第三，增强教师教学水平　三维教学目标要求教师重组教学内容，教学期间混合使用多种教学方式，灵活运用教学手段、教学内容和途径达到预期教学目标，这就要求教师具备过硬的专业知识以及稳固的教学理论体系。教师深入分析多种教学理论，归纳总结当下高职护理教学的研究情况，找出其中的不足，提供可行性依据优化教师教学策略，最大限度保障教学质量。教师选择使用SPOC混合式教学，不仅能够更便捷管理学生，还能结合学生的不同点进行交流，并在此期间寻求全新教学思路。总之，通过综合分析学生理论和技能考核成绩、教学效果和满意度几个方面内容，得出围绕三维教学目标开展SPOC混合式教学能全方位提升教学效率，并且最大限度保障教学质量。

第四，有助于师生交流　教师选择应用SPOC教学模式，通过线上渠道展开教学工作，不受时间和空间限制，学生结合自身实际需求以及碎片化时间，统筹规划合理安排自己的学习任务。SPOC教学模式在疫情期间发挥了极大的作用，具有显著性优势。

四、BOPPPS联合对分课堂教学模式

（一）BOPPPS 教学模式和对分课堂的概念

1.BOPPPS教学模式概念

以人类认知发展为依据划分课堂教学，主要包括导言、学习目标、前测、参与式学习、后测、总结等内容。加拿大教师技能培训机构ISW提出了这一教学模式，指出教学活动应以学生为主体，形成实时交流的闭环教学机制。以导言导入一堂课，通过问题式导入来吸引学生集中注意力，让学生对学习产生浓厚的兴趣。学习目标是结合学生所属的学习层次，制定出可评估且可实现的学习目标。前测是课前提前掌握学生现有的知识架构，准确把握学生学习现状，为教师进行教学内容和教学进度调整提供依据。参与式学习是在师生的互动过程中完成学习任务，是该教学模式的核心。后测是完成教学后，需测试学生掌握情况，了解本堂课教学效果。总结是对本课堂进行学习情况进行梳理。这六个环节首字母按照顺序组成了BOPPPPS，是该模式英文名缩写。

2007年，BOPPPS教学模式最早出现在国内的《加拿大模型的教学技能培训》中，两年后学者李纹霞将其引进台湾。结合BOPPPS教学模式涉及范围和广度，将其划分为三个阶段，2011-2014年的引入期，2015-2016年的发展期，2017年至今的成熟期。我国学者研究BOPPPS教学模式过程中，重点关注其内涵，以及如何应用到高校专业基础课理论教学中。该教学模式最显著特征是精准界定学习目标，督促学生全方位参与，重视教学反思和互动，教师实时了解学生

反馈的信息，及时调整教学活动。总之，BOPPPS 教学模式能真正做到以学生为中心，在课堂教学中引入该模式，结合多种类教学方法，可提高学生参与教学活动积极性和学习主动性，进而掌握所学的知识点。

2. 对分课堂概念

学者张学新指出，对分课堂（PAD 课堂）是教师课堂讲授和学生讨论各占课堂时间的 50%，并由讲授、内化吸收、讨论三阶段内容组成。教师应用对分课堂进行教学改革，需扭转传统的教学理念，优化教学模式，始终把学生放在主体位置，充分挖掘学生创造力，调整学生的行为，创造出“生成性动态自主建构”课堂，使得学生真正成为主动参与者。对分课堂是以问题为导向，以任务为驱动，学生围绕问题，积极展示自身成果。并在任务驱动下，引导学生主动提问，并鼓励学生在教师帮助下寻找解决问题办法。通过交流来激发想法，提高师生求知欲望。对分课堂的宗旨是增强学生学习能力，培养学生学科素养，让学生掌握课堂主动权，不再按照传统一言堂或者是满堂问模式进行，灵活使用小组讨论、师生交流、独学内化等多种教学方式有序开展教学活动。对分课堂采用了全新的教学理念，操作简单，在整个教学活动中做到了内化和个性化学习，让教师充满激情，全身心投入到提升学生综合能力中去。对分课堂教学模式和传统讲授模式相比，前者更容易突出重点，让学生主动积极地参与学习，而不是始终处于被动学习状态，其在提升学生的批判性思维能力、实践能力、合作能力和创造性思维能力等方面发挥积极作用。

（二）教学设计及实施流程

1. 教学设计

（1）确定教学内容：见表 2-15 所示，开展护士规范培训的 12 项操作，各项操作均为 4 个学时，合计 48 学时，每个学时的教学时间为 45min。

表 2-15　BOPPPS 联合对分课堂教学模式在基础护理学实训课程中的内容及学时安排

课程内容	实训学时（共 48 学时）
无菌技术	4
生命体征监测技术	4
口腔护理技术	4
女患者导尿技术	4
青霉素皮试配制与注射	4
皮下注射技术	4
肌内注射技术	4
静脉注射技术	4
密闭式输液技术	4
心肺复苏	4
氧气吸入技术（鼻导管）	4
经鼻 / 口腔吸痰法	4

（2）明确教学目标：以基础护理学大纲作为依据，结合护理专业学生岗课赛证、学生学习基础、培养目标等，制定出见表 2-16 所示的三维教学目标。

表 2-16　基础护理学课程教学目标

目标维度	教学目标
知识目标	根据教学大纲要求，能够准确识记常用护理技术的应用范围、操作原理、出现问题的处置方法，并且掌握基础护理技术的基本知识、理论
能力目标	通过学习，能够熟练规范进行护理操作；能够严格执行各项操作原则，正确处置医疗用物并做好自我防护；培养学生初步具备自主学习能力、批判性思维、综合分析能力以及接受新知识、新技能的能力
素质目标	通过本教学实践研究，培养学生在进行护理工作时的慎独意识、团队协作意识、人文关怀意识、服务意识等；培养学生的职业认同感，具备良好的职业素质和行为规范；培养学生正确的人生观、世界观和价值观，树立实事求是、科学严谨的工作学习态度及不断探索的创新精神和评判意识

（3）设计教学策略：①自主学习与合作学习相结合：学生自主探究并内化知识，是对分课堂教学的重要环节。学生从线上线下多种渠道收集资料，独立分析并思考遇到的问题，通过以上举措全方位提升学生解决问题能力。合作学习要求学生之间以及师生之间通过团队合作攻破学习期间遇到的难题，逐步完成学习任务。BOPPPS 教学结合对分学堂，综合考虑各个层次学生具体需求，注重提升学生的合作能力和自主学习能力，培养岗位需求的高素质人才。②线上学习与线下学习相结合：BOPPPS 教学结合对分学堂，将线上线下教学有机融合在一起，充分发挥不同教学模式优势，提升教学质量。学生从互联网或者是校内在线教学平台获取学习资料，利用碎片化时间参与学习。学生之间以及师生之间通过线下课堂教学继续有效的交流和互动，通过这一方式有效弥补了线上教学和自主学习遇到的困难。结合线上线下教学，提高教学模式的灵活性，为转变学生身份以及知识结构的搭建提供帮助，让学生在各个时空交互。

（4）制定教学方法：BOPPPS 结合对分课堂展开教学，课前由导言、目标、前测等三部分模块组成。课中包括参与式学习、后测和总结三个学习阶段，需花费 2 个学时。参与式学习模块应用对分课堂教学模式。另外 2 个学时进行强化知识点并进行分组练习。课后学习是知识点拓展，自身综合能力提升。具体教学活动，见表 2-17 所示。

表 2–17 教学活动设计方案

教学环节	教学方法	教师活动	学生活动
课前	B（导入）	1. 将相关教学资源发布到对分易教学平台 2. 利用经典案例、新闻报道、视频图片等进行问题式导入	学生在对分易观看教学 PPT、操作视频、案例报道等了解学习内容，激发学习兴趣
	O（学习目标）	针对学生不同层次，发布可实现、可评估的知识、技能、素质三维学习目标	明确学习目标，确定学习方向
	P（前测）	发布与教学目标相关的测试或作业，了解学生的学习情况，以便进行教学内容的安排及调整	完成测试及作业，反应自身真实学习状况
课中（前 2 学时完成参与式学习、后测及总结三个教学环节，剩余 2 学时学生分组练习并针对重难点及易错步骤强化训练）	P（参与式学习）对分课堂（讨论）	1. 教师讲授：针对重难点及操作原则进行精讲留白，仅示范重难点步骤或易错点 2. 教师把控课堂，答疑解惑，针对学生操作进行纠错指导，形成教学操作标准流程	1. 学生自学，完成“亮考帮”作业，形成初步操作流程 2. 学生进行小组内及组间讨论，探讨独学时的疑难问题，分享独学收获，展示操作流程
	P（后测）	提供案例，发布在线测试题	小组成员根据案例，模拟实践完整操作流程，完成测试题
	S（总结）	1. 总结操作重难点及流程图 2. 反馈学生课堂表现	1. 梳理操作流程，形成学习笔记或反思日记 2. 学生自评、互评，与教师评价形成教学反馈
课后	能力迁移拓展提升	结合前沿护理动态、护理技能社团等提出问题或开展活动，提升学生的思维、操作等综合能力和素养	及时了解临床护理动态，完成问题作业，参与社区等志愿服务，树立职业认同感，提升自我人文关怀等能力

明确教学评价 BOPPPS 教学与对分课堂教学相结合，从不同角度进行评价并关注学生学习成绩以及学习成果，教师动态监控学生学习情况和整个过程，反思自身教学，不断提升教学质量。采用形成性评价和终结性评价，其中形成性评价的评价内容包括：完成作业、出勤、课堂表现、阶段测试，满分均为 100 分，在总成绩中各部分占比不同，分别为 20%、15%、40% 和 25%。终结性评价的内容包括：理论考试成绩和技能考核成绩。

2. 教学实施流程

（1）教学前准备：①学生准备：授课之前，引导学生准确理解 BOPPPS 联合对分课堂教学，包括授课流程、考核标准、教学任务以及理念等，使得学生有效把握授课思路和过程。同时，教师应教会学生如何查看视频和进行测试等，保证授课工作的有序开展，提升学生的参与率。最后，为了小组能够更好地展示，应结合学生上学期成绩以及学习能力划分小组，确保各个小组能够有相近的学习水平。每个小组由 5 到 6 名成员组成并推选一名小组长。教师在线上教学平台上设置班级群，学生根据教师下发的班级号进入到对应班级。②教师准备：护理教研室教师在课前通过培训的方式，掌握 BOPPPS 教学模式概念、特征、功效、联合对分学堂具备的优势、使用线上教学平台方式、实施流程等内容，采取此种方式来保证能够顺利进行教学活动。教师结合基础护理学实训教学案例，共同设置 BOPPPS 联合对分课堂教学教案。

（2）BOPPPS 联合对分课堂教学模式教学活动：从传统层面上看，BOPPPS 教学模式限定在课堂上开展六个环节，利用线上教学平台则能打通课前、课中、课后等环节在内的整个学习过程。在 BOPPPS 教学模式中的参与式学习模块融合对分课堂，参与式学习模块包括“教师讲解、学生自学、小组讨论、教师答疑”等内容。课中 2 个学时第一阶段需花费 10 ～ 15min 讲授重点难点等知识点，逐步建立知识结构。示教时主要示范重点和难点，为学生思考留足时间，之后下发任务，引导学生思考。第二个阶段，即学生在两堂课之间的间隔时间进行学习，收集到的相关资料完成知识的内化。第三阶段，小组组内讨论之后分享讨论结果，建立操作初步程序，整个过程由教师把控节奏。之后组间进行讨论，选择一组同学展示初步流程，其余人员进行观察并点评。结束后教师进行总结和点评，形成标准化的操作流程。第四阶段进入到后测环节，需结合各个维度学习目标以及学生特征等，设计测试内容。第五阶段总结，师生共同完成这一环节，在剩余 2 个课时中各小组进行自主练习，重点练习经常出现的操作细节错误及重难点。围绕教师下发的案例完成整个操作流程，教师在学生自主练习期间进行巡查，准确了解学生操作技能的掌握情况。

（3）课前学习阶段：①导入（Bridge-in）：若导入案例无法吸引学生的注意力，教师将直接操控整堂课，这使得课堂效果大打折扣。导入案例精彩，能够为学生学习提供充足的动力，快速进入上课状态。对于学生缺乏学习积极性问题，导入时可采取多样化措施进行应对。在基础护理学实训教学中采用的导入方法有：案例分析法，课前教师通过在线平台分享临床案例和相关资料，营造案例护理情景，让学生能够被课程内容吸引，积极主动参与到学习活动中，并根据临床案例产生真实的感受，进而使学生产生动手操作的欲望。图片、音频导入法，是教师通过在线平台上发布有关本堂课相关的新闻、图片和趣味视频等，此种方式对比单纯讲课更容易吸引学生注意力，提升学生学习积极性。②目标（Objective）：教师根据教学重难点制定教学目标、设定教学步骤和具体内容。教师结合学生认知和现有的知识结构，在线上平台发布三维目标。学生清晰了解此堂课能学到的内容，明确学习的重点知识，教学期间围绕目标展开该知识的学习，促使学生知识、技能和素养等方面的提升，提高教学效果。但设定的学习目标必须符合学生认知能力，满足教学要求，并言简意赅地阐述学习目标。③前测（Pre-assessment）：教师课前通过测试了解学生学习状态、现有知识架构等情况，以供教师调整教学策略，让学生能够快速参与到学习活动中。教师对此了解后，机动调整授课内容和策略，改变教学内容涉及范围和深度。通过师生之间的有效交流，逐步达成教学目标。前测要综合学生学习能力、教学能力、学习目标等因素进行设定。

（4）课中学习阶段：①参与式学习（Participatory Learning）：该模块是应用对分课堂教学模式。BOPPPS 教学法中参与式学习属于重点，也是难点，对操作性和适应性提出更高要求。在 BOPPPS 中参与式学习模块引入对分课堂的四个教学环节，有序推进参与式教学。教师讲授期间，应关注留白和精讲部分，结合学生前测结果进行针对性的授课，内化碎片化时间收集到的资源，重点关注核心知识并建立知识架构，让学生准确把握知识结构，掌握需要学什么以及如何去学习。示教环节仅示范重点和难点，为学生预留思考的时间，逐步内化课堂中涉及的知识点，最后下发学习任务，引导学生自主思考。②各小组在教师引导下，结合知识点以及下发的任务展开讨论，以此方式来找出低层次问题的答案，设置出初步操作流程，教师督促学生有序完成各项任务。各组指派一名组员，向其他小组提出自身小组凝练的高层次问题，之后向其他小组展示小组讨论结果和初步流程，后者提出质疑并进行点评。此种教学方式是将舞台交给学生，让学生集中注意力听讲，提升学生之间的团队合作力，形成批判性思维，同时锻炼了学生语言表达、操作等方面的能力。个人或小组提出无法解决的问题，教师进行答疑。最后，教师总结期间再次讲解补充、巩固和深化的知识点，指出学生操作期间出现的错误，逐步建立教学操作标准流程。③后测（Post-assessment）：教师完成课程教学之后，检验学生是否掌握了知识点，学习目标是否达到预期。教师结合测试结果，逐步调整教学方案。后测能够评估学生的状态，从客观角度总结学习收获。后测方式应根据多维度的学习目标和学生特征加以设计。其中，知识目标，教师围绕学习内容设计测试题目，结合现场提问和在线测试等方式，判断学生是否掌握了知识点。技能目标，结合本课堂教学期间提供的案例，通过情景模拟方式让学生展开实操，逐步培养学生形成临床思维和护理职业精神，全面提升学生的综合素养。素质目标，在实训项目中，应用情景模拟和角色扮演等方法，引导学生设身处地去思考，实践阶段融入人文关怀理念，引导学生形成爱护患者和敬畏生命的职业理念。④总结（Summary）：教学中总结是十分重要的环节，由师生共同完成这项任务。利用思维导图和知识树等多种方式，引导学生总结课堂学习内容，精准把握重点和难点，内化知识点。此外，教师在课堂上鼓励表现好的学生，让学生从中获得成就感和自信心，为达成目标而努力。学生完成学习任务之后，概括掌握的知识点和技能，相互分享学习心得。综合评价自身和其他同学表现，梳理学习效果，增强自身总结能力的同时逐步提升语言表达水平，最大限度保障教学效果。

（5）课后学习阶段：课后能力拓展和提升。教师结合学生学习情况和具体需求，带领学生前往社区诊所、养老机构等实际工作场所进行参观，为患者提供志愿服务。也可以结合临床表现设计问题，引导学生应用理论知识来解决问题，全面提升学生综合素养。

（6）教学评价：采用形成性评价和终结性评价，其中形成性评价的评价内容包括：完成作业、出勤、课堂表现、阶段测试，满分均为 100 分，在总成绩中各部分占比不同，分别为20%、15%、40%和25%。终结性评价的内容包括：理论考试成绩和技能考核成绩。

（三）影响BOPPPS联合对分课堂教学模式教学效果的因素

（1）对分课堂教学要求学生具备自主学习能力，赋予了学生学习较高的自由度。正因如此，要求学生自身具备全方位的能力和良好的综合素养。学习期间，部分学生并不具备分析问题和解决问题的能力。自主学习阶段，很难自主完成掌握相关理论等相关任务。备课时教师需要设置对分课堂教学方案，如果没有综合考虑学生个体情况以及学生学情差异，下发的学习任务难度较大，可行性和操作性较低，不利于有序推进学习进度，进而弱化教学效果和质量。

（2）随着教学模式的调整，学生在课堂上有了更多的时间，因而教师在管理课堂过程中，难免会遇到新的难题，这就对教师的综合能力提出更高要求。然而部分教师依然延续传统教学方式，完全不匹配对分课堂模式的教学活动需求。这也就导致教师在课堂上管理成效不佳，不能合理安排课堂教学活动，多种因素共同作用影响了整体的教学质量。

（3）BOPPPS教学法从课前问题式导入到前测，制定出具体的教学任务和目标，进入到参与式教学和后测时，整个过程环环相扣，引导学生把握教学任务，提升教学效率和教学质量。如仅使用考试和测验等方式，判断是否达成学习目标，过于单一。因此需要制定出全方位且涉及整个过程的考核体系，旨在获得更为公正且客观的评价效果，全方位提升教学质量。

第三章
基础护理学操作技术规范

第一节 患者安全护理技术

一、运送患者的护理技术

（一）轮椅运送技术

【目的】

（1）转运无法行走但可坐起的患者入院、出院、检查、康复锻炼、室外活动。

（2）协助久卧患者活动，促进机体血液循环与体力的恢复。

【评估】

（1）患者的基本情况、病情、体重、身体活动度、损伤情况。

（2）患者的认知情况、意识状态、心理现状、治疗配合度。

（3）轮椅各项功能是否完好。

（4）地面是否干燥、平坦，室外的温度情况。

【计划】

（1）护士准备：衣帽整洁，洗手，戴口罩。

（2）患者准备：了解轮椅运送的目的、方法及注意事项，能主动配合。

（3）用物准备：轮椅、依据天气情况准备衣物或毛毯、固定卡针及靠枕。

（4）环境准备：确保环境舒适敞亮、安全，有防滑措施。

【实施】见表 3-1。

表 3-1 轮椅运送法

操作流程	操作步骤	要点说明
▲上轮椅		
1. 核对与评估	核对患者床号、姓名，评估患者病情及合作程度	确认患者，取得理解与配合
2. 检查与核对	仔细检查轮椅的车轮、椅背、脚踏板、刹车等部件性能，把轮椅推放于患者床旁	确保各部分性能正常，保证患者安全
3. 安置轮椅	①注意轮椅放置需做到椅背于床尾齐平，面朝床头	缩短距离便于患者入座
	②车闸拉起做好轮椅固定，防止轮椅滑动。翻起脚踏板	防止轮椅滑动
	③气温低时，如需使用毛毯，要求规范放置毛毯，毛毯三折平铺轮椅上，两边展开，使毛毯上端高过患者颈部约 15cm 左右	防止患者受凉
4. 协助起床	扶患者坐到床边，嘱患者用手掌撑住床面以维持坐姿，协助患者穿袜、鞋，根据温度增减外衣	观察和询问患者有无不适
5. 协助坐椅	①护士站在轮椅背后，两手臂压住轮椅，一只脚踏住轮椅背下面的横档，固定轮椅，嘱患者扶着轮椅的扶手，将身体置于椅座中部，抬头向后靠坐稳	确保患者安全 如身体不能保持平衡者，应系安全带，避免发生意外
	②对于不能自行下床的患者，先扶患者坐起移至床边，护士面朝患者，双脚分开，双手环抱患者腰部，辅助患者下床；叮嘱患者上轮椅时利用靠近轮椅的手扶稳轮椅外侧把手，缓慢转身坐入轮椅中，或由护士环抱患者，协助坐入轮椅中，并嘱患者身体尽量向后靠，双手扶住两侧扶手	确保患者安全
	③翻下脚踏板，脱鞋后嘱患者双脚置于踏板上，针对一些有特殊病症的患者，例如：下肢水肿、溃疡或关节疼痛，需在脚踏板垫上放软枕，将脚放置在脚踏板的软枕上，通过增加足部接触面的方式提升支撑力，使患者更加舒适	使足部获得支撑，确保患者舒适
6. 包裹保暖	毛毯围在患者颈部，整体呈袖筒状，用固定夹做好固定，继而再包裹好患者的上身、双下肢和两脚，露出双手	天气寒冷时，防止受凉
7. 整理病床	将病床整理成暂空床	保持病室整洁
8. 护送患者	观察患者，确定无不适后，松开车闸，推患者至目的地	运送过程中，注意观察患者的病情变化
▲下轮椅		
1. 固定轮椅	把轮椅推置于床尾处，轮椅椅背调整至于床尾齐平位置，患者面朝床头，拉起车闸固定轮椅，翻起脚踏板	
2. 协助回床	先把毛毯打开，护士面朝患者，双脚前后分开，双手置于患者腰部，患者双手置于护士肩上，协助患者站立、转身，坐于床边位置，脱去鞋子和保暖外衣，调整好体位，盖好被子	防止患者摔倒
3. 整理归位	整理患者床单位，观察患者病情，将轮椅放置回原位	观察患者病情，询问有无其他需要
4. 记录	洗手，针对患者状况做好记录	记录执行时间及患者反应

【评价】

（1）患者能主动配合，无疲劳感及不舒适。

（2）护士运用人体力学原理，操作规范、正确，动作轻、稳、协调，运送患者顺利、安全。

（3）操作中护士能有效地与患者沟通。

【注意事项】

（1）使用前应仔细检查轮椅性能，确保患者安全。

（2）患者上下轮椅时，必须固定好车闸，以防发生跌倒。

（3）推轮椅时速度要慢，嘱患者手握扶手，尽量靠后坐，勿向前倾或自行下轮椅。下坡时减慢速度，过门槛时先抬起前轮，使患者的头、背后倾，避免产生不适和发生意外。

（4）推行过程中注意观察病情，询问有无不适。

（5）秋冬季注意保暖。

（二）平车运送技术

【目的】

转运无法坐起的患者进行入院、外出检查、治疗、手术等。

【评估】

（1）患者的基本情况：病情、体重、身体活动度、损伤情况。

（2）患者的认知情况：意识情况、心理状况、治疗配合度。

（3）平车的各项功能是否完好。

（4）地面是否干燥、平坦，室外的温度情况。

【计划】

（1）护士准备：衣帽整洁，洗手，戴口罩。

（2）患者准备：了解平车运送的目的、方法及注意事项，能主动配合。

（3）用物准备：平车（车上放置橡胶中单及大单包好的垫子及枕头）、带套棉被或毛毯，若运送的为骨折患者，应依据患者病情垫置木板，用于更好的固定患者骨折部位。需要时备中单或大单（搬运时用）。

（4）环境准备：环境宽敞，道路通畅，无障碍物。

【实施】见表3-2。

表 3-2　平车运送法的操作流程、步骤和要点

操作流程	操作步骤	要点说明
1. 核对与评估	核对患者床号、姓名，评估患者病情及合作程度	确认患者，取得理解与配合
2. 检查平车性能	检查平车性能，将平车推至患者床旁	确保各部分性能正常，保证患者安全
3. 安置导管	妥善安置好患者身上的输液管及各种导管	避免导管脱落、受压或液体逆流，保持通畅
4. 搬运患者	根据患者的病情和体重选择合适的搬运方法	
	▲挪动法	适用于病情许可，且患者能在床上配合者
	①床旁桌椅移开后，将被子掀置到一边，协助患者缓慢移到床边	便于患者靠近平车
	②平车放置床旁，紧贴床边，大轮放置于床头方向，小轮放置于床尾方向	小轮转弯灵活，推动在前，大轮转动的次数少，减少颠簸产生，引起不适
	③拉起车闸稳固平车	保证患者安全
	④协助患者依次将上半身、臀部、下肢依次向平车挪动。将患者由平车转移到床上时，挪动顺序与转移至平车的顺序相反，首先挪动下肢，再依次挪动臀部、上半身	护士在旁抵住平车，防止平车移动
	▲一人搬运法	适用于患儿及病情允许，且体重较轻的患者
	①将床旁椅放置于对侧床尾，平车放置床尾处，平车头端和床尾端呈钝角，拉起车闸稳固平车，搬运者站在钝角中的床边，方便搬运	缩短搬运距离
	②将被子掀置到一边，辅助患者整理好衣服	
	③护士两脚前后分开，稍屈膝，一手臂从患者腋下伸至对侧肩部外侧，另一手臂伸至患者腘窝处。患者双臂交叉环绕护士颈部，缓慢将患者抱起，再缓慢将患者放置在平车上，患者尽可能躺卧平车中央位置	两脚前后分开，并屈膝，可扩大支撑面，降低重心，增加稳定性，确保患者安全
	▲二人搬运法	适用于病情较轻，但自己不能活动而体重又较重的患者
	①②步骤与一人搬运法相同	

续表

操作流程	操作步骤	要点说明
4. 搬运患者	③护士A、B二人站于患者同侧床旁，让患者双手交叉于胸腹前。护士A一手臂托住患者头、颈、肩部，另一手臂托住腰部；护士B一手臂托住患者臀部，另一手臂托住腘窝处，二人同步发力将患者抬起，让患者身体朝向护士的方位倾斜，缓慢移动患者于平车前，二人同时屈膝，将患者轻放于平车中央，且将被子整理盖好	身高者托患者的上半身，使患者头处于高位，减轻不适
	▲三人搬运法	适用于不能活动，体重超重的患者
	①②步骤与一人搬运法相同	按身高顺序排列、高者站在患者头端，使患者头处于高位，以减少不适
	③护士A、B、C三人站于患者同侧床旁，搬运时护士A一手臂托住患者的头、颈、肩部，另一手臂托住患者背部；护士B一手臂托扶起患者腰部，另一手臂托住患者臀部；护士C一手臂托住患者膝部，另一手臂托住患者小腿部，三人同步发力将患者抬起，再平移到平车位置，将患者缓慢放置于平车中央处，且将被子整理盖好	三人同时抬起患者，保持平稳移动，减少意外伤害
	▲四人搬运法	适用于颈椎、腰椎骨折或病情较重的患者
	①②步骤与挪动法相同	
	③患者腰、臀下放铺上帆布兜或中单	铺帆布兜或中单能承受患者的体重
	④护士A站立位在床头处，负责托扶患者的头、颈、肩；护士B站立在床尾处，负责托扶患者的双腿；护士C和D分别站立在病床和平车的两侧，转移时，四人抓稳帆布兜或中单四角，四人同步发力将患者抬起并向平车处移动，缓慢将患者放置在平车中央位置处，且将被子整理盖好	多人搬运动作应协调一致，护士A应随时观察患者病情变化，确保患者保暖舒适
5. 安置患者	转移完毕后，调整好患者的体位，确保患者躺卧舒服，整理好被子并盖好，露出患者头部	
6. 整理病床	整理床单位，改铺备用床	整齐美观
7. 运送患者	松开平车制动闸，推患者到目的地	运送过程中确保安全舒适
8. 记录	洗手，需要时做好记录	记录执行时间和患者反应并签全名

【评价】

（1）转移过程中，患者的感受是平稳、舒适、安全。

（2）护士操作规范、省力，相互间协作顺畅。

（3）确保搬运环节的安全，防止二次损伤，治疗要持续性不间断。

（4）操作中保证沟通的顺畅性和有效性。

【注意事项】

（1）转移搬运前期务必做好平车检验，无任何安全隐患。

（2）搬运时要注意节力，身体尽量靠近患者，同时两腿分开，以扩大支撑面。转移搬运动作需做到缓、稳，几人合作搬运过程中注意协调一致，最大限度保障患者的安全和舒适。

（3）搬运环节，需注意：①患者在平车上躺卧方向，通常患者头部是在平车大轮端，防止运送过程中小轮端的颠簸给患者带来不适。②转运时护士需在患者头侧位置，时刻观察患者情况。③上下坡时，保证患者头部要始终在高位一端，从而有效避免运送给患者带来的不适。④如果患者正在输液或有引流管，转运时需做好固定工作且保证引流管通畅。⑤若运送的为骨折患者，需根据患者病情垫置硬板，用于更好的固定患者骨折部位；运送颅脑损伤、颌面部外伤以及昏迷患者，运送过程中应始终保持患者的头偏向一侧；运送颈椎损伤的患者时，头部应保持中立位。⑥保证平稳的车速完成转运工作。⑦在进门时，应先去打开门，不可用平车尾端硬推，以防因用力过猛对患者产生冲击、损坏建筑等问题。⑧秋冬季节需做好保暖工作，以防患者受凉。

二、保护用具的种类及围栏式

（一）保护用具的种类

（1）床档：也称床栏，主要是为了预防患者坠床情况发生。医院的床档类型较多，具体有：围栏式床档、半自动床档、多功能床档等。

（2）约束带：主要应用于有躁动患者或精神科的疾病的患者，主要功能在于控制其身体或肢体的活动。依据具体应用部位，被划分为膝部约束带、肩部约束带、尼龙搭扣约束带、宽绷带约束等。

（3）支被架：主要应用于肢体瘫痪或极度衰弱的患者。主要是避免被子压力太大导致肢体受压所带来的不适或导致足下垂，还应用于大面积烧伤患者暴露疗法需保暖时。

（二）保护用具的应用方法

【目的】

（1）避免小儿、高热、谵妄、昏迷、躁动及危重患者等在意识不清醒或虚弱等情况下，而发生坠床、撞伤及抓伤等意外，最大限度保障患者安全。

（2）保证治疗、护理顺利进行。

【评估】

（1）患者的年龄、病情、生命体征、肢体活动度、意识状态、肢体有无损伤、有无血液循环障碍。患者有跌床或坠床的危险、病儿有爬撞或跌落的危险时使用床挡。患者躁动，有自伤或坠床的危险，或治疗需要固定身体某一部位时使用约束带。

（2）患者与家属对保护具的接受和配合程度，需用保护具的种类和时间。

【计划】

（1）护士准备：衣帽整洁，修剪指甲、洗手、戴口罩，视患者情况决定护士人数。

（2）用物准备：按需要备床档、约束带、棉垫及支被架。

（3）患者准备：患者或家属了解使用保护具的目的、方法和持续时间，愿意配合使用。

（4）环境准备：环境宽敞明亮，必要时移开床旁桌椅。

【实施】见表 3-3。

表 3-3　保护用具的应用方法

操作流程	操作步骤	要点说明
1. 核对解释	将用物置于床旁，做好查对，向患者及家属解释操作流程，取得患者的同意	确认患者，取得理解，知情同意
2. 合理应用	根据病情选择合适的保护具	
3. 应用方法	▲床档	
	①多功能床档：应用时将其插入床缘两侧即可，不用时也可将其插入床尾位置予以收纳。必要时，床档还可用于急救，将床档取下垫与患者背部，用以进行胸外心脏按压，见图 3-1	取放方便，固定牢固，确保患者安全
	②半自动床档：依据患者的实际需求升降调高度，不用时将其固定至床缘两侧即可，见图 3-2	
	③木杆床档：应用时把床档固定于床的两侧。这种类型的床档中间位置装设有活动门，护理使用时打开门，日常门应处于关闭状态，该类型床档多用于小儿，见图 3-3	
	▲约束带	
	①宽绷带：应用时调整好肢体位置，确保肢体于功能位，该约束带主要用于固定患者的手腕和脚踝，需借助棉垫对手腕或脚踝予以包裹，再将宽绷带打成双套结，继而将其套至棉垫外部，松紧调节适当，有效固定肢体做到不易脱出的同时，绷带的松紧程度也需要调整至不影响血液循环为最佳，最后再将绷带两头系在床缘位置	短期使用，使用时要保证患者无血液循环障碍、无皮肤破损，各项检查、治疗及护理措施能顺利进行
	②肩部约束带：该约束带是用于固定肩部，是由宽 8cm，长 120cm 的宽布所制成，两端的形态呈袖筒状。使用肩部约束带时，需将患者的两肩部套上袖筒，在腋下垫置上棉垫，约束带袖筒处的细带在胸前打结固定，再把较宽的两条长系在床头，必要的情况下需把枕头横立放置在床头。除此以外，还可把大单斜折成长条状，用于肩部约束	
	③膝部约束带：该约束带是用宽 10cm，长 250cm 的布制作而成，宽带中部间距为 15cm 处分别需要钉上两条双头带。应用时下肢保持平放，需在两膝垫置棉垫，把约束带横向置放在两膝上，两侧头带分别进行各侧膝关节的固定，然后把宽带两端系在床缘上。在没有专用的膝部约束带情况下还可把大单斜折成长条状，起到固定作用	
	④尼龙搭扣约束带：该约束带是由宽布和尼龙搭扣所制。应用时，把约束带放置在需约束关节位置，且垫置好棉垫，调整好松紧度，继而将尼龙搭扣对合，之后再把带子系在床缘上	
	▲支被架	
	支托盖被：主要作用是防止身体受损伤部位受压，支托置放在防受压部位，再将被子盖好	安全舒适
4. 整理归位	将所需用物进行归整，辅助患者以舒适体位躺卧	
5. 观察记录	注意观察约束部，观察皮肤有无损伤、皮肤颜色、温度、活动度及受约束肢体的末梢循环情况等，且询问患者感受，并做好相应的记录	

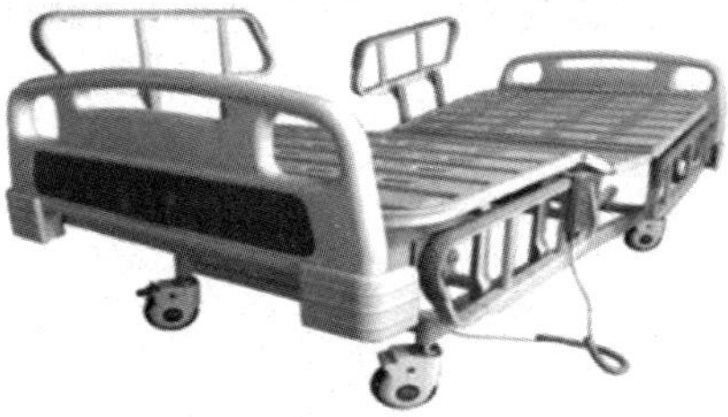

图 3-1　多功能床档

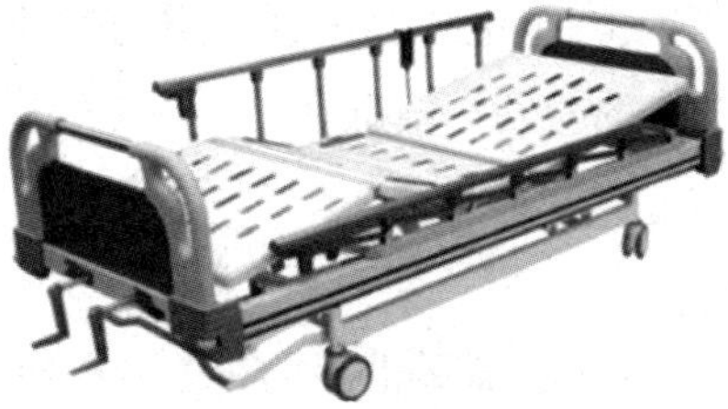

图 3-2　半自动床档

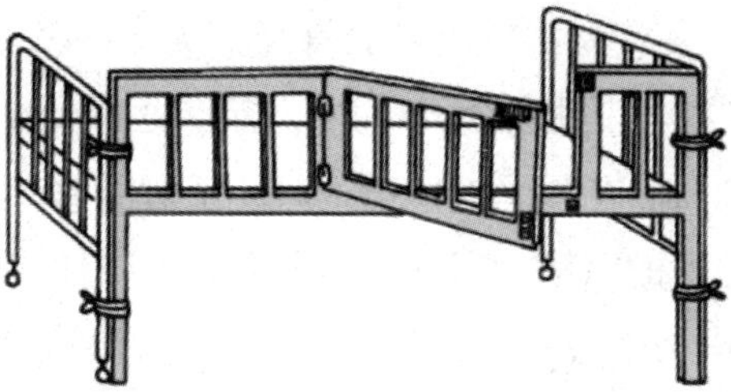

图 3-3　围栏式床档

【评价】

（1）患者及家属理解使用保护具的目的，愿意配合。

（2）患者处于安全保护中，未发生意外损伤及并发症。

（3）使用保护具期间，患者的身心需要得到满足，增进护患沟通。

【注意事项】

（1）严格掌握保护具应用的适应证，在可用可不用的情况下，尽量不用，注意保护患者的自尊。使用前要向患者及家属解释清楚，以取得理解和配合，使用时做好心理护理。

（2）保护具适用于短期治疗的患者，约束带需定时松解。严格按照使用要求，每 2h 需松解放松，且帮助患者翻身，保持局部血液循环通畅，确保患者舒适、安全。

（3）使用时需确保患者的肢体及约束关节处在功能位，约束带下需垫棉垫，固定阶段要把握好松紧度，松紧度以可容 1～2 指为最佳。给患者应用约束带之后，每隔每 15min 观测一次受约束部位的皮肤颜色、温度、活动度及感觉。若出现了患者肢体苍白、麻木、冰冷的现象，即刻松开约束带。如若患者情况较为严重，及时给患者进行局部按摩，尽快恢复受压部位的血液循环。

（4）记录保护具应用的时间、部位、原因、观察结果、护理措施和解除约束的时间等信息。

三、辅助器具的应用

（一）辅助器具的种类

（1）拐杖：用于辅助短期或长期残障患者离床活动的工具。该工具应用的关键是长度适合和安全稳定。拐杖长度包含腋垫和杖底橡胶垫，在辅助器械中，计算拐杖长度的公式为：使用者的身高减去 40cm。使用时，使用者放松双肩并且直立站好，腋窝同拐杖顶垫间的间距为 2～3cm，拐杖底端与足跟间的侧间距为 15～20cm。在紧握拐杖把手时，手肘能够弯曲。拐杖底部设计应较宽，且设置一定深度的凹槽，保证其具备一定的弹性。

（2）手杖：其作为手握式辅助工具之一，通常是辅助无法完全负重的残障人士或老年人活动出行。使用过程中，应用健侧的手臂握住用力。手杖的长度需满足以下要：①肘部负重情况下也可弯曲。②手柄设计利于抓握，弯曲部与髋部的高度处于同一水平，手握手柄不会有任何不适感。

手杖可为木制或金属制，木制手杖长短是固定的，不能调整。金属制手杖可依身高来调整。手杖的底端可为单脚或四脚型的。四脚形的拐杖比单脚型的支持力和支撑面积要大得多，因此稳定性更好。

（二）辅助器具的应用

【目的】

主要针对身体有残障或是因疾病、高龄而行动不便者进行活动，用以保障患者的安全。

【评估】

（1）患者的病情、年龄及身体残障的程度。

（2）患者及家属对辅助器材使用方法的了解程度。

【计划】

（1）护士准备：衣帽整洁。

（2）用物准备：根据需要准备拐杖或手杖。

（3）患者准备：患者及家属了解辅助器材使用的方法，并能熟练应用。

（4）环境准备：周围环境宽敞，无障碍物。

【实施】见表 3-4。

表 3–4　辅助器具的应用方法

操作流程	操作步骤	要点说明
1. 核对解释	核对患者，向患者解释使用辅助器具的目的及方法	确认患者
2. 准备使用	备齐用物至患者床旁	
3. 应用方法	▲拐杖	
	①两点式：同时出右拐和左脚，然后出左拐和右脚	使用辅助器具时双肩放松，身体挺直站立，避免在湿滑的地面行走，尽量放慢脚步，双手易发生疼痛或疲劳时，可在拐杖手柄处加厚衬垫
	②三点式：两拐杖和患肢同时伸出，然后再伸出健肢	
	③四点式：先出右拐杖，而后左脚跟上，接着出左拐杖，右脚跟上，始终为三点着地，此为最安全的步法	
	④跳跃式：先将两侧拐杖向前，然后将身体跳至两拐杖中间处	
	▲手杖	
	①健患杖移：健侧脚先跨出，然后患侧脚走一步，最后手杖向前移	适用于一般患者
	②杖患健移：手杖先往前移一步，患侧脚迈出一步，最后是健侧脚向前移	患者比较容易适应这种步态
	③杖健患移：手杖先往前移一步，健侧脚迈出一步，最后是患侧脚向前移	适用于步伐慢及稳定性差的卒中患者
4. 整理记录	记录使用时间和身体状况，并做好交接班	

【评价】

（1）患者及家属理解使用辅助器具的目的，愿意配合。

（2）患者处于安全保护中，未发生意外损伤及并发症。

（3）使用辅助器具期间，患者的身心需要得到满足，增进护患沟通。

【注意事项】

（1）借助辅助器治疗的患者自身意识清楚，手臂、肩部或背部这些部位无损伤。患者活动不受限，防止对手臂的支撑产生影响。

（2）辅助器应用时，要确保地面干燥，并且活动空间中不存在可移动的障碍物；患者应穿安全防滑的平底鞋，鞋子要合脚；衣服要宽松合身。

（3）为患者选择合适的辅助器，以免引起神经、关节及肌肉的损伤。

（4）经常检查手杖和拐杖底端橡胶垫的固定情况及凹槽的吸力与摩擦力；栓紧拐杖和手杖的螺钉，以保证应用中的安全。

四、洗手和手消毒

（一）卫生洗手

【目的】

清除医务人员手上的污垢和致病微生物，防止交叉感染。

【评估】

（1）患者的病情。

（2）患者目前采取的隔离种类。

（3）手污染的程度。

【计划】

（1）护士准备：个人着装整洁规范，指甲修剪符合标准，卷袖过肘。

（2）用物准备：流动洗手设备、干手机或干毛巾、肥皂液或洗手液。

（3）环境准备：环境清洁、宽敞。

【实施】见表 3-5。

表 3-5　卫生洗手的操作流程、步骤和要点

操作流程	操作步骤	要点说明
正确洗手 见图 3-4	▲卫生洗手法（六步洗手法）	
	①内：洗手掌，应用适量的手消毒液，两掌心相对，并拢手指的状态下相互多次揉搓	洗手口诀：内、外、夹、弓、大、立、腕 认真揉搓双手至少 15s，应注意揉搓双手所有皮肤，包括指背、指尖和指缝
	②外：洗手背指缝，一只手掌放置在另一只手的手背上，沿着指缝互相揉搓，双手交替搓洗	
	③夹：洗手掌指缝，两掌相对，双手交叉沿指缝相互揉搓	
	④弓：洗指背，弯曲各手指关节，半握拳把指背放在另一手掌心旋转揉搓，双手交换进行	
	⑤大：洗拇指，一手握另一手大拇指旋转揉搓，双手交替搓洗	
	⑥立：洗指尖，两手的指关节均呈弯曲状态，将指尖放置在对侧的手掌心中旋转揉搓，双手交替搓洗	
	▲卫生洗手法（七步洗手法）	
	①～⑥同六步洗手	
	⑦腕：洗手腕，揉搓手腕，双手交换进行	

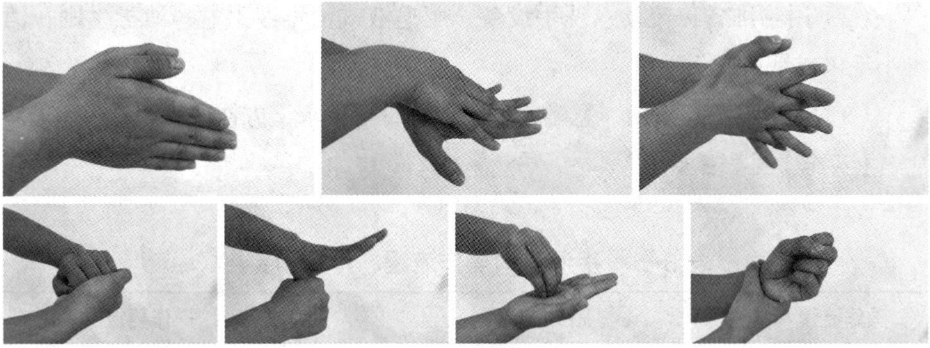

图 3-4　七步洗手法

【评价】

（1）操作程序正确，手的各个部位清洗彻底。

（2）洗手后，手上未检出致病性微生物。

【注意事项】

洗手之前，应摘除手部饰物并修剪指甲，洗手时要反复揉搓双手至少 15s，范围至手腕上 10cm。

（二）手消毒

如果医护工作者碰触过污染物品或感染患者后，手上通常会有细菌或病毒污染，普通清洗手的方法通常无法达到预防交叉感染的要求，需要在洗完手之后再进行手消毒。

【目的】

清除手上的污垢及病原微生物，有效降低感染和交叉感染的发生，防止对无菌物品及清洁物品产生污染。

【评估】

（1）患者的病情。

（2）目前采取的隔离种类。

（3）手污染的程度。

【计划】

（1）护士准备：个人着装整洁规范，指甲修剪符合标准，手腕处的手表及手上的一些其他饰物均需摘除，卷袖过肘。

（2）用物准备：流动水洗手设备、肥皂液或消毒液手盆、消毒手刷、消毒小毛巾或纸巾或干手机。

（3）环境准备：清洁、宽敞，物品放置符合要求，方便取用。

【实施】见表3-6。

表3-6　手消毒的操作流程、步骤和要点

操作流程	操作步骤	操作要点
▲刷手法		
1. 湿润双手	打开水龙头湿润双手	
2. 刷手	借助刷子蘸取洗手液或肥皂液，按前臂、腕部、手背、手掌、手指、指缝、指甲顺序刷洗，一侧手需刷30s，继而通过流水冲洗干净，再换掉刷子依照上述手法刷另外一手。依照上述刷手顺序进行二次刷洗，整个过程持续2min	刷洗范围应超过被污染的部位 注意刷洗指甲、指缝和皮肤皱褶处 用流水冲洗时，让流水自前臂向指尖冲洗
3. 擦干双手	用小手巾自上而下擦干双手，或用烘干机吹干	毛巾应一人一巾，用后消毒
▲消毒液浸泡法		
1. 浸泡双手	将双手浸泡于消毒液中	
2. 擦洗双手	用小毛巾或手刷反复擦洗，每手1min，共2min；或两手相互揉搓2min	注意擦洗指甲、指缝和皮肤皱褶处
3. 擦干双手	流水冲净消毒液，擦干或烘干双手	

【评价】

（1）消毒前已经洗手并保持手的干燥。

（2）消毒完毕，手离开消毒液时未接触容器边缘。

（3）卫生学检测达标。

【注意事项】

（1）洗手时身体尽可能距离水池远一些，以防防护服靠近水池对水池产生污染或溅湿工作服。

（2）流水清洗过程中，手腕需略低于手肘，使得污染水由手臂流向指间，以防污染水流进衣袖中。

（3）肥皂液应每日更换，手刷及容器应每日消毒。

（4）手消毒指征：①实施侵入性操作前。②护理免疫力低下的患者或新生儿前。③接触血液、体液和分泌物后。④接触被致病性微生物污染的物品后。⑤护理传染病患者后。

五、无菌技术基本操作

（一）无菌持物钳的使用

【目的】

用于取放和传递无菌物品。

【评估】

（1）操作环境是否整洁、宽敞。

（2）需夹取的无菌物品种类、放置位置。

（3）无菌物品的灭菌效果。

【计划】

（1）护士准备：个人着装整洁规范，指甲修剪符合标准、做好手卫生，戴口罩。

（2）用物准备：根据夹取物品的种类选择符合灭菌要求的、合适类别的持物钳。①无菌持物钳的类别：临床最为常见的持物钳包括三叉钳、卵圆钳和长、短镊子。三叉钳适用对较大或较重物品的夹持，如盆、盒、瓶、罐等较重物品；卵圆钳有直头和弯头两种，可用于夹取刀、剪、钳、镊、弯盘、治疗碗等物品；镊子用于夹取棉球、棉棒、针头、注射器、敷料、缝针等物品。②无菌持物钳的存放方式：a. 湿式保存法：该持物钳的存放有严格标准，应用后需对其进行高压灭菌，再存放在装有消毒液的广口无菌容器中。要保证容器深度与持物钳长度的相匹配，消毒液高度应高出无菌持物钳轴节上的 2～3cm 或镊子长度的 1/2，每一容器中只允许放置一把无菌持物钳。持物钳及其浸泡容器需定期进行清洁、灭菌处理，通常是每周清洁、灭菌 2 次，并及时更换消毒液。对于高频率使用持物钳的部门，如手术室、门诊换药室、注射室等，要求每日更换消毒液并做好灭菌工作。b. 干式保存法：无菌持物钳存放在无菌干罐内，经高压蒸汽灭菌处理后保存在无菌包中，治疗前将其开包，通常更换周期为 4～6h。

（3）环境准备：操作区整洁、宽敞、明亮；操作台清洁、干燥、平坦，符合无菌操作要求。

【实施】见表 3-7。

表 3-7　无菌持物钳使用的操作流程、步骤及要点

操作流程	操作步骤	要点说明
1. 核对检查	检查并核对名称、有效期、灭菌标识	确保在有效期内使用
2. 开盖取钳	打开装有无菌持物钳的容器，手持无菌持物钳上 1/3 处，闭合钳口，将其移动都容器中间位置，垂直取出	取放时无菌持物钳应保持闭合状态，不能触及容器口边缘
3. 正确使用	使用时，要求持物钳的钳端始终向下，要保证其应用操作活动范围处于腰部以上视线范围中，不允许钳端倒转向上	保持无菌持物钳始终处于无菌状态
4. 及时放回	使用以后，闭合钳端，立即将无菌持物钳垂直放置于容器中保存，并盖好瓶盖	防止无菌持物钳在空气中暴露过久而污染

【评价】

（1）无菌物品、无菌持物钳无污染。

（2）在无菌持物钳的取放环节，切忌不可触碰消毒液以上的部位。

（3）使用时钳端始终向下，使用完毕后及时将无菌持物钳放入盛放容器内。

【注意事项】

（1）在临床上，无菌持物钳仅用于夹取传递无菌物品，但是无菌油纱布是不可用其进行夹取的，避免油附着到持物钳钳端处而影响消毒效果；换药或消毒皮肤不允许使用无菌持物钳，避免对持物钳造成污染。

（2）无菌持物钳应用时，要保证操作范围在腰部以上视线范围内，不可过高或过低，以免超出视线范围造成污染。

（3）如无菌持物钳需要在较远的地方取物，应将装有无菌持物钳的容器移至夹取物旁进行操作。

（4）无菌持物钳如被污染或可疑污染，应重新灭菌。

（二）无菌容器的取用

【目的】

用于存储无菌物品的工具，确保无菌物品在一定时间内保持无菌状态。

【评估】

（1）操作环境要做到整洁、宽敞。

（2）操作台干净、干燥、平坦。

（3）无菌容器的种类及其内容物名称，灭菌效果、有效期。

【计划】

（1）护士准备：个人着装整洁规范，指甲修剪符合标准、做好手卫生，戴口罩。

（2）用物准备：无菌持物钳及存放容器、无菌容器（无菌盒、罐、盘、储槽等）、笔。

（3）环境准备：操作区整洁、宽敞、明亮；操作台清洁、干燥、平坦，符合无菌操作要求。

【实施】见表 3–8。

表 3–8　无菌容器使用的操作流程、步骤及要点

操作流程	操作步骤	要点说明
1. 核对检查	检查并核对无菌容器名称，灭菌日期失效期，灭菌标识	不符合要求的无菌容器不可使用
2. 正确打开	把容器盖打开后，采用平移的方式移动容器盖，容器盖的内面向下握于手中或内面向止放于操作台上	不允许瓶盖在无菌容器上倒置翻转，避免有灰尘落入到容器内，污染无菌物品 开关盖时，手勿触及容器盖的边缘和内面
3. 取用物品	无菌持物钳保持垂直从无菌容器中取出，钳端向下夹取物品	在无菌物品夹取过程中，无菌物品和无菌持物钳不可碰触容器器壁
4. 正确关盖	无菌物品取完之后，即刻翻转容器盖，容器盖内面向下，盖严无菌容器盖	避免无菌用物暴露在空气中过久，防止被污染
5. 手持容器	手持无菌容器（如治疗碗）时，需要托扶住容器的底部。	手不碰触容器内壁及边缘

【评价】

（1）操作过程中无菌物品和无菌持物钳未碰触容器壁。

（2）操作过程中未接触无菌容器盖的内面和边缘。

【注意事项】

（1）无菌容器使用时，容器盖的内面和容器的边缘、内面不得污染和触碰。

（2）取无菌物品时，无菌持物钳不可碰触容器壁。

（3）取出来的无菌物品，不允许再次放回容器内。

（4）无菌容器要定期消毒灭菌，有效期为 7 天，确保容器无菌。

（三）**无菌包的使用**

【目的】

存放无菌物品，保持无菌物品不被污染，在一定时间内处于无菌状态。

【评估】

（1）操作台整洁、干燥。

（2）操作环境宽敞、明亮。

（3）无菌包在有效期内。

【计划】

（1）护士准备：衣帽整洁，修剪指甲、洗手，戴口罩。

（2）用物准备：①无菌包：选用厚度和质地适当的纯棉双层包布。②无菌包包扎法：首先将化学指示卡和需灭菌的物品放在包布中央，然后将包布的近身体一角向上包裹住需要无菌处理的物品，并将左右两边向里折叠，之后将左右两边的角尖向外翻折，然后向下盖上最后一角，最后用化学指示胶带粘贴封包或将系带系成“+”字，在包外注明物品名称、灭菌日期和失效日期。若是玻璃制品需先用棉垫包裹后再包扎。③其他用物：无菌持物钳、无菌容器以及标签等。

（3）环境准备：操作区整洁、宽敞、明亮；操作台清洁、干燥、平坦，符合无菌操作要求。

【实施】见表 3-9。

表 3-9 无菌包使用的操作流程、步骤及要点

操作流程	操作步骤	要点说明
	▲包扎法	
1. 放物包扎	①将需灭菌的物品，化学指示卡放在包布中央，玻璃物品先用棉垫包裹	以免玻璃物品碰撞损坏
	②先用包布近身体侧的一角向上折叠包裹住物品，然后将左右两侧的包布左右折叠，角尖向外反转折叠，向下折叠最后一角，最后用化学指示胶带粘贴封包或用系带成“+”字	避免开包时污染包布内面
2. 贴好标签	贴上标签，注明物品名称，灭菌日期，送灭菌处理	
	▲开包法	
1. 检查核对	检查并核对无菌包名称、灭菌日期、有效期、灭菌标识、有无破损或潮湿	应同时查对无菌持物钳以确保在有效期内 如标记模糊或已过期，包布受潮，则需重新灭菌
2. 开包取物	桌上开包法：	
	①放置：将无菌包放在清洁干燥处，撕开粘贴	手不可触及包布内面
	②打开：用拇指和食指揭开包布外角，再揭开左右两角，最后解开内角	操作时不可跨越无菌区
	③取物：检查化学指示卡是否变色，用无菌持物钳取出无菌物品，然后放在无菌区域，保持操作环境全程无菌	灭菌效果合格
	手上开包法：	
	需要将小包内物品全部取出使用，可将包托在手上打开，另一手将包布四角抓住，稳妥地将包布内物品放入无菌区域内	根据物品的不同要求开启
	一次性物品取用：	
	①核对检查 先核对无菌物品名称，灭菌有效期 检查一次性物品包装有无破损，漏气，核对无误后方可打开	
	②打开使用	
3. 整理记录	如果包内物品未用完，在确保无菌的条件下，可以根据折包要求按原折痕重新包好，并注明具体的开包时间和日期	已开过的无菌包内物品有效期 24h

【评价】

（1）打开无菌包时，妥善放置无菌包的系带，避免污染。

（2）严格按照无菌操作原则，手不可触及无菌包内面和无菌物品。

（3）准确包扎无菌包，松紧适宜便于使用。

【注意事项】

（1）规范无菌包打开方式，避免手接触到包布的内面，不可跨越无菌区。

（2）如果无菌包内的物品未完全使用，确保物品无菌的前提下，按照原折痕重新包裹好，并标注具体的开包时间和日期，有效期为24h。

（3）使用无菌包之前做好相应的检查工作，如果无菌包超过有效期，或者无菌包外部有损坏，或者存在被污染的可能，则需要重新进行灭菌。

（四）铺无菌盘

【目的】

将无菌治疗巾铺在治疗盘内，盘内放置无菌物品，供治疗使用。

【评估】

（1）操作环境宽敞、明亮、整洁。

（2）操作台清洁、干燥、平坦。

（3）无菌治疗巾在有效期内。

【计划】

（1）护士准备：衣帽整洁，修剪指甲、洗手，戴口罩。

（2）用物准备：无菌持物钳、无菌治疗巾包、无菌物品及容器、治疗盘、笔、标签。

治疗巾折叠方法有：①纵折法：将治疗巾纵折两次，再横折两次，开口边向外，见图3-5。②横折法：将治疗巾先横向对折后再纵向对折，然后再重复一次，见图3-6。

（3）环境准备：操作区整洁、宽敞、明亮；操作台清洁、干燥、平坦，符合无菌操作要求。

【实施】见表3-10。

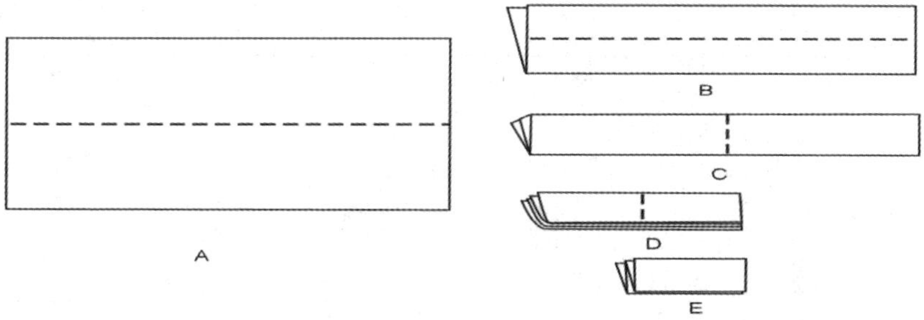

图 3-5 治疗巾纵折法

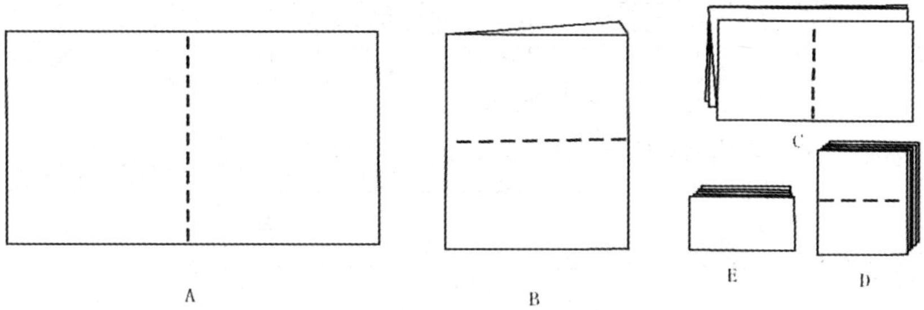

图 3-6 治疗巾横折法

表 3-10 铺无菌盘的操作流程、步骤和要点

操作流程	操作步骤	要点说明
1. 核对取巾	①检查无菌治疗巾，核对无菌包的名称、灭菌标识、灭菌日期等，检查无菌治疗巾是否存在被损坏情况	应同时查对无菌持物钳、无菌物品以确保在有效期内
	②打开无菌包时，用无菌钳取一张无菌治疗巾，将其放置于干燥整洁处，不可用手触碰无菌治疗巾内面	治疗盘应清洁、干燥包内治疗巾可在 24h 内有效
	③将剩余的无菌治疗巾按照原折痕重新折叠，包好后注明开启的具体时间和日期，最后签名	
2. 铺治疗盘	▲单巾单层底铺盘	
	①轻抖打开无菌巾一边外层的两角，然后双折平铺到治疗盘上，无菌巾的上层掀开后，向远侧四折成扇形放在治疗盘的一侧，开口边向外暴露在无菌区	治疗巾的内面为无菌区，不可触及衣袖及其他有菌物品
	②放入无菌物品后，将扇形折叠层拉平盖在无菌物品上。治疗巾开口处向上折叠两次，两侧向下折叠一次，露出治疗盘的边缘	上、下层无菌巾边缘对齐后翻折以保持无菌

续表

操作流程	操作步骤	要点说明
2. 铺治疗盘	▲单巾双层底铺盘	
	①轻抖打开无菌巾一边外层的两角，从远到近，三折成双层底，开口向外，上层折叠成扇形	
	②放入无菌物品后，将扇形折叠层拉平，盖于物品上，边缘对齐	
	▲双巾铺盘	
	①轻抖打开无菌巾一边外层的两角，从远向近平铺于治疗盘上	
	②放入无菌物品后，再取一块无菌巾，无菌面向下盖于物品上，上、下两层边缘对齐。四周超出治疗盘部分向上翻折一次	
3. 做好标记	记录注明铺盘日期及时间并签名	保持盘内无菌，铺好的无菌盘 4h 内有效

【评价】

（1）正确放置无菌巾，确保放入的无菌物品上下两层的边缘能对齐。

（2）无菌巾内物品放置的位置恰当，有序，取用方便。

（3）无菌物品、无菌区未被污染。

【注意事项】

（1）铺无菌治疗巾前检查无菌盘是否干燥、整洁。

（2）铺盘时避免跨越无菌区域。

（3）铺好的无菌盘有效期为不超过 4h。

（五）取用无菌溶液

【目的】

将无菌密封瓶内的液体倒入无菌容器内，供无菌操作使用。

【评估】

（1）操作环境是否宽敞、明亮、整洁。

（2）操作台是否干燥、整洁、平坦。

（3）无菌溶液的取用方法是否正确，无菌溶液是否有效。

【计划】

（1）护士准备：衣帽整洁，修剪指甲、洗手，戴口罩。

（2）用物准备：无菌溶液、无菌容器、棉布、无菌巾、无菌盘、消毒溶液、无菌棉签、笔。

（3）环境准备：操作台干燥、整洁；操作环境宽敞、明亮，符合无菌操作要求。

【实施】见表 3-11。

表 3-11　无菌溶液取用的操作流程、步骤及要点

操作流程	操作步骤	要点说明
1. 擦拭瓶外	取无菌溶液密封瓶，擦净瓶外灰尘	
2. 核对检查	检查瓶签上的名称、剂量、浓度、有效期，查看瓶体是否有损坏，瓶盖有无松动，对光检查溶液是否浑浊	核对无误，确定溶液无变色、无浑浊、无沉淀、无絮状物，质量合格可以使用
3. 开启瓶盖	旋转打开瓶盖，如为拉环瓶塞，示指勾住拉环打开	手不可触及瓶口及瓶盖的内面，防止污染
4. 冲洗瓶口	手握溶液的标签面，倒出少量溶液于弯盘内	避免沾湿标签，少量溶液冲洗瓶口
5. 倒出溶液	由原处倒出所需溶液于无菌容器中	瓶口不能接触容器，液体流出处应小于冲洗处
6. 盖好瓶盖	倒液后立即塞紧瓶塞	必要时消毒后盖好，以防溶液污染
7. 记录整理	①在瓶签上记录开瓶日期，时间并签上姓名，放回原处	已打开的无菌溶液只能保存 24h
	②按要求整理并记录	

【评价】

（1）不可触碰瓶口、瓶内，是否确保瓶内无菌。

（2）溶液是否浸湿瓶签。

（3）溶液是否流到桌面，是否保持桌面干燥。

【注意事项】

（1）取药前仔细检查、核对。

（2）开瓶时手不可触及瓶口和瓶塞内面。

（3）倒溶液时，注意瓶口与容器的距离，不能接触到瓶口，液体不要流出沾湿瓶签；已倒出的溶液不可再倒回瓶内。

（六）戴、脱无菌手套

【目的】

在无菌技术操作过程中戴无菌手套，保持无菌物品不被污染。

【评估】

（1）操作环境宽敞、明亮、整洁。

（2）操作台清洁、干燥、平坦。

（3）无菌手套尺码是否合适，包装是否漏气，是否在有效期内。

【计划】

（1）护士准备：衣帽整洁，修剪指甲、洗手，戴口罩。

（2）用物准备：无菌手套、弯盘。

（3）环境准备：操作区整洁、宽敞、明亮；操作台清洁、干燥、平坦。

【实施】见表 3-12。

表 3-12　戴、脱无菌手套的操作流程、步骤及要点

操作流程	操作步骤	要点说明
1. 核对开包	①检查并核对无菌手套外的型号、有效期、包装是否完整、干燥	选择型号大小合适的手套
	②将手套袋平放于清洁，干燥的桌面上打开	
2. 戴好手套	▲分次取戴法	
	①左手提起手套袋开口处外层，右手伸入袋内，捏住手套反折部分（手套内面）取出，对准五指戴上	未戴手套的手不能触及手套的外面（无菌面）
	②用未戴手套的手按照同样的方法提起另一袋口，已戴手套的手指插入另一手套的反折内面（手套外面）取出手套，同法将手套戴好	已戴手套的手不可触及未戴手套的手或另一手套的内面
	▲一次取戴法	
	①两手同时提起手套袋开口处上层，分别捏住两只手套的反折部分，取出手套	不可强拉手套
	②将两只手套掌心相对，先戴一只手，再用已戴手套的手指插入另一手套的反折内面（手套外面），同法将手套戴好	
3. 调整手套	将手套反折部翻上，套在工作衣袖口上，并轻轻推搓手套，使之与手贴合	戴好手套的双手应保持在腰部以上视线范围内
4. 脱下手套	用戴手套的手捏住另一手套套口外面翻转脱下，已脱下手套的手指插入另一手套口内将其翻转脱下	勿使手套外面（污染面）接触皮肤

【评价】

（1）无菌区和无菌手套未受到滑石粉的污染。

（2）戴、脱手套的过程没有受到污染。

（3）操作台始终干燥整洁，未跨越无菌区。

【注意事项】

（1）戴手套后双手应保持在腰部以上，视线范围以内，避免污染。

（2）发现手套有破损，或不慎污染或疑有污染，应立即更换。

（3）从手套口往下脱掉手套，避免强拉强扯损坏手套，以免损坏手套造成手指污染。

六、常用隔离技术

隔离技术（isolation technique）是为了避免交叉感染，相互传播，保护易感人群、患者和工作人员而实施的一系列操作技术。

（一）口罩、帽子的使用

【目的】

（1）口罩：为了提高隔离的效果，保护患者和工作人员，预防飞沫污染清洁的食物或无菌物品等。

（2）帽子：在操作过程中预防工作人员的头发或头屑散落，防止操作环境受到污染。

【评估】

患者病情、采取的隔离种类。

【计划】

（1）护士准备：着装整洁，剪指甲，洗手。

（2）用物准备：棉布帽子、纱布口罩（或一次性使用的帽子、口罩）、污物袋。

（3）环境准备：整洁、宽敞。

【实施】见表 3-13。

表 3-13　帽子、口罩使用的操作流程、步骤及要点

操作流程	操作步骤	操作要点
1. 戴帽子、口罩	洗手戴帽子、口罩。口罩下方带系于颈后，上方带系于头顶中部	帽子应将头发全部遮住
	如戴一次性口罩，需将双指尖放在鼻夹上，从中间位置开始，用手指向内按压，并逐渐向两侧移动，根据鼻梁形成塑造鼻夹	口罩应罩住口、鼻及下巴
2. 使用时	口罩污染或潮湿应立即更换	接触严密隔离患者后立即更换
3. 使用后	洗手后取下口罩，从耳朵后面勾出口罩两面的系带，将污染面向内折叠好，避免内部接触到外界，然后将口罩放入胸前清洁小口袋或小塑料袋内保存起来	口罩不能挂在胸前
	离开污染区前将口罩、帽子放入特定的污物袋内，以便集中处理	手不可接触口罩的污染面

【评价】

（1）戴口罩、帽子方法正确。

（2）取下口罩方法正确，放置妥当。

（3）保持口罩、帽子的清洁、干燥并定时更换。

【注意事项】

（1）戴、脱口罩前应洗手，戴口罩后，不可用污染的手接触口罩；若口罩潮湿，应立即更换。

（2）口罩用后，立即取下，不可悬挂在胸前，取下时手不可接触污染面。

（3）一次性口罩使用时间不超过 4h。

（二）避污纸的使用

为了防止交叉感染，预防污染扩散，拿取物品时可用避污纸遮盖，保持双手或物品不被污染。避污纸使用时，不可掀开撕取，应从页面抓取，见图 3-7。避污纸不可二次使用，使用后应该统一放置到污物桶内，统一集中焚烧处理。

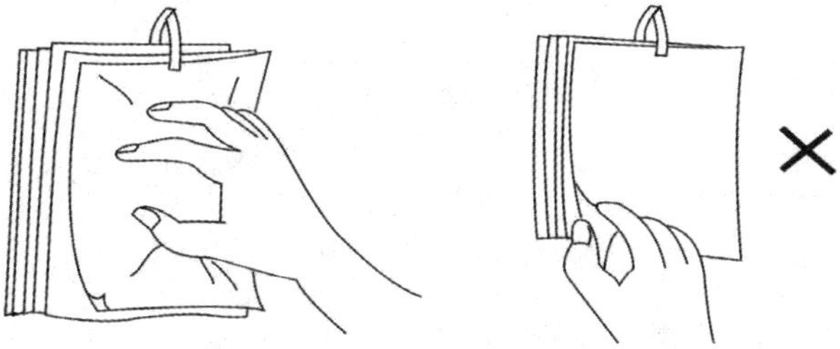

图 3-7 取避污纸法

（三）穿、脱隔离衣法

【目的】

为了保护患者和工作人员，避免交叉感染，防止污染扩散。

【评估】

（1）患者目前采取的隔离种类、隔离措施。

（2）隔离衣干燥、清洁、无破洞，长短合适。

（3）确定隔离衣清洁面和污染面。

【计划】

（1）护士准备：穿工作服，洗手，戴口罩、帽子；取下手表；卷袖过肘（冬季至前臂中部）。

（2）用物准备：隔离衣、挂衣架、消毒洗手设备、污物袋。

（3）环境准备：符合隔离要求，宽敞，物品摆放合理。

【实施】见表 3-14。

表 3-14 穿、脱隔离衣的操作流程、步骤及要点

操作流程	操作步骤	操作要点
	▲穿隔离衣	
1. 取隔离衣	手持衣领取下隔离衣，清洁面朝向自己，将衣领两端向外折齐，露出袖内口	隔离衣的衣领及内面为清洁面
2. 穿衣袖	右手持衣领，左手伸入袖筒内，举起手臂，将衣袖穿上；换左手持衣领，依上法穿好右袖，举双手将衣袖上抖，露出手腕	手不可触及隔离衣的污染面
3. 扣领扣	双手持衣领，由前向后理顺领边，扣上领扣或系上带子	衣袖勿触及面部、衣领和帽子
4. 扣袖扣	扣好袖扣	此时手被污染

续表

操作流程	操作步骤	操作要点
5. 系腰带	从腰部自一侧衣缝向下约 5cm 处将隔离衣后身向前拉，见到衣边捏住外侧，同法捏住另一侧边缘。双手分别捏住两侧衣边同向后拉，在背后将边缘对齐，向一侧折叠，按住折叠处，将腰带在背后交叉，回到前面打一活结，系好	捏住衣边的外面，手不可触及清洁面两侧边缘对齐，折叠处不能松散
▲脱隔离衣		
1. 解腰带	解开腰带在前面打一活结	
2. 解袖口	解开袖口，在肘部将部分衣袖塞入工作服内，露出双手前臂	避免袖口污染隔离衣的清洁面
3. 消毒手	按消毒洗手的方法刷洗、擦干或烘干双手	刷手时隔离衣不能污染水池，不能弄湿隔离衣
4. 解领扣	解开领扣或带子	注意保持衣领清洁
5. 脱衣袖	右手伸入左侧衣袖内，拉下衣袖过手，再用衣袖遮住的左手在外面拉下右手衣袖过手，解开腰带，双手在袖内使袖子对齐，双臂逐渐退出	衣袖不可污染手及手臂
6. 挂隔离衣	双手持衣领，将隔离衣两边对齐折好，挂在衣钩上；如隔离衣不再穿用或需更换则将清洁面向外折叠放入污衣袋内	隔离衣挂在污染区则污染面向外，挂在半污染区，则清洁面向外

【评价】

（1）隔离衣长短合适。

（2）隔离观念强，穿脱隔离衣未污染。

（3）手的消毒方法正确，刷手时隔离衣未被溅湿，也未污染洗手池。

【注意事项】

（1）隔离衣的长度不能低于工作服的长度，隔离衣要尽可能地遮盖工作服；注意检查隔离衣是否有损坏。

（2）穿、脱隔离衣时，避免隔离衣的衣领和内面受到污染。

（3）注意隔离衣放置的位置，如果挂在半污染区，清洁面向外；如果是挂在污染区，污染面向外。

（4）穿上隔离衣后不得进入清洁区，未穿上隔离衣不得进入污染区。为了避免交叉感染，不得直接接触无菌物品。

（5）每日更换隔离衣，避免交叉污染。

第二节　患者舒适护理技术

一、口腔护理

【目的】

（1）保持口腔清洁，预防口腔感染。

（2）去除口腔的污垢、口臭，增进患者食欲，使患者舒适。

（3）及时了解患者口腔的状况，为诊断提供依据。

【评估】

（1）患者的一般情况：年龄、病情、意识、牙齿及口腔状况。

（2）患者的认知反应：口腔卫生习惯、自理能力、心理反应及合作程度。

【计划】

（1）护士准备：衣帽整洁，修剪指甲，洗手、戴口罩，熟悉口腔卫生的相关知识和特殊口腔护理的操作方法。

（2）患者准备：了解口腔护理的基本内容，明确口腔护理的重要性，积极配合口腔护理。

（3）用物准备：①治疗盘内备：治疗碗 2 个（一个盛漱口溶液，一个盛浸湿的无菌棉球）、弯止血钳、镊子、镊子缸、弯盘、压舌板、纱布、吸水管、棉签、石蜡油、手电筒、治疗巾，必要时备开口器。②治疗盘外备：漱口溶液、按需准备常用药物（西瓜霜、锡类散、新霉素、制霉菌素甘油、金霉素甘油等）、手消毒液。③治疗车下层：备医用垃圾桶、生活垃圾桶。

（4）环境准备：环境清洁，空气清新，无不良气味和不良视觉刺激，光线充足。

【实施】见表 3-15。

表 3-15 特殊口腔护理的操作流程、步骤和要点

操作流程	操作步骤	要点说明
1. 核对解释	准备用物置床旁，核对患者床号和姓名，与患者进行沟通，配合操作	确认患者，便于操作
2. 安置卧位	协助患者侧卧或仰卧头偏向一侧，面向护士	便于分泌物及多余水分从口腔内流出，防止反流造成误吸
3. 铺巾置盘	铺治疗巾于患者颌下，置弯盘于口角旁	保护床单、枕头及患者的衣服不被浸湿
4. 润唇漱口	用棉签蘸温开水或用漱口液浸湿的棉球湿润口唇、口角	防止直接张口时口唇破裂出血
5. 协助漱口	协助患者用吸水管吸水漱口（昏迷患者除外）	昏迷患者禁止漱口，以免造成误吸 有活动性义齿者，应取下义齿，并浸泡在冷开水中
6. 评估口腔	嘱患者张口（昏迷、牙关紧闭及无法自行张口的患者，用张口器协助张口），护士一手持手电筒，一手用压舌板轻轻撑开颊部，观察口腔黏膜有无出血、溃疡等现象	长期应用激素、抗生素者，注意观察有无真菌感染
7. 擦洗口腔	让患者咬合上下齿，先用压舌板撑开患者一侧的脸颊，用弯止血钳拧干棉球，纵向擦洗牙齿，从磨牙外侧面擦拭至门齿外侧面，用同样的方法擦拭另一面	棉球不可过湿，以防溶液吸入呼吸道 擦洗时引起窒息，需夹紧每次一个棉球
	让患者张口，分别擦拭牙齿的上内侧面、上咬合面、下内侧面和下咬合面，再弧形擦洗一侧颊部，同法擦洗另一侧	擦洗顺序一般为先上后下，由内向外
	由内向外呈“Z”字形擦洗舌面，纵向擦洗舌下，弧形擦拭硬腭部	擦洗动作宜轻稳，避免损伤黏膜及牙龈 勿过深，以免触及咽部引起恶心
8. 评估口腔	再次检查口腔，意识清醒者再次用吸水管吸水漱口，吐入弯盘内，用纱布拭去患者口角处的水渍	有义齿者，应协助患者清洁及佩戴义齿
	清点棉球数量	防止棉球遗留在口腔内
	口腔黏膜如有溃疡、真菌感染时，酌情涂药于患处；口唇干裂者可涂液状石蜡	也可指导患者根据个人喜好使用润唇膏
9. 整理记录	撤去治疗巾，协助患者取舒适卧位，了解患者的感受，征求患者的意见，感谢患者的配合	利于评价
	清理用物，整理床单，洗手记录	

【评价】

（1）患者感到清洁、舒适、无刺激。

（2）患者口腔卫生得到改善，口腔内原有病灶好转或痊愈。

（3）护士动作轻稳、规范，双方配合愉快。

（4）患者及家属获得口腔卫生方面的知识和技能。

【注意事项】

（1. 及时与患者沟通，了解患者的口腔情况，注意擦洗的动作要轻柔，防止戳伤患者牙龈，引起牙龈出血。

（2）借助张口器帮助昏迷患者和麻醉未清醒的患者进行口腔护理，张口器从臼齿处放入，昏迷患者禁漱口。

（3）棉球不宜过湿，避免溶液流入患者呼吸道引起窒息。

（4）用血管钳夹紧棉球进行清洁口腔，防止棉球遗留在口腔内。

（5）了解患者的口腔情况，长期使用激素、抗生素的患者注意观察口腔是否发生真菌感染，如发生口腔感染应选择合适的涑口水。

（6）传染患者用过的物品按照隔离消毒原则处理。

二、头发的清洁护理

（一）床上梳发

【目的】

（1）去除头发污秽，解除头发打结。

（2）按摩头皮，促进血液循环。

（3）保持头发整齐、清洁、舒适、美观，维持患者的自尊和自信。

【评估】

（1）患者的病情、自理能力、头发状况、梳理习惯、心理反应及配合程度。

（2)患者头发的浓密程度,长度、脆性与韧性、卫生状况及头皮有无损伤等。

【计划】

（1）护士准备：衣帽整洁，修剪指甲，洗手、戴口罩，熟悉床上梳头的操作方法。

（2）患者准备：明确床上梳头的意义、目的、方法及注意事项，取得患者的配合。

（3）用物准备：①治疗盘内备：梳子、治疗巾、纸袋。必要时备发夹、橡皮圈、30%乙醇。②治疗盘外备：手消毒液。③治疗车下层备生活垃圾桶和医用垃圾桶。

（4）环境准备：环境清洁、宽敞，光线充足。

【实施】见表3-16。

表3-16　床上梳发的操作流程、步骤和要点

操作程序	操作步骤	要点说明
1. 核对解释	备齐用物，携至床旁，核对患者床号和姓名，解释操作目的	确认患者，便于操作
2. 安置卧位	根据病情协助患者取坐位或半坐卧位	若患者病情较重，可协助其取侧卧位或平卧位，头偏向一侧
3. 铺治疗巾	侧卧或平卧患者，在枕头上铺治疗巾；坐位或半坐卧位患者，在患者肩上铺治疗巾	避免脱发和头皮屑掉落在床单上
4. 梳理头发	长发从中间分为两股，一手拿梳子梳发，一手固定另一股头发，从发根梳到发尾，按照同样的方法梳理另一侧。短发可直接从发根梳至发梢；如果梳理不通，头发打结，可将头发绕在中指上，从反方向梳理，由发梢开始向上逐渐梳到发根；如发头已经结成团，可用30%乙醇溶液湿润后，再小心地逐段梳理	梳头时尽量使用圆钝齿的梳子，以防损伤头皮。如发质较粗或烫成卷发，可选用齿间较宽的梳子，避免因过度牵拉，引起患者疼痛
5. 按摩头皮	梳理头发过程中可用指腹按摩头皮	促进头部的血液循环
6. 编辫扎束	根据患者喜好将长发编辫或扎成束	发型尽可能符合患者的喜好；发辫不宜扎得太紧，以免引起疼痛
7. 整理记录	收集脱落的头发置于纸袋内，放置污桶内，撤去治疗巾，协助患者调整体位，让患者舒适整理被子床单，清理用物，洗手并做好记录	促进患者舒适，保持病室整洁，减少致病菌传播，并利于评价

【评价】

（1）梳发时动作轻柔，患者感觉舒适。

（2）患者头发清洁，外观整齐，心情愉悦。

（3）操作过程中能有效进行护患沟通，满足患者身心需要。

【注意事项】

（1）进行头发护理过程中，应注意患者的个人喜好，尊重患者习惯。

（2）为患者梳头时应动作轻柔，避免强行牵拉头发，使患者感觉疼痛。

（3）对于头发编成辫的患者，每天至少将发辫松开一次，经梳理后再编好。

（4）梳发过程中注意观察患者病情变化，并作好心理护理。

（5）传染患者按消毒隔离原则进行。

（二）床上洗头

【目的】

（1）清洁头发，去除污垢，消除头发异味，预防感染。

（2）促进头部血液循环。

（3）保持头发干净整洁，外形美观，观感舒适，维护患者自尊和自信，促进身心健康。

【评估】

（1）患者的一般情况：年龄、病情、意识情况，情况允许方可进行。

（2）患者自理能力和头发情况：个人的卫生习惯，头发、头皮状况，有无头皮瘙痒、损伤及虱、虮传染等。

（3）患者的认知反应：接受与配合程度。

【计划】

（1）护士准备：衣帽整洁，修剪指甲，洗手、戴口罩，熟悉床上洗头的操作方法。

（2）患者准备：了解床上洗头的目的、方法及注意事项，能积极地配合。

（3）用物准备：①治疗盘内备：橡胶单，大、中毛巾各一条，眼罩或纱布，别针、棉球2个（以不吸水棉花为宜），冲洗壶或水杯，弯盘、洗发液、电吹风。②治疗盘外备：水壶（内盛温水，水温略高于体温，以不超过40℃为宜或按患者习惯调节水温）、水桶（接污水用）。患者自备梳子、镜子、护肤霜。另根据洗头方法分别备：a. 马蹄形垫法：橡胶马蹄形垫或自制马蹄形垫。b. 扣杯法：脸盆、搪瓷杯、毛巾2条、橡胶管。③洗头车法：洗头车。治疗车下层备医用垃圾桶、生活垃圾桶。

（4）环境准备：环境清洁、宽敞，温度适宜，光线充足。

【实施】见表3-17。

表 3-17 床上洗头法的操作流程、步骤和要点

操作程序	操作步骤	要点说明
1. 核对解释	准备好所有用物，放置床旁，核对患者床号和姓名，提前与患者沟通，取得患者配合	确认患者，便于操作
2. 调节室温	调节室温在 22 ～ 26℃，冬季关闭门窗。根据需要给予便器，协助患者排便	
3. 围好毛巾	将衣领松开向内折，毛巾围于颈下，别针固定	
4. 铺橡胶单	铺橡胶单和大毛巾铺于枕上	避免浸湿床单、枕头、盖被
5. 安置体位	根据洗发方式取适当卧位	
	▲马蹄形垫法，见图 3-8	
	为患者调整体位，双脚应该屈膝仰卧，将枕头垫于患者肩部，马蹄形垫放置于患者后颈下，让患者颈部枕于马蹄形垫的突起处，马蹄形垫开口处下方接污水桶	如无马蹄形垫，可自制马蹄形卷代替 防止水倒流
	▲扣杯法，见图 3-9	
	协助患者取仰卧位，移枕于肩下，铺橡胶单和治疗巾于患者头部位置。取一脸盆，盆底放一条四折的毛巾，其上倒扣搪瓷杯，杯底垫一块四折的毛巾，将患者头部枕于毛巾上。脸盆内置一橡胶管，下接污水桶	橡胶管内充满水，用血管钳夹紧，利用虹吸原理，将污水引入污水桶内
	▲洗头车法，见图 3-10	
	将洗头车放置到床的一侧，帮助患者调整体位，取斜角屈膝仰卧，头部枕于洗头车的头托上，将接水盘置于患者头下	
6. 保护眼耳	用棉球或耳塞塞好两耳，眼罩或纱布遮盖双眼，松开头发并梳理	防止操作中水流入耳及眼内
7. 洗净头发	试水温，患者确定水温合适后，充分湿润头发	确保水温合适，符合患者习惯
	在患者的头发上均匀涂抹洗发液，护士双手指腹揉搓头发，并为患者按摩头皮，由发际到头顶反复搓洗、按压头部。收集脱落的头发并缠绕成团置于污物纸袋中，再用温水冲洗头发，直到洗净为止	按摩可促进头部血液循环 洗发过程中，应注意观察患者的身体状况，询问患者的感受，如果患者感到不适，应立即停止洗发

续表

操作程序	操作步骤	要点说明
8. 移去用物	洗发毕，取下颈下毛巾包住头发，一手托住头部，一手撤去用物。摘掉眼罩，除去耳内棉球，用清洁的毛巾擦干净患者的脸部，并为患者涂抹护肤霜	
9. 擦干头发	协助患者卧于床中央，将枕头、橡胶单、大毛巾一并从肩下移至头部，用包头的毛巾揉搓头发，再用大毛巾擦干或用电吹风吹干，梳理成患者喜好的发型，让患者感到身心愉悦	及时擦干头发，避免患者受凉
10. 整理记录	撤去用物，协助患者取舒适卧位，整理床单位，清理用物，洗手，记录	确保患者舒适、整洁，并利于评价

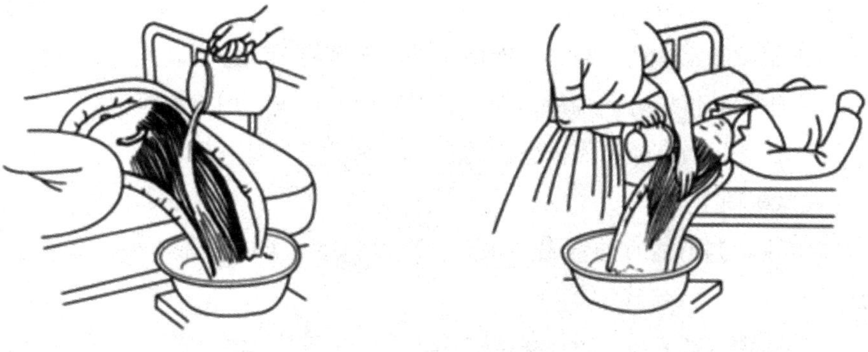

图 3-8　马蹄形垫洗头法

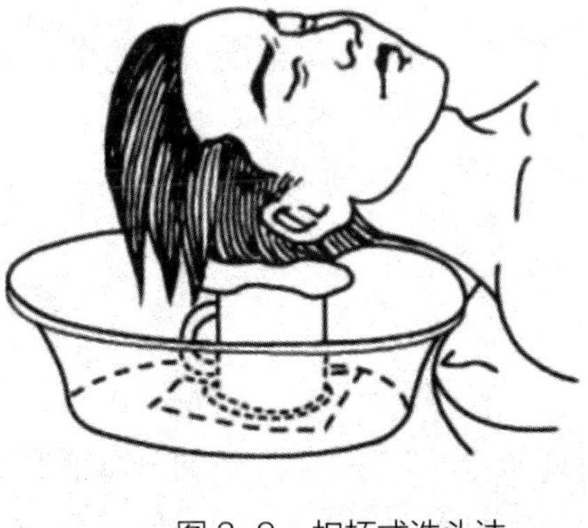

图 3-9　扣杯式洗头法

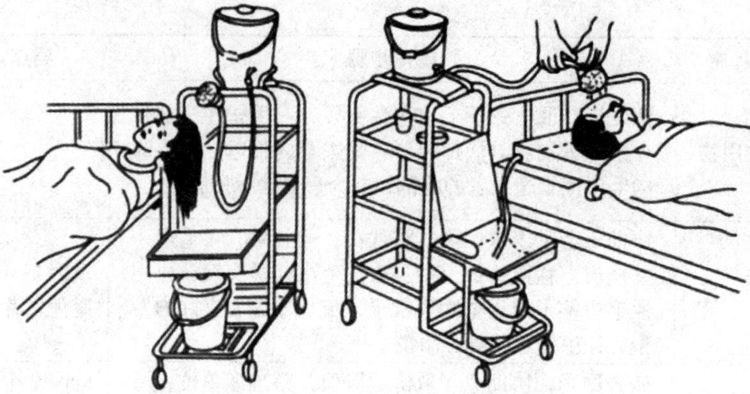

图 3-10　洗头车洗头法

【评价】

（1）患者感觉清洁、舒适、衣服及被服未被浸湿，患者满意。

（2）护士动作熟练、轻稳，保证患者安全，正确运用节力原则。

（3）护患沟通有效，保护患者的自尊，满足患者身心需要。

【注意事项】

（1）注意调节适宜的室温和水温，洗发完毕要及时擦干头发，防止患者受凉。

（2）揉搓力量适中，防止指甲抓伤患者的头皮。

（3）洗发时间不宜过久，以防头部充血和疲劳，引起不适。

（4）操作过程中注意与患者沟通，观察患者的反应，及时了解患者的洗发感受。

（5）对于病情危重、极度衰弱患者等情况严重的患者，不宜洗发。

（三）灭头虱、虮法

【目的】

（1）去除虱、虮，预防交叉感染。

（2）使患者舒适，维护自尊。

【评估】

（1）患者的病情、自理能力、头发上虱、虮的分布情况及头皮有无损伤等。

（2）患者及家属对头虱、虮相关知识的了解情况，心理反应及合作程度。

【计划】

（1）护士准备：衣帽整洁，修剪指甲，洗手、戴口罩，穿隔离衣，戴手套。

（2）患者准备：了解灭头虱、虮的目的、方法及注意事项，能积极地配合，必要时动员患者剪短头发。

（3）用物准备：①洗头用物、治疗巾（2～3条）、治疗碗（内置灭虱虮药液）、篦子（齿间嵌少许棉花）、塑料帽子、纱布数块、纸袋、布口袋（或枕套）、隔离衣、清洁衣裤和被套、枕套、大单。②治疗车下层备医用垃圾桶、生活垃圾桶。③灭虱药液：准备30%含酸百部酊或30%百部含酸煎剂。

（4）环境准备：整洁宽敞，光线充足。

【实施】见表3-18。

表3-18 灭头虱、虮的操作流程、步骤和要点

操作流程	操作步骤	要点说明
1. 核对解释	备齐用物，携至床旁，核对患者床号、姓名，解释操作目的，取得其配合	
2. 安置卧位	垫小橡胶单及大毛巾于枕上，松开患者衣领向内反折	
3. 涂药灭虱	将患者头发梳顺，分为若干股，用纱布蘸百部酊，按顺序擦到头发上，然后轻轻搓洗10min以上，保证所有头发都经过了搓洗，然后戴上塑料帽包住头发	防止药液玷污面部及眼部 注意用药后患者局部及全身反应情况
4. 篦虱洗发	等待24h后，再取下塑料帽，再用篦子梳理头发，清理干净篦出来的死虱和虮卵，再冲洗头发	若发现仍有活虱须重复用百部酊杀灭
5. 整理用物	灭虱完毕，为患者更换衣裤被服，将污衣裤、隔离衣等打包好放入布口袋中，扎紧布口袋以防掉出，然后将其进行高压消毒处理后清洗； 将篦子上的杂物，包括虱子、棉花和脱落的头发，用清洁纸包装到一起，然后放置到污物桶内，统一焚烧处理，梳子和篦子消毒后刷子多次清洁干净后备用； 整理病床单位，洗手、记录	

【评价】

（1）虱、虮彻底杀灭，无虱、虮传播。

（2）患者感觉舒适、满意，无全身及局部反应。

（3）护患沟通有效，保护患者隐私，体现人文关怀。

【注意事项】

（1）尊重患者及家属的隐私。

（2）在灭虱、虮过程中，做好防护，避免液体浸入患者的眼睛，引起患者不适。

（3）操作中避免虱、虮传播，灭虱用物须按照消毒隔离原则处理。

三、皮肤的清洁护理

（一）淋浴或盆浴

淋浴或盆浴适用于病情较轻、生活能够自理，允许离床自行沐浴的患者。

【目的】

（1）去污除垢，清洁皮肤，保持皮肤清洁，让患者舒适。

（2）提高皮肤的防护能力，促进血液循环，预防皮肤感染。

（3）了解患者的皮肤变化，为治疗提供依据，促进患者康复。

【评估】

（1）患者的一般情况：年龄、病情、意识状态及自行清洁皮肤的能力。

（2）患者的皮肤情况：皮肤的清洁度、感觉功能、完整性、弹性是否良好；皮肤是否感染，是否引起了其他的并发症。

（3）患者的认知反应：情绪状态、个人的卫生习惯、皮肤的清洁状况等，以及患者对于皮肤清洁护理的认知。

【计划】

（1）护士准备：衣帽整齐，修剪指甲，洗手，戴口罩；熟悉皮肤护理相关的知识和技能。

（2）患者准备：了解沐浴的目的，做好准备。沐浴一般在进食 1h 后进行比较适宜，以免影响消化。

（3）用物准备：脸盆、毛巾 2 条、浴巾、浴皂或沐浴液、清洁衣裤、拖鞋，必要时备椅子等。

（4）环境准备：调节室温到 22℃以上，水温维持在 40 ～ 45℃，也可按患者习惯调节。

【实施】见表 3-19。

表 3-19　淋浴或盆浴的操作流程、步骤和要点

操作流程	操作步骤	要点说明
1. 核对解释	核对患者，协助患者准备好用物，解释操作目的，与患者沟通，提前说明注意事项，确定沐浴方式和时间，获得患者的信任，取得患者积极配合	
2. 调节室温	调节室温在 22 ～ 26℃，水温 40 ～ 45℃	避免患者受凉或意外性烫伤
3. 协助沐浴	①淋浴：携带用物，送患者入浴室，根据患者自理能力，给予适当协助。年老、体虚者可让其坐式淋浴。注意患者入浴室时间，时间过久应予询问，如发生意外，应迅速救治护理	嘱患者小心勿滑倒，浴室不应栓门
	②盆浴：应做好遮挡，保护患者的自尊和隐私，协助患者进出浴盆，盆内必要时可放防滑垫，浴盆中的水位不可超过心脏水平，以免引起胸闷；浸泡时间不可超过 20min，浸泡过久容易导致疲倦	若遇患者发生晕厥，应立即抬出浴室、平卧、保暖，并通知医生及时救治
4. 整理用物	协助患者穿好清洁衣裤、拖鞋，询问患者有无不适整理浴室及用物，洗手，记录	

【评价】

（1）患者沐浴过程安全，无意外发生；沐浴后感到舒适、轻松、愉快。

（2）患者获得了皮肤卫生方面的知识，护患沟通有效，体现人文关怀。

【注意事项】

（1）沐浴须在进食 1h 后进行，以免影响消化。

（2）防止患者受凉、烫伤、晕厥或滑跌等意外情况发生；浴室不应闩门，可在门外挂牌示意。

（3）女性月经期间、妊娠 7 个月以上的孕妇禁用盆浴；衰弱、创伤和患心脏病需要卧床休息的患者，不宜盆浴和淋浴。

（4）对于特殊的传染患者，沐浴过程应该注意防护，按消毒隔离原则做好隔离。

（二）床上擦浴

【目的】

（1）去污去垢，清洁皮肤，保持皮肤干净清爽，让患者舒适。

（2）提高皮肤的防护能力，促进血液循环，预防皮肤感染。

（3）了解患者的皮肤变化，为治疗提供依据，促进患者康复。

（4）协助患者活动肢体，防止发生关节僵硬及肌肉挛缩等。

【评估】

（1）患者的全身状况：年龄、病情、意识状态及自行清洁皮肤的能力。

（2）患者的皮肤情况：皮肤的清洁度、感觉功能、完整性、弹性是否良好、皮肤是否感染，是否引起了其他的并发症。

（3）患者的认知反应：情绪状态、个人清洁卫生习惯、对皮肤清洁卫生知识的了解、心理反应等。

【计划】

（1）护士准备：衣帽整齐，修剪指甲，洗手，戴口罩；熟悉床上擦浴的操作要点及注意事项。

（2）患者准备：病情稳定，全身状况较好。了解擦浴的目的，能配合操作。

（3）用物准备：①治疗盘内备：浴毯、浴巾 2 条、小方巾 2 条、浴皂、梳子、小剪刀、50% 乙醇溶液、润滑剂。②治疗盘外备：大单、被套、脸盆、足盆、清洁衣裤、水桶 2 只，必要时准备屏风、便盆、便盆巾等。③治疗车下层备生活垃圾桶和医用垃圾桶。

（4）环境准备：将室温调至 24℃以上，操作全程关闭门窗，屏风遮挡。

【实施】见表 3-20。

表 3-20 床上擦浴的操作流程、步骤和要点

操作流程	操作步骤	要点说明
1. 核对解释	备齐用物，携至床旁，将用物放于易取、稳妥处。核对患者床号、姓名，解释并取得患者配合	确认患者，便于操作
2. 调节室温	关好门窗，调节室温在 24℃以上，屏风遮挡患者，按需要给予便器	注意保暖，防止受凉
3. 安置卧位	根据病情放平床头及床尾支架，松开床尾盖被，协助患者取舒适体位，用浴毯遮盖患者	移去盖被可防止洗浴时弄脏或浸湿盖被，浴毯用于保护和维护患者隐私
4. 调试水温	将面盆放于床旁椅上，倒入热水约 2/3，根据季节及患者习惯调节水温	温水可促进患者身体舒适和肌肉放松，避免受凉
5. 擦洗面颈	将一条浴巾铺于患者枕上，另一条浴巾盖于患者胸部。将小方巾包在右手掌上叠成手套式，见图 3-11，放入水中，彻底浸湿用温水擦洗患者眼部，由内眦擦向外眦	防止眼部分泌物进入鼻泪管
	按顺洗净额部、鼻翼、颊部、人中、下颌、颈部至耳后 清洁毛巾后，再依次擦洗一遍	注意擦净耳郭、耳后及皮肤褶皱处
6. 擦洗上肢	协助患者脱上衣：先脱近侧，后脱对侧；如肢体有外伤，先脱健侧，后脱患侧。暴露近侧上肢，一条浴巾铺在一侧暴露的肢体下	充分暴露擦洗部位，便于擦浴 先脱健侧便于操作，避免患侧关节过度活动
	先用涂有浴皂的毛巾从上到下逐段擦洗至手腕，同法擦洗另一侧上肢，再洗双手。然后用清水擦净，浴巾擦干	擦洗时力量要足以刺激肌肉组织，促进皮肤血液循环 注意洗净腋窝等皮肤褶皱处
7. 擦洗胸腹	根据需要换水，测试水温	
	将一条浴巾铺于患者身下，另一条浴巾盖于患者胸、腹部，浴毯向下折叠至患者脐部	擦洗过程中应保持浴巾盖于患者胸、腹部，保护患者隐私并避免着凉
	用手掀起浴巾的一边，另一只手擦拭胸部，动作轻柔，皮肤皱褶处应反复多次擦拭，环形擦洗女性乳房	必要时，可将乳房抬起以擦洗皱褶处皮肤
	将浴毯向下折叠至会阴部，同法擦洗胸部腹部，腹部以脐为中心按结肠解剖位置擦洗，注意脐部应清洁干净	

续表

操作流程	操作步骤	要点说明
8. 擦洗背部	协助患者侧卧，背朝向护士，浴毯盖于患者肩部和腿部	暴露背部和臂部，便于擦洗 保暖，减少身体不必要暴露
	同法依次擦洗后颈部、背部、臀部	注意擦净臀部和肛门部位皮肤皱褶
	用50%乙醇或润滑剂按摩背部（详见背部护理）	
	协助患者穿衣：先穿对侧，后穿近侧； 如果是行动不便的患者，先穿患侧，后穿健侧	先穿患侧可减少肢体关节活动，便于操作
	协助患者平卧，将浴毯盖于患者胸、腹部	
9. 擦洗下肢	换水，测试水温	
	协助患者脱裤，将浴巾铺于近侧腿下，浴毯盖于远侧腿部，确保遮盖会阴部位	减少身体不必要暴露
	依次擦洗踝部、小腿、膝关节、大腿部、腹股沟至髋部，注意擦净腹股沟皮肤皱褶处	由远心端向近心端擦洗可促进静脉回流
	同法擦洗另一侧下肢	
10. 浸泡足部	移盆于足下，盆下垫毛巾	确保足部接触盆底，以保持稳定
	一手扶足盆，另一手将患者两脚轻轻放于盆中浸泡、洗净、擦干	根据情况修剪指（趾）甲，使用润肤露
11. 擦洗会阴	换盆、换水、换毛巾	
	一条浴巾铺于患者臀下，另一浴巾盖好上肢和胸部，浴毯盖好下肢	
	由前至后擦洗会阴部	皮肤皱褶处应注意擦洗干净
	协助患者穿好清洁裤子	
12. 梳好头发	协助患者取舒适体位，为患者梳发	维护患者个人形象
13. 整理用物	整理床单位，按需更换床单	
	撤下屏风或拉开窗帘，酌情开窗通风	
	整理用物，洗手记录	

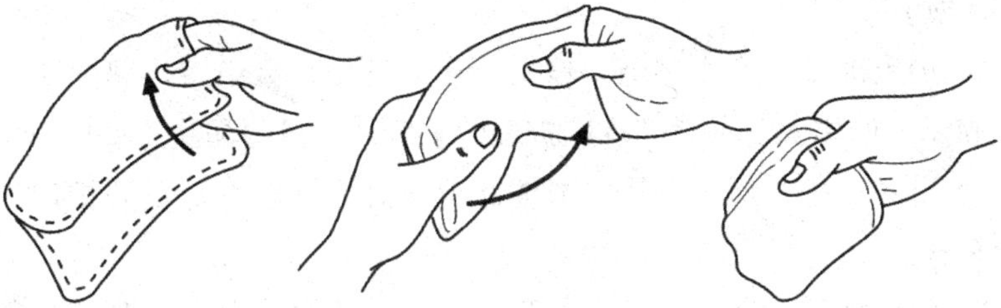

图 3-11　床上擦浴 - 包小方毛巾法

【评价】

（1）患者皮肤清洁，感觉舒适，身心愉快。

（2）操作中关心爱护患者，护患沟通有效。

【注意事项】

（1）工作人员在操作时，注意节力。

（2）根据情况更换热水、毛巾和面盆，脸盆和足盆不可混用。

（3）操作时，要做到动作轻柔，尽量减少翻动次数，保护好患者的隐私。

（4）擦浴时，做好保暖，调整室温和水温，尽量让患者感到舒适，防止患者着凉。

（5）擦浴过程中，随时观察患者的身体变化，询问患者的身体情况，如果患者感到不适，立即停止擦洗并做好护理。

（6）休克、昏迷、脑外伤等病情危重患者禁忌擦浴。

（三）背部皮肤护理

【目的】

（1）减轻卧床患者局部组织的压迫，缓解肌肉紧张与疲劳。

（2）促进皮肤血液循环，预防并发症。

（3）观察患者的身体变化，关注患者的身体状况。

【评估】

（1）患者的全身状况：年龄、病情、意识状态及自行清洁皮肤的能力。

（2）患者的皮肤情况：皮肤的清洁度、感觉功能、完整性、弹性是否良好、皮肤是否感染，是否引起了其他的并发症。

（3）患者的认知反应：情绪状态、个人清洁卫生习惯、对皮肤清洁卫生知识的了解、心理反应等。

【计划】

（1）护士准备：衣帽整洁，修剪指甲，洗手，戴口罩。熟悉背部皮肤护理操作技术，向患者解释背部皮肤护理的重要性、目的和注意事项。

（2）患者准备：病情平稳，身体状况良好，了解背部皮肤护理的目的，能配合操作。

（3）用物准备：浴巾、毛巾、脸盆（内盛热水，根据季节及患者习惯调节水温）、50% 乙醇、清洁衣裤、屏风、必要时备便器及盖布。

（4）环境准备：环境整洁、宽敞，关闭门窗，调节病室温度在 24℃以上，拉上床帘或屏风遮挡，保护患者隐私。

【实施】见表 3-21。

表 3-21　背部皮肤护理的操作流程、步骤和要点

操作流程	操作步骤	要点说明
1. 核对解释	备齐用物，携至床旁，核对患者床号和姓名，解释并取得患者配合	确认患者，便于操作
2. 调节室温	关好门窗，将室温调至 24℃，使用屏风进行遮挡，保护患者隐私，根据患者病情准备便盆	
3. 安置卧位	根据病情放平床头及床尾支架，松开床尾盖被，协助患者取俯卧位或侧卧位（背朝向护士一侧），身体靠近床边	
4. 调试水温	将面盆放于床旁椅上，倒入热水约 2/3，根据季节及患者习惯调节水温	
5. 背部擦浴	协助患者脱上衣，暴露肩背部，将一部分浴巾铺在患者身下，另一部分遮盖背部。将浸湿的毛巾拧成微干，包在一只手上，另一手掀起浴巾，依次擦洗后颈部、肩部、背部和臀部	防止浸湿床单，减少不必要的身体暴露
6. 背部按摩	两手掌蘸 50% 乙醇少许，从骶尾部开始，用手掌大小鱼际沿脊柱两侧向上以环形方式按摩至肩部，按摩肩胛部时用力应轻；再从肩胛部沿背部两侧向下按摩至髂嵴部位，见图 3-12，有节律地进行按摩数次	手勿离开皮肤，按摩至少持续 3min
	用拇指指腹蘸 50% 乙醇，由骶尾部开始沿脊柱旁按摩至肩部、颈部，再继续向下按摩至骶尾部	
	用手掌大小鱼际蘸 50% 乙醇，紧贴皮肤按向心方向按摩受压处，轻重交替，多次按压	按摩 3～5min 观察患者身体变化，如果局部皮肤因受压而出现反应性充血，则停止按摩
7. 更换衣物	用浴巾擦拭干净皮肤上的乙醇；撤去浴巾，协助患者穿好上衣	过多乙醇可刺激皮肤
8. 整理用物	协助患者取舒适卧位，整理用物和床单位，洗手记录	

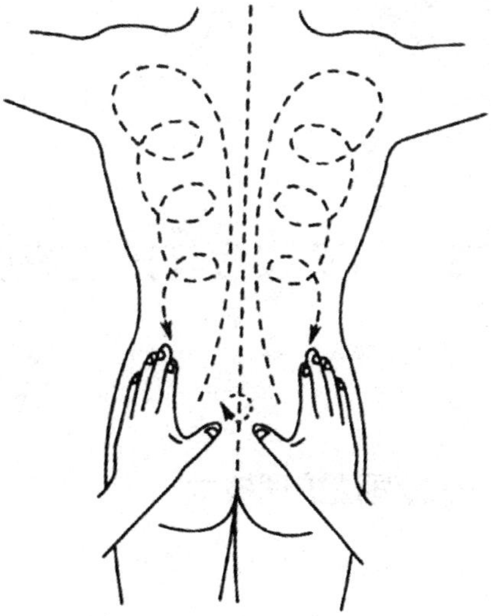

图 3-12 背部按摩法

【注意事项】

（1）操作中保护患者隐私，遮挡患者，注意保暖，避免着凉。

（2）若受压部位皮肤出现红、肿等淤血红润期表现时，则不能按摩，以防皮肤破损，引起感染，可用拇指指腹以环形动作围绕压疮周围正常皮肤处进行按揉，以增进局部皮肤的血液循环，改善缺氧。

（3）按摩时由下而上，力量由轻到重，再由重到轻，力度适中，以防损伤皮肤组织。

（4）按摩背部时注意节力原则，根据按摩部位的变化，调整身体姿势。

【评价】

（1）患者背部皮肤清洁，感觉轻松，身心愉快。

（2）患者无压疮等并发症发生。

第三节　特殊饮食与排泄护理技术

一、特殊饮食——鼻饲法护理技术

【目的】

经胃管输注食物、药物以维持患者的营养和治疗。

【适应证与禁忌证】

（1）适应证：①不能经口进食者：如各种口腔疾病的患者、昏迷患者和有其他消化疾病的患者。②不能张口的患者，例如破伤风患者。③其他患者：如早产儿、拒不进食的患者、昏迷患者、危重患者。

（2）禁忌证：①食管、胃底静脉曲张患者。②食管癌和食管梗阻患者。

【评估】

（1）核对医嘱：操作前认真核对医嘱、患者床号、姓名、饮食种类、量。

（2）患者评估：①全身状况：目前的病情，有无咀嚼、吞咽困难；食欲和进食方式、意识状态、活动能力、营养状态、鼻饲的原因及有无鼻饲经历。②局部状况：鼻腔黏膜有无肿胀、炎症、出血，有无鼻中隔偏曲、鼻息肉、活动义齿、有无食道疾患等。③心理状态：有无焦虑、悲伤或忧郁反应，对鼻饲的认识与合作程度。④健康知识：患者对自身疾病、营养知识的认知情况；对插胃管的目的及注意事项是否了解。

（3）环境评估：环境清洁，无异味，符合患者进食要求。

（4）用物评估：用物齐全，符合要求。

【计划】

（1）护士准备：衣帽整洁，洗手，戴口罩，熟悉鼻饲法及相关知识。

（2）患者准备：了解操作目的、配合方法及注意事项。

（3）用物准备：①插管用物：普通橡胶胃管，见图 3-13 或一次性硅胶胃管，见图 3-14、治疗碗或弯盘 2 个（内置镊子或血管钳 1 把、纱布 2 ～ 3 块）、压舌板、治疗巾（或患者毛巾）、一次性 20mL 注射器、一次性手套、听诊器、胶布、夹子或橡皮圈、石蜡油棉球、棉签、别针、温开水、吸管。②灌注用物：一次性 50mL 注射器、鼻饲流质饮食（38 ～ 40℃）、温开水、餐巾纸。③拔管用物：无菌弯盘 1 个（内置镊子或止血钳 1 把、纱布 3 块）、治疗巾（或患者毛巾）、棉签、松节油、一次性手套。

（4）环境准备：整洁、安静、明亮。

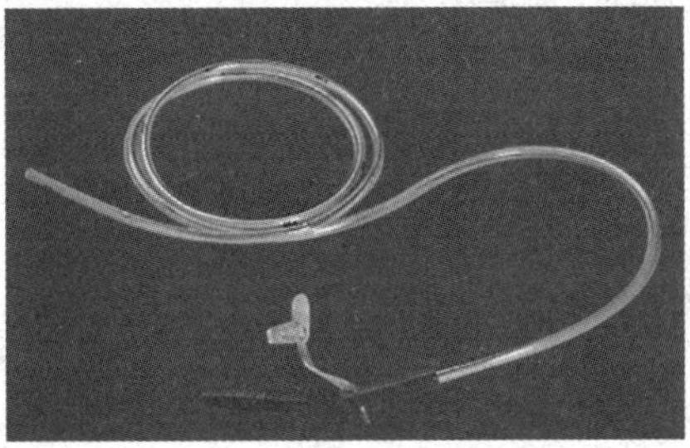

图 3-13　橡胶胃管

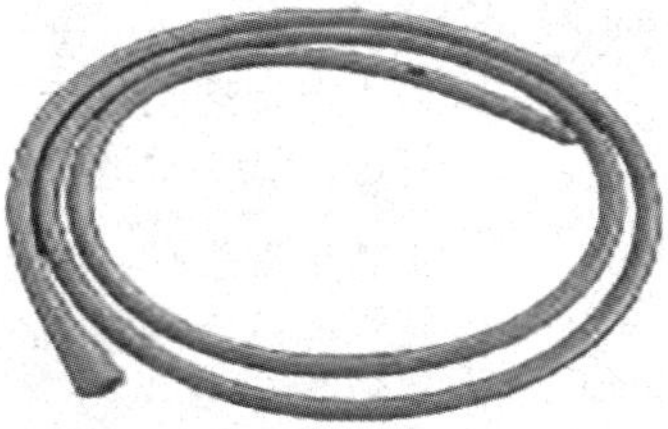

图 3-14　硅胶胃管

【**实施**】见表 3-22、表 3-23。

表 3-22　鼻饲法插管的操作流程、步骤和要点

操作流程	操作步骤	要点说明
1. 核对解释	备好用物放置到床旁备用，核对患者的床号、姓名，向患者介绍操作的目的和过程，取得患者配合	严格查对，耐心解释，取得合作
2. 安置卧位	根据患者病情调整体位，协助患者取坐位或半坐卧位，不能坐起者取平卧或右侧卧位。如戴有眼镜或活动义齿，应取下妥善放置	防止义齿脱落、误吸
3. 铺巾置盘	铺治疗巾于颌下，放置弯盘	
4. 清洁鼻腔	检查鼻腔，选择通畅一侧，用棉签清洁鼻腔	
5. 测量润滑	戴手套，测量胃管插入的长度，并做标记，润滑胃管前段 15 ～ 20cm	测量方法：成人前额发际至剑突的距离或鼻尖经耳垂至剑突的距离，约 45 ～ 55cm；小儿眉间到剑突与脐中点的距离

续表

操作流程	操作步骤	要点说明
6. 插入胃管	▲清醒患者	
	左手持纱布托住胃管，右手持镊子或止血钳夹住胃管前端，沿一侧鼻腔插入，插入14～16cm（咽喉部）时嘱患者做吞咽动作，顺势将胃管送入	动作轻稳，及时指导，无法做吞咽动作的，可饮少量温开水以助胃管进入
	▲昏迷患者	
	插管前去枕，头向后仰，见图3-15，插入约15cm（会厌部）时，将头部托起，使下颌靠近胸骨柄以增大咽喉部通道的弧度，便于胃管沿后壁滑行插入至预定长度；插管过程中遇到的情况处理：	头向后仰可避免胃管误入气管
	①若出现恶心、呕吐，暂停片刻，嘱其深呼吸或做吞咽动作，随后迅速将管插入，减轻不适 ②若出现呛咳、发绀、呼吸困难等，应立即拔管，休息缓解后重插 ③若插入不畅，应检查胃管是否盘在口中，将胃管抽回一小段，再缓缓插入	深呼吸可缓解紧张
7. 确定胃管是否在胃内	抽：用注射器能抽出胃液	仔细判断，确保无误
	听：置听诊器于患者胃部，同时用注射器快速向胃内注入10mL空气，听到气过水声	
	看：将胃管末端置于水中判断有无气泡逸出，如有大量气体逸出，表示误入气管	
8. 固定胃管	用胶布将胃管固定在鼻翼及面颊部	松紧适度，防止胃管滑出
9. 灌注流质	①注射器连接于胃管末端，每次喂食前先确认胃管在胃内，再注入少量温开水	密切观察，询问其感受
	②缓慢灌注鼻饲液或药物	
	③注毕，再灌入少量温开水清洁管腔	
10. 胃管末端处理	将胃管末端反折并用纱布包好，再用橡皮圈或夹子夹紧；或盖紧一次性胃管末端胶塞。用别针将胃管固定在患者衣服肩膀处或枕旁	告知注意事项
11. 整理归位	协助患者取舒适卧位，尽量保持原位20～30min，整理床单位，清理用物	保持床单位整洁
12. 洗手记录	鼻饲液的时间、种类、量以及患者的反应	

表 3-23　鼻饲法拔管的操作流程、步骤和要点

操作流程	操作步骤	要点说明
1. 核对解释	携用物至床旁，核对床号、姓名，告知拔管原因	严格查对，耐心解释
2. 铺巾置盘	铺治疗巾、置弯盘于颌下，最后一次喂食毕，夹紧胃管末端置弯盘内，揭去固定的胶布	
3. 呼气拔管	戴手套，用纱布包裹近鼻孔处的胃管，嘱患者深呼吸，在其呼气时拔管，边拔边用纱布擦胃管，至咽喉处快速拔出	动作轻稳，关心体贴 避免管内残留液体滴入气管
4. 清洁整理	置胃管于弯盘中，移出患者视线外。清洁口、鼻、面部，必要时用松节油擦去胶布痕迹，协助漱口，取舒适卧位。整理床单被子，清洁用物	保持床单整洁
5. 洗手记录	洗手，记录拔管的时间和患者的反应	规范、及时、准确

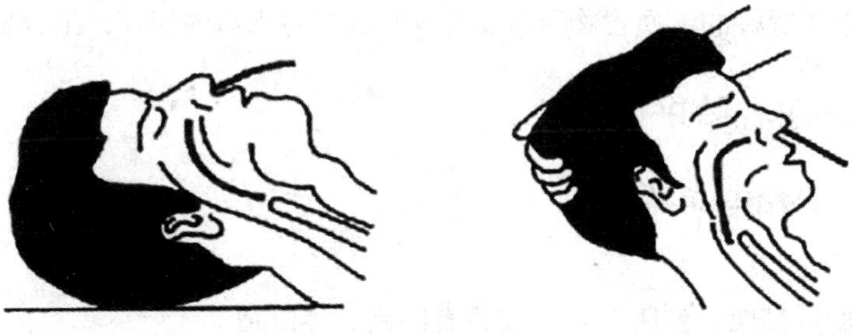
插管前头向后仰

抬高头部增大
咽喉部通道的弧度

图 3-15　昏迷患者插管

【评价】

（1）患者理解插管意义并能主动配合。

（2）护士操作方法正确，动作轻、稳，无黏膜损伤出血及其他并发症。

（3）管饲饮食清洁，灌注的量、速度和温度适宜，能保证患者的营养和治疗需要。

（4）拔管后患者无不适反应。

【注意事项】

（1）操作前了解患者的病情、意识状态、活动能力及鼻腔的局部情况，如有无黏膜肿胀、炎症、鼻息肉、鼻甲肥大、鼻中隔偏曲。如有鼻腔疾患，应

选择健侧。插管前与患者沟通，取得配合。插管时动作轻柔，注意插管的方向以及解剖位置，以免损伤鼻腔和食管黏膜。

（2）每次灌食前应确定胃管在胃内，并回抽了解胃管是否通畅及有无胃潴留；每次鼻饲液量不超过200mL，间隔时间不少于2h；药物应先研碎溶解后再注入；避免注入速度过快，避免鼻饲液过冷或过热，避免注入过多空气；新鲜果汁应与乳液分别注入，防止产生凝块。

（3）置管期间，应加强局部护理，如给予口腔护理2次/d，鼻饲用物每日更换消毒等。

（4）橡胶胃管一般每周更换1次，硅胶胃管每月更换1次，聚氨酯胃管放置时间可长达2月。

（5）完成最后一天进食后，再更换胃管。在次日清晨进食前再从另一侧鼻腔插入，预计需置管四周以上者，宜选择胃造瘘或空肠造瘘。

（6）已配置好的流质食物应放置在4℃以下的冰箱内保存，在24h内用完。

二、协助排便的护理技术

（一）大量不保留灌肠术

【目的】

（1）促进排便，预防便秘，使患者感到身体舒适。

（2）清洁肠道，为手前做准备。

（3）灌入低温溶液，有利于降温降热，预防中暑。

（4）稀释并清除肠道内的毒物，以减轻中毒。

【评估】

（1）患者的年龄、病情、意识状态、排便情况。

（2）患者的心理反应，自理能力及合作程度。

（3）患者肛门部位的皮肤、黏膜状况。

【计划】

（1）护士准备：衣帽整洁，洗手，戴口罩。

（2）患者准备：患者提前了解灌肠的目的、意义、配合方法及注意事项。指导或协助患者清洗会阴。

（3）用物准备：①治疗盘内备：灌肠筒1套（橡胶管及玻璃接管的全长

是 120cm）或一次性肠道冲洗袋、肛管（24～26 号）、润滑剂、血管钳（或液体调节器）、棉签、弯盘、水温计、卫生纸、手套 1 双、橡胶单及治疗巾（或一次性治疗巾）。②灌肠溶液：常用 0.1%～0.2%的肥皂液、生理盐水。溶液温度通常为 39～41℃，降温时温度要保持在 28～32℃，中暑后用 4℃生理盐水。成人每次用量为 500～1000mL，小儿约 200～500mL。③其他：便盆、便盆巾、输液架、生活垃圾桶及医用垃圾桶。

（4）环境准备：调节适宜的室温，关闭门窗，屏风遮挡。

【实施】见表 3-24。

表 3-24　大量不保留灌肠术的操作流程、步骤和要点

操作流程	操作步骤	要点说明
1. 核对、解释	备齐用物，放置到床旁备用，核对患者床号、姓名，确认患者信息无误之后，向患者介绍操作目的和过程，取得患者的积极配合	确认患者，避免差错 消除紧张恐惧心理，取得合作
2. 安置体位	①提前让患者排尿，关闭门窗，用屏风遮挡	保护患者隐私
	②为患者调整成左侧卧位，双膝弯曲，将臀部移近床沿，脱裤至膝部，盖好被子，只露出患者的臀部，把橡胶单和无菌治疗巾垫于患者臀下，把弯盘放置于臀边一侧，如果是排便不能控制的患者可取仰卧位，臀下置便盆	该体位使乙状结肠、降结肠处于下方，利用重力作用使灌肠液顺利流入乙状结肠和降结肠
	③挂灌肠筒于输液架上，筒内液面距肛门约 40～60cm 的距离，见图 3-16	压力过大，液体流入速度过快，不易保留，而且易造成肠道损伤
3. 接管排气	戴手套，润滑肛管前端，连接肛管，排尽管内气体，夹管	排气后插管防止气体进入直肠
4. 插管灌液	①左手分开臀部，露出肛门，让患者做深呼吸动作，右手持肛管轻轻插入直肠 7～10cm（小儿约 4～7cm）	使肛门括约肌松弛以利插管
	②观察管内液体下流情况，若液体流入受阻，可前后旋转移动肛管或挤捏肛管使其顺畅；询问患者的感受，如患者感到腹胀，有便意，应该让患者进行深呼吸动作，放松腹肌并降低灌肠筒的高度，减慢流速或夹管，暂停灌肠 30s，再缓慢进行灌肠	如插入受阻，可退出少许，旋转再插 使阻塞肛管孔的粪块脱落 使患者放松，减轻腹压 如患者出现面色苍白、出冷汗、剧烈腹痛、心慌气急、脉速，应立即停止灌肠并报告医生
	③固定肛管，松血管钳或打开液体调节器，使溶液缓缓流入，待液体即将流完时，夹紧血管钳或关调节器	

续表

操作流程	操作步骤	要点说明
5. 拔管、嘱咐	用卫生纸包住肛管，轻轻拔出置于弯盘中，擦净肛门，脱手套，协助患者调整舒适卧位，让患者尽可能保留 5～10min 后再排便	以利粪便充分软化，容易排出 降温灌肠应保留 30min，排便 30min 后，测量体温并记录
6. 协助排便	提供便盆，协助排便；撤去橡胶单和治疗巾	
7. 整理与记录	整理床单位，清理用物，开窗通风换气	保持病房的整齐，去除异味
	观察大便性质、颜色、量，必要时留取标本送检	
	将呼叫器置于患者易取处，向其交代注意事项，如有异常情况及时呼叫	
	洗手，取下口罩	
	记录结果	如灌肠后排便一次，记为 1/E；灌肠后无排便记为 0/E；自行排便 1 次，灌肠后又排便 1 次记为 $1^1/E$

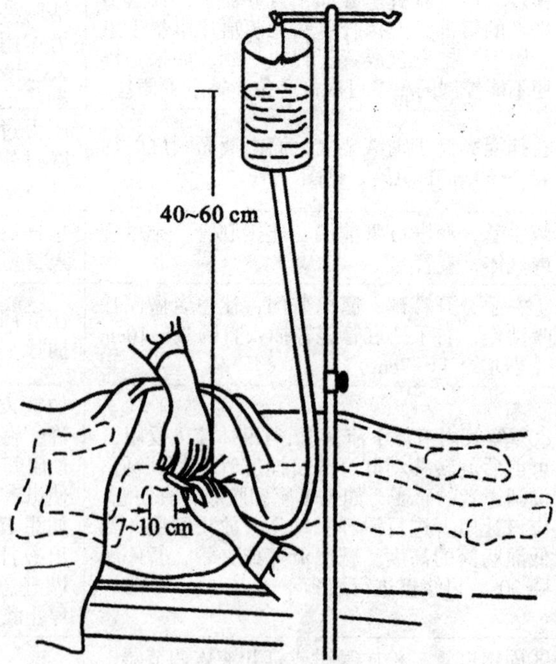

图 3-16　大量不保留灌肠术

【评价】

(1)患者排出肠道积气、大便,发热患者体温较前有所下降,自述感觉舒适。

(2)护士操作方法正确、熟练,关心、体贴患者。

(3)护患沟通有效,患者积极配合,操作顺利,达到了灌肠的目的。

【注意事项】

(1)严重心血管疾病、妊娠、急腹症、消化道出血等患者禁忌灌肠。

(2)操作中注意维护患者自尊,尽量少暴露患者,并防止受凉。

(3)操作中注意观察灌肠筒内液面下降情况,如溶液流入受阻,可能是粪块堵塞肛管口,可稍转动肛管或挤捏肛管;严密观察患者反应并倾听患者主诉,如患者感觉腹胀或有便意,可适当地降低灌肠筒高度,以减慢流速,或者暂停让患者进行深呼吸,有利于放松腹肌,降低腹压;如果患者感到严重不适,甚至引起了剧烈腹痛、面色苍白等反应,应立即停止灌肠,及时通知医生并做好护理。

(4)遵医嘱准备灌肠溶液,注意溶液的量、温度、浓度。伤寒患者灌肠的溶液量不能超过500mL,且灌肠筒内液面距肛门的距离在30cm以内;充血性心力衰竭和水钠潴留的患者禁用生理盐水灌肠;为减少氨的产生与吸收,肝昏迷患者禁用肥皂液灌肠。

(5)降温灌肠后嘱患者保留30min后再排便,排便后30min再次测量体温并做好记录。

(二)小量不保留灌肠术

【目的】

为年老体弱的患者、小儿、保胎孕妇及腹部或盆腔手术后的患者软化粪便,解除便秘,排出肠道积气,减轻腹胀。

【评估】

同大量不保留灌肠术。

【计划】

(1)护士准备:衣帽整洁,洗手,戴口罩。

(2)患者准备:患者应该提前了解灌肠的目的、意义,明确注意事项,积极配合工作人员。

(3)用物准备:①治疗盘内备:注洗器、小容量灌肠筒、肛管(20～22号)、温开水5～10mL,其余同大量不保留灌肠术。②灌肠溶液:"1、2、3"溶液(50%硫酸镁30mL、甘油60mL、温开水90mL);甘油或液体石腊50mL加等量的温开水，溶液温度为38℃。临床上现使用一次性甘油灌肠剂灌肠，用于解除患者便秘或某些术前清洁灌肠。甘油灌肠剂的主要成分是甘油，剂量110mL，其结构和使用方法类似于开塞露。③其他：便盆、便盆巾、输液架、生活垃圾桶及医用垃圾桶。

（4）环境准备：调节室温，关闭门窗，屏风遮挡。

【**实施**】见表3-25。

表3-25　小量不保留灌肠术的操作流程、步骤和要点

操作流程	操作步骤	要点说明
1. 准备	按医嘱配制好灌肠液	
2. 核对解释	备齐用物，放置到床旁备用，核对患者床号、姓名，确认无误后，向患者介绍操作的目的和过程，嘱咐患者提前排尿，取得患者配合 关闭门窗，屏风遮挡	同大量不保留灌肠
3. 安置卧位	协助患者取左侧卧位，双膝弯曲，将臀部移近床沿，脱裤至膝部，暴露臀部，盖好盖被防止着凉，把橡胶单和无菌治疗巾垫于臀下，将弯盘放置于臀部一侧	该体位可借重力作用使液体容易流入乙状结肠和降结肠
4. 接管排气	戴好无菌手套，用注洗器抽取溶液，连接肛管，或将小容量灌肠筒挂于输液架上润滑肛管前端，排净肛管内的空气，排气后夹紧肛管	
5. 插管灌液	同大量不保留灌肠术，将肛管插入直肠7～10cm后松夹，注入灌肠液，全部注入之后夹管，取出注洗器抽吸溶液，松夹后继续灌入，同样的方法反复操作，直至溶液注完，见图3-17	
6. 注温开水	注入温开水5～10mL，抬高肛管末端，使管内液体全部流入	
7. 拔管嘱咐	肛管末端用血管钳夹住，避免液体流出，用卫生纸包住肛管，轻轻拔出，置于弯盘内，擦净肛门，脱去手套，嘱患者平卧，尽量保留溶液10～20min再行排便	灌肠液有足够的作用时间，以软化粪便
8. 协助排便	同大量不保留灌肠术	
9. 整理记录	同大量不保留灌肠术	

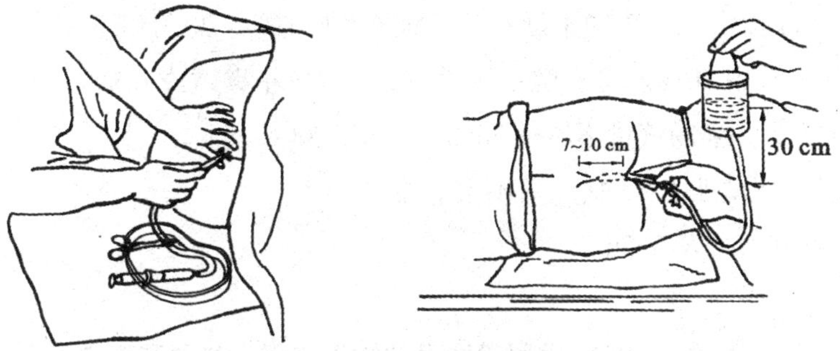

患者取左侧卧位，垫橡胶单
及治疗巾于臀下，弯盘置于臀边

肛管插入直肠 7 ～ 10cm；
筒内液面距肛门不得超过 30cm

图 3-17　小量不保留灌肠术

【评价】

（1）患者排出肠道积气、粪便，自述感觉舒适，未引起患者其他不适症状。

（2）护士操作方法正确、熟练，关心、体贴患者。

（3）护患沟通有效，患者积极配合，操作顺利，达到了灌肠的目的。

【注意事项】

（1）灌肠液注入的速度不宜太快，否则易引起排便反射。

（2）每次抽吸灌肠液时，为了防止空气进入患者的肠道，导致腹部胀气，应夹住肛管。

（3）如用小容量灌肠筒，则筒内液面距肛门的距离不超过 30cm。

（三）保留灌肠术

【目的】

（1）用于镇静、催眠。

（2）治疗肠道内感染。

【评估】

（1）患者的病情、意识状态、肠道病变的性质及部位、排便状况。

（2）患者的心理反应及合作程度。

（3）患者肛周的皮肤、黏膜状况。

【计划】

（1）护士准备：衣帽整洁，洗手，戴口罩。

（2）患者准备：患者了解保留灌肠的目的、过程和意义，明确灌肠的注意事项，积极配合工作人员。

（3）用物准备：①同小量不保留灌肠术（肛管备20号以下）。②常用溶液：镇静催眠常用10%水合氯醛；肠道感染用2%小檗碱或0.5%～1%新霉素或其他抗生素，灌肠液量不超过200mL，温度38℃。

（4）环境准备：同小量不保留灌肠术。

【实施】见表3-26。

表3-26　保留灌肠术的操作流程、步骤和要点

操作流程	操作步骤	要点说明
1. 准备	按医嘱备药	
2. 核对解释	携用物至床旁，核对患者床号、姓名，无误后，解释操作目的和过程	
3. 安置卧位	协助患者调整卧位。慢性细菌性痢疾患者取左侧卧位，阿米巴痢疾患者取右侧卧位	因其病变部位在直肠或乙状结肠 因其病变部位多在回盲部
	臀部移近床沿，脱裤至膝部，用软枕抬高臀部10cm，臀下垫治疗巾和橡胶单，将弯盘放置到臀旁一侧	防止药液溢出
4. 接管排气	戴好无菌手套，用注洗器抽取药液，连接肛管，润滑肛管前端，排净管内空气，夹管	
5. 插管灌液	左手轻轻分开臀部，露出肛门，右手持管轻轻插入直肠10～15cm，然后固定好肛管，松夹，缓缓注入药液，最后注入5～10mL温开水，并抬高肛管末端，夹管	
6. 拔管嘱咐	用清洁的卫生纸包住肛管，轻轻拔出，擦拭肛门，轻轻按揉肛门处，脱掉手套，将卫生纸和手套放置到弯盘内，帮助患者调整体位，尽量做到舒适自然，叮嘱患者尽量忍耐，使药液保留1h以上	使药液充分被吸收，达到最好的治疗效果
7. 整理记录	洗手，取下口罩，做好记录	

【评价】

（1）患者及家属认识保留灌肠的意义，能配合操作，达到了灌肠的目的。

（2）护士操作熟练，灌肠筒的高度、肛管插入的深度、注入药液的速度合适。

（3）护患沟通有效，患者及家属均满意，获得了护士介绍的相关知识，疾病症状减轻。

【注意事项】

（1）评估患者，了解灌肠的目的和病变部位，以便灌肠时选择合适的卧位。

（2）灌肠前嘱咐患者排尿、排便，提前准备好灌肠时用物，向患者介绍灌肠的操作过程，选择的肛管要细，插管要深，液量要少，压力要低（液面距肛门不超过 30cm），这样方便药物在肠腔内保留的时间更长，有效促进肠黏膜吸收。

（3）肠道感染的患者，晚上睡眠前灌肠更有易于药物的保留吸收，因此时患者的活动量小。

（4）肠道术后和各种原因导致的大小便失禁的患者，不宜进行保留灌肠。

（四）清洁灌肠术

【目的】

彻底清除滞留在结肠中的粪便，为直肠、结肠检查和手术前做肠道准备。

【评估】

同大量不保留灌肠术。

【计划】

同大量不保留灌肠术。

【实施】

同大量不保留灌肠术，第一次可以用肥皂液，浓度为 0.1%～0.2%，之后再使用生理盐水，反复清洁，直至排出的液体清洁无粪质为止。注意灌肠时压力要低，液面距肛门高度不超过 40cm，每次灌肠后让患者稍休息片刻。临床上现在常用一次性无菌灌肠器代替灌肠筒进行各种灌肠。

【评价】

（1）患者肠道清洁，未述其他不适感觉。

（2）护士操作方法正确、熟练，关心、体贴患者。

（3）护患沟通有效，患者积极配合，操作顺利，达到了灌肠的目的。

【注意事项】

同大量不保留灌肠术。

（五）口服高渗溶液清洁肠道

高渗溶液使肠道处于高渗状态，提高肠腔内的水分的含量，从而达到软化粪便目的，进而刺激肠蠕动，加速排便，起到清洁肠道的作用。口服高渗溶液适用于直肠、结肠检查和手术前肠道准备。

常用方法

（1）甘露醇法：口服甘露醇溶液 1500mL（20%甘露醇 500mL 和 5%葡萄

糖 1000mL 混匀），一般服后 15 ～ 20min 即反复自行排便。

（2）硫酸镁法：口服 25%硫酸镁 200mL（50%硫酸镁 100mL 加 5%葡萄糖盐水 100mL），然后再口服温开水 1000mL，一般服后 15 ～ 30min 即反复自行排便。

（六）简易通便术

简易通便术是一种采用通便剂协助患者排便的简单、经济的技术。

【目的】

协助患者缓解便秘，促进患者排便。

【评估】

（1）患者的病情、意识状态及排便状态。

（2）患者的心理反应及自理能力。

【计划】

（1）护士准备：衣帽整洁，洗手，戴口罩。

（2）患者准备：患者和家属了解简易通便术的目的、过程及注意事项。

（3）用物准备：开塞露（用 50%甘油或山梨醇制成，成人用量为 20mL，小儿用量为 10mL）或甘油栓（用甘油和明胶制成的栓剂），手套（或纱布），卫生纸，生活垃圾桶及医用垃圾桶。

（4）环境准备：注意隐蔽性及保暖。

【实施】见表 3-27。

表 3-27　简易通便术的操作流程、步骤和要点

操作流程	操作步骤	要点说明
1. 核对、解释	携用物至床旁，核对患者床号、姓名，无误后，解释操作目的和过程	
2. 安置体位	助患者取左侧卧位，暴露肛门	
3. 使用通便剂	▲开塞露	
	拧开开塞露外盖，挤出少许液体润滑肛门周围	剪开处应尽量光滑，无锐角
	让患者按要求多做排便动作，有利于肛门括约肌放松，将开塞露的前端轻轻插入肛门，将所有药液全部挤入直肠内，见图 3-18	药液量：成人 20mL，小儿 10mL
	▲甘油栓	
	戴手套或用纱布垫手，捏住甘油栓底部轻轻插入肛门至直肠，并抵住肛门处轻轻按揉，见图 3-19，脱手套	必须插在肛门内括约肌以上，并确定栓剂靠在直肠黏膜上；若插入粪块，则不起作用

续表

操作流程	操作步骤	要点说明
4. 整理与嘱咐	整理床单位，嘱患者尽量忍耐 5～10min 后再排便，安置患者，将呼叫器置于易取处，交代注意事项，如有异常及时呼叫	
5. 洗手记录	洗手，取下口罩，记录	

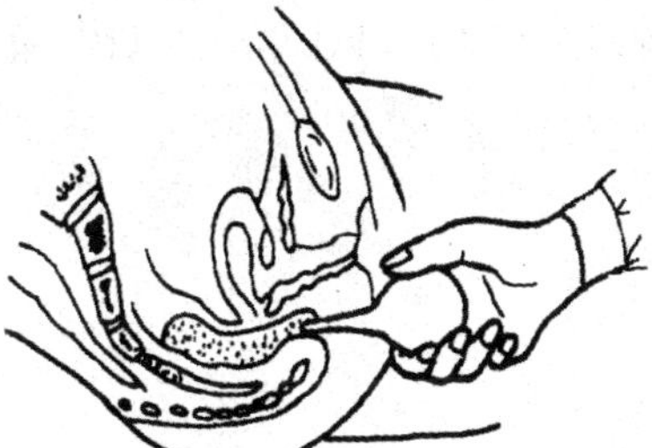

图 3-18　开塞露通便术

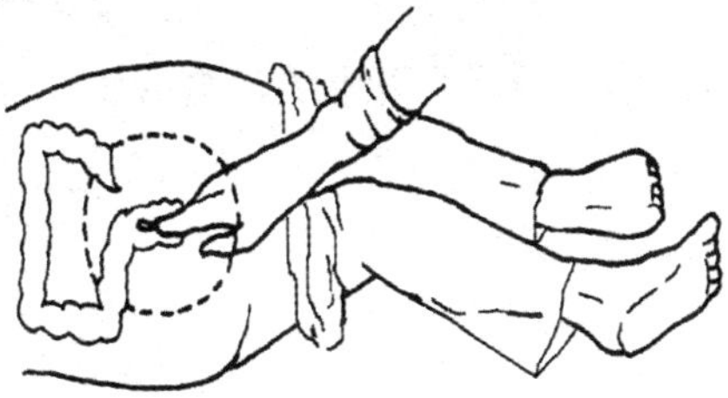

图 3-19　甘油栓通便术

【评价】

（1）患者了解操作目的，有效配合，便秘解除。

（2）护士操作正确，关心、体贴患者。

（3）护患沟通有效，患者及家属获得预防便秘的相关知识。

【注意事项】

插入通便剂时动作应轻柔，以免损伤直肠黏膜。

（七）按摩通便术

（1）目的：通过按摩腹部，刺激肠蠕动，促进排便。

（2）方法：用右手示、中、环指稍用力按压腹部，自右下腹盲肠部开始，依结肠蠕动方向，经升结肠、横结肠、降结肠、乙状结肠做环形按摩，或在乙状结肠部由近心端向远心端做环形按摩，每次 5 ～ 10min，每日 2 次，可由护士操作或指导患者自己进行。

（八）人工取便术

【目的】

人工取便术是用手指插入直肠，破碎并取出嵌顿粪便的方法。常用于粪便嵌塞的患者采用灌肠等通便术无效时，以解除患者痛苦。

【评估】

（1）患者的病情、意识状态及排便状态。

（2）患者的心理反应及自理能力。

【计划】

（1）护士准备：衣帽整洁，洗手，戴口罩。

（2）患者准备：患者和家属了解人工取便术的目的、过程及注意事项。

（3）用物准备：润滑剂，2%利多卡因，手套（或纱布），弯盘，尿垫，治疗巾，便器，卫生纸，生活垃圾桶及医用垃圾桶。

（4）环境准备：注意隐蔽性及保暖。

【实施】见表 3-28。

表 3-28　人工取便术的操作流程、步骤和要点

操作流程	操作步骤	要点说明
1. 核对解释	携用物至床旁，核对患者床号、姓名，无误后，解释操作目的和过程	
2. 安置卧位	关闭门窗，用屏风遮挡患者	保暖，维护患者自尊，使之精神松弛
	帮助患者取左侧卧位，双腿屈曲背向护士	便于护士操作
	用毛毯遮盖患者，暴露肛门	保暖，维护患者自尊
	患者臀下垫尿垫，便器放置在床旁	保持床单清洁
3. 局部麻醉	戴上清洁的手套，在右手示指端倒 1～2mL 的 2%利多卡因，插入肛门停留 5min	人工取便可引起疼痛，利多卡因对肛管和直肠起麻醉作用
4. 人工取便	右手示指指套上涂以润滑油	勿使用器械掏取粪便，以免损伤肠黏膜
	嘱患者张口呼吸，轻轻插入肛门，沿着直肠壁进入直肠	避免直肠黏膜的损伤，使刺激降至最小
	手指轻轻摩擦，碾松粪块，取出粪块，放入便器，反复进行	动作轻柔，避免损伤肠黏膜或引起肛周水肿
	取便过程中注意观察患者的生命体征和反应，如发现面色苍白、出汗、疲惫等表现，应暂停，休息片刻	若患者心率明显下降或节律改变，应立即停止操作
5. 取便后	取便毕，清洗且擦干肛门和臀部，病情允许可行热水坐浴	促进局部血液循环，减轻疼痛
6. 整理记录	整理消毒用物，洗手，取下口罩，做好记录	防止病原微生物传播

（九）肛管排气法

将肛管从肛门插入到直肠，协助患者排出肠内积气的技术。

【目的】

帮助患者排出肠腔积气，缓解腹胀症状。

【评估】

（1）患者的病情、意识状态及肠胀气情况。

（2）患者的心理反应及合作程度。

【计划】

（1）护士准备：衣帽整洁，洗手，戴口罩。

（2）患者准备：患者和家属了解肛管排气术的目的、过程及注意事项。

（3）用物准备：①治疗盘内备：肛管（26 号）、玻璃接管、橡胶管、玻璃瓶（内盛水 3/4 满）、瓶口系带、润滑剂、棉签、胶布（1cm × 15cm）、别针、卫生纸、弯盘、手套。②治疗车下层备生活垃圾桶及医用垃圾桶。

（4）环境准备：关闭门窗，屏风遮挡患者，调节室温。

【实施】见表 3-29。

表 3-29　肛管排气术的操作流程、步骤和要点

操作流程	操作步骤	要点说明
1. 准备	将玻璃瓶口系带	
2. 核对解释	备齐用物，按顺序放置在床旁，核对患者床号、姓名，确认信息无误后，向患者介绍操作目的和过程，取得患者积极配合	
3. 安置卧位	协助患者取侧卧位或仰卧位，注意屏风遮挡患者，仅露出肛门	
	将瓶放置到床边	
4. 系瓶连管	戴好无菌手套，橡胶管一端和肛管相接，另一端插入玻璃瓶内，确保末端要在液面以下	防止空气进入肠道，引起腹胀，同时便于观察患者，记录气体排出情况
5. 插管固定	用润滑棉签润滑肛管前端，左手轻轻分开臀部，露出肛门，右手持肛管轻轻插入直肠 15 ～ 18cm，然后用胶布固定好，见图 3-20	注意留出足够翻身的长度
	将橡胶管用别针固定在床单上	

续表

操作流程	操作步骤	要点说明
6. 观察	观察排气情况，如瓶中有气泡逸出，说明有气体排出，如瓶中无气泡逸出或气泡很少，说明排气不畅	长时间留置肛管，会降低肛门括约肌的反应，甚至导致肛门括约肌永久性松弛
	保留肛管不超过 20min	
7. 拔管	拔出肛管，擦净肛门，脱手套	
8. 整理嘱咐	整理床单位，清理用物	
	安置患者，将呼叫器置于易取处，交代注意事项，如有异常及时呼叫	
9. 洗手记录	洗手，取下口罩，记录排气时间及排气效果	

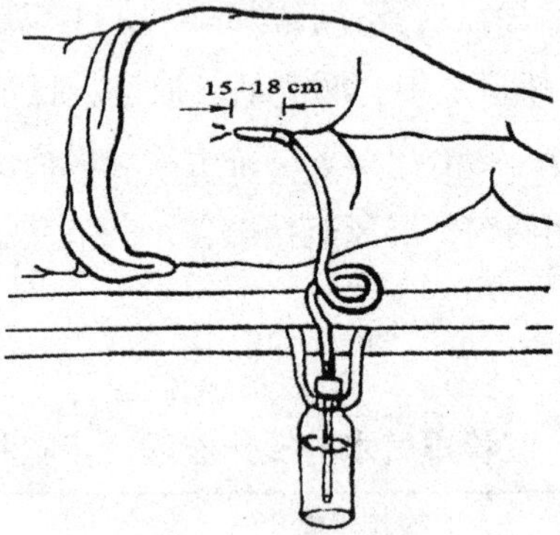

图 3-20　肛管排气术

【评价】

（1）患者了解操作目的，有效配合，腹胀减轻。

（2）护士操作正确，肛管按时拔出，操作中贯穿健康教育。

（3）护患沟通有效，患者及家属满意，患者掌握了预防肠胀气的保健知识。

【注意事项】

（1）及时了解患者的排气情况，协助患者调整卧位，帮助患者按摩腹部，预防腹部胀气，并及时记录患者的排气情况。

（2）通常情况下，肛管保留不宜超过 20min，如果留置肛管时间过长，可能会影响肛门括约肌反应，严重情况下可能导致肛门括约肌永久性松弛。根据治疗需求，2～3h 后再进行一次插管排气。

三、协助排尿的护理技术

（一）导尿术

在无菌技术操作下，将导尿管从尿道插入膀胱引流尿液，协助患者排尿的一种方法。

【目的】

（1）为尿潴留患者引流尿液，协助患者排尿。

（2）引流未被污染的尿标本做细菌培养，了解患者实际的膀胱情况，协助临床诊断。

（3）为膀胱肿瘤患者进行膀胱化疗。

【评估】

（1）患者的病情、年龄、性别、意识状态。

（2）患者的心理状态、自理能力及对导尿术的认识。

（3）患者的膀胱充盈度及会阴部皮肤情况。

【计划】

（1）护士准备：衣帽整洁，洗手，戴口罩。

（2）患者准备：患者和家属了解导尿的目的、意义、过程和注意事项。指导或协助患者清洗会阴。

（3）用物准备：①无菌导尿包：内有治疗碗或弯盘 2 个，血管钳 2 把，粗细不同的导尿管各 1 根，小药杯 1 个（内盛 4 个棉球），润滑油棉球瓶 1 个，标本瓶 1 个，洞巾 1 块，治疗巾 1 块。②外阴初次消毒用物：治疗碗 1 个（内盛消毒液棉球 10 余个、血管钳或镊子 1 把），弯盘 1 个，手套 1 只或指套 2 只。③一次性导尿包内物品：托盘 2 只、镊子 3 把、0.5% 活力碘棉球 2 袋、石蜡油棉球 1 袋、手套 2 双、气囊（佛雷氏）导尿管 1 根、洞巾 1 块、20mL 一次性注射器内盛生理盐水 10mL、纱布、集尿袋一只、无菌标本瓶 1 个、弯盘，见图 3-21。④其他：无菌持物钳和容器 1 套，无菌手套 1 双，消毒溶液，小橡胶单和治疗巾，便盆及便盆巾，大浴巾，屏风。男患者需另备无菌纱布罐 1 个。⑤治疗车下层备生活垃圾桶及医用垃圾桶。

（4）环境准备：酌情关闭门窗，屏风遮挡患者。

【实施】见表 3-30。

表 3-30　导尿术的操作流程、步骤和要点

操作流程	操作步骤	要点说明
	▲女性患者导尿术	
1. 核对解释	护士携用物至患者床旁，核对并解释操作的目的和配合要点	通过解释，减轻患者的紧张心理，取得患者配合
2. 环境准备	关紧门窗，屏风遮挡，让患者配合清洗外阴（能自理患者嘱其自行清洗）	保护患者隐私，床上清洗时避免衣被弄湿
3. 安置卧位	护士提前准备便盆，放到床尾凳上。护士站在患者一侧，掀起床尾的盖被，脱去患者对侧的裤腿，脱去的裤腿盖章在近侧腿上并盖上浴巾，用盖被遮盖对侧腿，做好保暖。同时，帮助患者取仰卧屈膝位，两腿稍微弯曲，向外展，露出外阴，并将橡胶单和无菌治疗巾垫在患者臀下方	尽量减少患者的暴露，避免患者受凉
4. 初次消毒	在患者会阴处放置弯盘和治疗碗，左手戴好无菌手套，右手持血管钳夹住碘伏棉球，轻轻擦拭阴阜、大阴唇以及两侧大小阴唇之间褶皱处。左手轻轻分开大阴唇，露出小阴唇和尿道口，用右手轻轻擦拭，使用过的污棉球放置到弯盘内，然后将弯盘、治疗碗统一移至床尾，远离无菌区	每个棉球限用一次，消毒顺序由外向内，自上而下，先对侧后近侧，分别是阴阜、两侧大阴唇、两侧大小阴唇之间褶皱处、两侧小阴唇及尿道口
5. 开包倒液	准备好用物并按顺序放置好，打开导尿包，戴好无菌手套，铺好洞巾，此时洞巾、内层包布相连构成一无菌区，用润滑油棉球润滑导尿管的前端，并按操作顺序整理好其他用物	嘱患者保持安置的体位，避免污染无菌区域
6. 再次消毒	用左手轻轻分开大阴唇，暴露小阴唇和尿道口，右手持血管钳夹住消毒棉球，轻轻擦拭尿道口、对侧小阴唇、近侧小阴唇、尿道口。再将使用过的污棉球放置到弯盘内，远离无菌区。 注意左手需持续固定小阴唇，不得松手	由内－外－内，自上而下依次消毒，每个棉球限用一次 松手会导致消毒后的尿道口污染
7. 插管导尿	嘱患者缓慢深呼吸，右手将弯盘移至近会阴处，用血管钳夹住导尿管前端，对准尿道口轻轻插入 4～6cm，等待尿液流出后再插入 1～2cm 左右 左手松开小阴唇，固定好导尿管，将导尿管的末端放置到弯盘内，尿液流满后第一时间夹住导尿管末端，再将尿液倒入便盆之中。此外，如需作尿培养，用无菌标本瓶或无菌试管，留取患者 5mL 的中段尿液，盖好瓶盖，贴好标签	插管动作轻柔，注意观察患者的反应，询问患者的感受，与患者多沟通交流，对待特殊的老年女性，尤其应该注意观察

续表

操作流程	操作步骤	要点说明
8. 拔导尿管	患者结束导尿后，用无菌持物钳夹住导尿管末端，轻轻拔出，将导尿管和手套放到弯盘内，撤下洞巾，擦拭外阴，撤下导尿包、橡胶单和治疗巾，放置于治疗车下层	
9. 整理记录	协助患者穿好裤子，整理好被子和床单，清理用物，给患者测量尿量，留取尿标本，贴好标签后送检，洗手，记录	尿标本要及时送检，以防变质
	▲男性患者导尿术	
1. 核对解释	同女患者导尿	
2. 环境准备	同女患者导尿	
3. 安置卧位	协助患者仰卧，两腿平放略分开，暴露会阴部，垫上小橡胶单和治疗巾于会阴下方	
4. 初次消毒	首先左手戴好无菌手套，右手持血管钳将消毒棉球夹紧，轻轻擦拭阴阜、阴茎阴囊。然后用无菌纱布裹住阴茎，将包皮向后推，露出尿道口，轻轻擦拭尿道口、龟头及冠状沟，反复清洁皮肤褶皱处，将使用过的污棉球、手套统一放置到弯盘内，移至床尾，远离无菌区	从阴茎根部向尿道口方向消毒，每个棉球消毒一次，包皮和冠状沟注意仔细擦洗，以防感染
5. 开包倒液	打开导尿包，倒消毒液，铺洞巾，润滑导尿管前端	
6. 再次消毒	戴好无菌手套，左手用无菌纱布裹住阴茎，将包皮后推露出尿道口。然后拿消毒棉球，轻轻擦拭尿道口、龟头及冠状沟，反复清洁皮肤褶皱处，按规定将使用过的棉球放入污桶内，远离无菌区	由内向外，消毒尿道口时稍停留一下，待消毒液与尿道口黏膜充分接触达到消毒效果，每个棉球消毒一次
7. 插管导尿	左手将患者阴茎稍微提起，与腹壁成60° 角，右手将弯盘置会阴处，用另一血管钳夹持导尿管前端，对准尿道口轻轻插入，深度大约为20～22cm，观察等待尿液流出后，再轻轻插入约1～2cm，询问患者的感受，并根据患者情况固定导尿管，导尿管末端放在弯盘内，使尿液流入弯盘，此外，如需作尿标本培养，用无菌标本瓶或无菌试管留取5mL的中段尿液，盖好瓶盖，放置在合适位置	消除耻骨前弯，使导尿管顺利插入嘱患者深呼吸，以减轻尿道括约肌紧张，插管动作轻柔，切勿用力过大或过快而损伤尿道黏膜
8. 拔导尿管	同女患者导尿	
9. 整理记录	同女患者导尿	

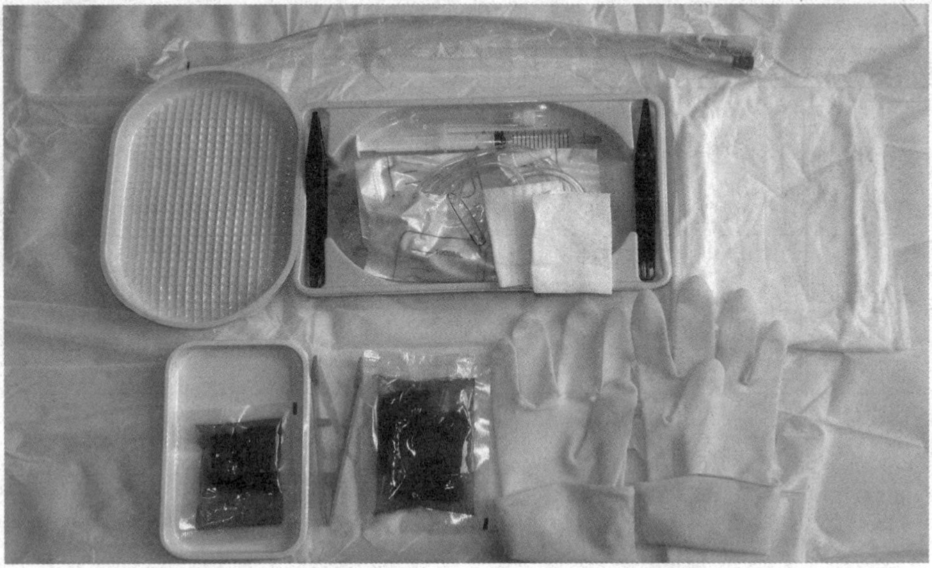

图 3-21　一次性导尿包

【评价】

（1）患者痛苦减轻或消失，感觉舒适、安全。

（2）护士操作方法正确，符合无菌操作要求，达到导尿目的。

（3）护患沟通有效，患者积极配合护士，护士也保护了患者的自尊，满足了患者生理需要。

【注意事项】

（1）严格无菌技术操作，未使用的无菌物品必须保持无菌，防止尿路感染。

（2）耐心解释，保护患者隐私，操作环境要注意遮挡。

（3）选择光滑的尿道管，粗细要适宜，以免对患者尿道黏膜造成损伤。

（4）为女性患者（特别是高龄女性）留置导尿管时，若导管不小心插入阴道，需及时更换导管再重新插管。

（5）在为男性患者进行导尿的过程中，如果出现因为膀胱颈部肌肉收缩引起的阻力，可稍作停顿，让患者先做一个深呼吸，然后再慢慢地插入，不可用力过猛导致患者尿道黏膜造成伤害，给患者带来痛苦。

（6）对于极度虚弱和膀胱过度充盈的患者，第一次放尿不能超过 1000mL。因一次排出大量尿液，可能会导致腹内压迅速降低，进而导致大量血液留在腹腔内的血管中，使患者血压迅速下降造成患者虚脱。同时，由于膀胱减压过快，膀胱黏膜也可能迅速充血，导致血尿。

（二）留置导尿术

导尿管留置术是在导尿完毕后，将导尿管放置于膀胱中，以引流尿液的技术。

【目的】

（1）在抢救休克和重症患者过程中，记录每小时尿量和尿比重，了解患者的病情。

（2）腹腔术前应放置导尿管，使膀胱处于空虚状态，以防止术中误伤膀胱。泌尿系统疾病的患者术后留置导尿管，可引流、冲洗膀胱，减少伤口张力，促进伤口愈合。

（3）尿失禁、会阴处有创口的患者要保持外阴干燥，需引流尿液。

（4）尿失禁患者进行膀胱功能锻炼。

【评估】

同导尿术。

【计划】

（1）护士准备：衣帽整洁，洗手，戴口罩。

（2）患者准备：清洁外阴，对不能自理者，协助其清洗。

（3）用物准备：同导尿术用物，另备无菌集尿袋、安全别针、宽胶布。为防止导尿管脱落，以选择无菌气囊导尿管为宜（如为气囊导尿管需另备 10m 无菌注射器、无菌生理盐水）。生活垃圾桶及医用垃圾桶。

（4）环境准备：关闭门窗，屏风遮挡。

【实施】见表 3-31。

表 3-31 留置导尿术的操作流程、步骤和要点

操作流程	操作步骤	要点说明
1. 核对解释	护士携用物至床旁，解释留置导尿管术的目的和注意事项，取得患者的合作	通过解释，减轻患者的紧张心理，取得患者的配合，严格检查导尿包和导尿管的有效期
2. 消毒插管	按照导尿术的操作要求进行消毒、插导尿管。插管前应检查气囊导尿管是否漏气	同导尿术
3. 固定尿管	见到尿液之后，再插入 5～7cm，用注射器注入 0.9% 的生理盐水，注入量根据导尿管上标明的气囊容积。然后轻轻地拉动导管，如果感受到有阻力，便可以确认导尿管固定在膀胱内	膨胀的气囊不可卡在尿道内口，避免气囊压迫和损伤膀胱内壁
4. 接集尿袋	将导尿管末端连接集尿袋引流管的接口，打开导尿管开关，集尿袋引流管用橡皮筋和别针固定在床单上	为防止患者活动时牵拉导尿管，造成导尿管脱落，引流管要保留足够的长度
5. 固定尿袋	把集尿袋固定在患者的床边，低于膀胱	位置要在膀胱以下，以免尿液返流引起尿路感染
6. 整理记录	帮助患者穿上裤子，协助患者取舒服的体位，整理好床单位，垃圾分类处理，洗手并做好记录	保护患者隐私，保持引流通畅 记录留管时间

【评价】

（1）患者留置导尿管期间，尿管妥善固定，保持排尿通畅，无尿路感染。拔除导尿管后患者可以自行排尿，无不适感。

（2）护士操作正确，符合无菌操作要求，达到留置导尿术的目的。

（3）护患沟通有效，患者及家属认识留置导尿管的意义，能配合操作。

【注意事项】

（1）导尿管引流畅通：引流管的放置要恰当，防止扭曲、压迫等导致引流受阻，从而导致对病情判断错误。

（2）防止泌尿系统逆行感染：①每日 1～2 次用消毒液棉球擦拭外阴和尿道道口，保持尿道口清洁。②集尿袋每天更换，集尿袋内的尿液要及时排出，集尿袋放置的高度不能超过耻骨联合，以防尿返流。③导尿管更换频率为每周 1 次，硅胶导尿管可适当延长更换时间。

（3）患者下床活动：正确放置导尿管及集尿袋，以避免导管脱出。

（4）观察和记录尿量：记录每天尿液的颜色、量、性状，每周进行一次尿检。如果尿液混浊、结晶或沉淀，及时通知医生，并留取尿标本送检，冲洗膀胱。

（三）膀胱冲洗术

【目的】

（1）留置导尿管患者保持引流通畅。

（2）清理膀胱中的异物，如血块、细菌等，防止感染。

（3）用于膀胱疾病的治疗，如膀胱癌、膀胱炎症等。

【评估】

（1）患者的病情、年龄、性别、意识状态。

（2）患者的心理状态、自理能力及对导尿术的认识。

（3）患者的膀胱充盈度、会阴部皮肤情况及尿液的颜色、性状等。

【计划】

（1）护士准备：衣帽整洁，洗手，戴口罩。

（2）患者准备：患者及家属了解膀胱冲洗术的意义、操作流程及注意事项。指导或协助患者清洗会阴。

（3）用物准备：①无菌导尿包：内有治疗碗或弯盘 2 个，血管钳 2 把，粗细不同的导尿管各 1 根，小药杯 1 个（内盛 4 个棉球），润滑油棉球瓶 1 个，标本瓶 1 个，洞巾 1 块，治疗巾 1 块。②外阴初次消毒用物：治疗碗 1 个（内盛消毒液棉球 10 余个、血管钳或镊子 1 把），弯盘 1 个，手套 1 只或指套 2 只。③其它：无菌膀胱冲洗装置，输液架，无菌持物钳和容器 1 套，无菌手套 1 双，消毒溶液，小橡胶单和治疗巾，便盆及便盆巾，大浴巾，屏风。男患者需另备无菌纱布罐 1 个。生活垃圾桶及医用垃圾桶。④冲洗液：生理盐水，0.02% 呋喃西林液，3% 硼酸溶液，氯己定溶液，0.1% 新霉素溶液。

（4）环境准备：酌情关闭门窗，屏风遮挡患者。

【实施】见表 3-32。

表 3-32　膀胱冲洗术的操作流程、步骤和要点

操作流程	操作步骤	要点说明
1. 核对解释	洗手，戴口罩，准备物品和冲洗溶液，仔细检查冲洗液有无浑浊、沉淀或絮状物；备齐用物，携至床边	遵医嘱准备冲洗液 冬季，冲洗液应加温至 38～40℃，以防低温刺激膀胱
2. 环境准备	关闭门窗，屏风遮挡，并帮助患者清洗会阴（能自理的患者应自己清洗）	保护患者隐私。床上清洗时避免衣被弄湿
3. 插导尿管	按导尿术为患者插入导尿管，按留置导尿术固定导尿管；选择冲洗方式，冲洗膀胱	严格执行无菌操作技术
4. 膀胱冲洗	▲开放式膀胱冲洗术	
	①分开导尿管与集尿袋引流管接头连接处，消毒导尿管口和引流管接头，并分别用无菌纱布包裹	冲洗中若患者感到剧痛或流出血性液体等情况，应立即停止冲洗，并与医生联系 以防导尿管和引流管接头被污染
	②取膀胱冲洗器吸取冲洗液，接导尿管，缓缓注入膀胱	避免压力过大，造成患者不适
	③注入 200～300mL，取下冲洗器，让冲洗液自行流出或轻轻抽吸；如此反复冲洗，直至流出液澄清为止	冲洗抽吸时不宜用力过猛，吸出的液体不得再注入膀胱
	▲密闭式膀胱冲洗术	
	①用开瓶器打开液体铝盖，按常规方法消毒瓶盖，打开膀胱冲洗装置，把膀胱冲洗器导管的针头插入瓶盖后，将冲洗液瓶倒挂在输液架上，排净导管内空气后，用血管钳夹闭导管	保持冲洗静压
	②打开引流管夹子，排空膀胱	
	③分离导尿管与集尿袋引流管的接口，对导尿管口及引流管接头进行消毒，在 Y 型管的两个分管分别连接导管及引流管，再用无菌纱布包好引流管的玻璃接口	应用三腔管导尿时可免用“Y”型管
	④夹闭引流管，开放冲洗管，让药液流入膀胱，结合患者情况调整滴注速度。直到患者有尿意或药液流入 200～300mL 后，再放开引流管，夹闭冲洗管，冲洗液排完后，再夹闭引流管	滴速一般为 60～80gtt/min，不宜过快，以防患者尿液强烈，膀胱收缩，导尿管滑出尿道外
	⑤根据患者的需求，重复冲洗，同时要注意患者的感觉，关注患者的反应和引流液的性质	若患者出现不适或出血情况应立即停止冲洗，并联系医生
	⑥冲洗结束后，取出冲洗管，再将尿管口进行消毒，并将其连接引流管的接口	
	⑦清洗会阴，留置导尿管固定妥当	
5. 冲洗后	帮助患者取舒服的体位，叠好床铺，清除杂物	
6. 固定尿管	按照留置导尿管要求放置并固定导尿管	
7. 整理记录	洗手并记录冲洗液名称、引流量、引流液性状等，记录患者在冲洗过程中的反应	

【评价】

（1）患者症状减轻或消失，无异常情况发生。

（2）护士操作正确、熟练，引流通畅，冲洗过程中密切观察病情变化，患者隐私得到保护。

（3）护患沟通有效，患者及家属能够认识膀胱冲洗的重要性并积极配合，在护士指导下，能正确观察引流情况并及时反馈不适感觉。

【注意事项】

（1）严格执行无菌技术操作。

（2）避免用力回抽造成黏膜损伤。若引流的液体少于灌入的液体量，应考虑是否有血块或脓液阻塞，可增加冲洗次数或更换导尿管。

（3）在冲洗的过程中，要患者做深呼吸，尽可能地放松自己，减轻痛苦。如果患者出现腹痛，膀胱收缩剧烈，则立即停止冲洗。

（4）如果冲洗后大量的失血，或者出现低血压，要及时报告医师，采取针对性治疗，同时要精确地记录冲洗液的量和性状。

第四节 物理疗法护理技术

一、冷疗护理技术

（一）冰袋（冰囊）的使用

【目的】

降温、消肿、止血、缓解局部疼痛。

【评估】

（1）患者的年龄、病情、意识、体温及治疗情况。

（2）患者冷疗部位组织状况，如颜色、温度、有无硬结、淤血、感觉障碍等。

（3）患者对冷疗的心理反应及合作程度。

【计划】

（1）护士准备：衣帽整洁，洗手，戴口罩。

（2）患者准备：理解冷疗意义，知道正确的冷疗方法及配合要点。

（3）用物准备：冰袋、冰囊及布套，帆布袋（或木箱），冰，木槌，盆及冷水，毛巾，勺。

（4）环境准备：酌情调节室温，如需暴露患者可用屏风或床帘遮挡。

【实施】见表3-33。

表 3-33　冰袋使用的操作流程、步骤和要点

操作流程	操作步骤	要点说明
1. 准备冰袋	把冰放进帆布袋中，用木槌敲碎冰块，放在盆子里，用清水冲洗，把冰的棱角冲洗掉，然后把小块冰放进冰袋中约1/2 ～ 2/3 满，把里面的气体抽掉，用袋子夹住冰袋口，擦干并倒置检查有无漏水，最后套上布罩	冰块棱角会引起患者不适及损害冰袋 空气会加速冰块融化，套布套避免与患者皮肤直接接触，也可以吸收冷凝水
2. 核对解释	携用物至床边，核对并向患者介绍冷疗方法，解释冷疗机理、影响因素和治疗作用，取得患者合作	确认患者
3. 放置冰袋	将冰袋置于冷敷部位。也可用橡胶手套、塑料袋等装小冰块置于冷敷部位	高热时可将冰袋置于前额、颈部两侧、腋窝、腹股沟等大血管经过处
4. 置冰时间	根据不同的目的，掌握使用时间：用于治疗不超过 30min；用于降温，30min 后复测体温，体温 39℃以下时取下冰袋	不可在置冰侧的腋窝下复测体温，以免测量结果不准确。发现皮肤发紫、有麻木感应立即停止使用冰袋
5. 整理记录	协助患者躺卧舒适，将冰水倒净，倒挂晾干后，吹气夹紧袋口存放于阴凉处，布套放污衣袋内送洗。记录用冷部位皮肤情况、时间、效果、患者的反应等	一次性冰袋就不需要倒水、倒挂晾干

【评价】

（1）无漏水，患者被褥及衣服干燥。

（2）患者舒适，无冻伤，达到冷疗目的。

【注意事项】

（1）随时观察冰袋有无漏水、冰块是否融化，以及时更换。

（2）注意观察用冷部位血液循环状况，如出现皮肤苍白、青紫等，应立即停止用冷。

（3）高热降温时冰袋置于前额、头顶部，或体表大血管处如颈部、腋下、腹股沟等处，使用 30min 后应测体温，并做好记录，当体温降至 39℃以下，可取下冰袋。扁桃体摘除术后可将冰袋置于颈前颌下以预防出血。

（二）冰帽（冰槽）的使用

【目的】

可以用来头部降温，预防和治疗脑水肿，同时可降低脑细胞的代谢，降低氧气的消耗，增强对低氧环境的耐受能力，减轻脑细胞的损伤。

【评估】

（1）患者年龄、病情、意识及头部状况。

（2）患者冷疗部位组织状况，如颜色、温度、有无硬结、淤血、感觉障碍等。

（3）患者对冷疗的心理反应及合作程度。

【计划】

（1）护士准备：衣帽整洁，洗手，戴口罩。

（2）患者准备：了解冰帽（冰槽）的使用方法，接受并配合冷疗。

（3）用物准备：冰帽、帆布袋、冰、木槌、盆、勺、水桶、肛表、海绵垫、未脱脂棉球、凡士林纱布条。

（4）环境准备：无对流风直吹患者，环境安静、舒适。

【实施】见表 3-34。

表 3-34　冰帽使用的操作流程、步骤和要点

操作流程	操作步骤	要点说明
1. 准备冰帽	将冰装入帆布袋，木槌敲碎成小块，放入盆内，用水冲去棱角，再将小冰块装入冰帽内，擦干冰帽外水迹	冰块棱角会引起患者不适及损害冰帽
2. 核对解释	携用物至床边，核对并向患者介绍用冷方法及治疗作用，说明头部禁忌冷疗部位	确认患者
3. 放置冰帽	将患者头部置于冰帽中，后颈部、双耳外面垫海绵垫；小枕垫于肩下；排水管置于水桶中	海绵垫是防止冻伤耳郭和枕部；小枕利于保持呼吸通畅
4. 复测体温	每 30min 复测一次体温，肛温不低于 30℃	以防心室纤维颤动
5. 整理记录	整理用物方法同冰袋，记录使用时间、效果及反应	

【评价】

（1）患者头部循环良好、无冻伤，体温有所下降。

（2）患者感觉舒适、安全。

【注意事项】

（1）观察患者头部皮肤的变化，避免耳郭出现冻伤、麻木。

（2）观察患者体温和脉搏变化，肛温不宜低于 30℃，每 30min 测量一次生命体征。

（三）冷湿敷法

【目的】

高热头部降温、止血、消肿、消炎、扭伤早期止痛。

【评估】

（1）患者年龄、病情、意识及头部状况。

（2）患者冷疗部位组织状况，如颜色、温度、有无硬结、淤血、感觉障碍等。

（3）患者对冷疗的反应和配合程度。

【计划】

（1）护士准备：衣帽整洁，洗手，戴口罩。

（2）患者准备：了解冷湿敷的目的、方法、配合要点及注意事项，同意使用并愿意配合。

（3）用物准备：治疗盘内有弯盘、纱布、敷布 2 块、长钳子 2 把，橡胶单、治疗巾、毛巾、凡士林、棉签，酌情备屏风。

（4）环境准备：关上窗户，屏风遮挡，防止患者着凉。

【实施】见表 3-35。

表 3-35　冷湿敷的操作流程、步骤和要点

操作流程	操作步骤	要点说明
1. 准备用物	按医嘱备齐用物	
2. 核对解释	将所用物品携至患者床边，说明冷疗的目的和作用	确认患者
3. 冷敷	协助患者取仰卧位，橡胶单、治疗巾垫在湿敷部位下方，并在湿敷部位上方放凡士林纱布	防止床单受潮
	将敷料放入冰水中浸湿，然后双手各持一条长钳，将敷料从冰水中挤干，直至不滴水，然后敷在患处	凡士林面积应大于受敷面积
4. 时间	冷敷通常持续 15～20min，敷布每 3～5min 更换一次	确保冷敷效果
5. 整理记录	冷敷结束后，取下敷料和纱布，擦去凡士林，让患者舒适地躺下，整理床铺，清理用物并做好记录	

【评价】

（1）护患沟通有效，患者及家属了解冷湿敷的目的、方法、配合要点及注意事项，能够积极配合。

（2）护士能严格执行操作规程，用冷时间正确，无并发症发生。

（3）患者感到舒适，高热或疼痛等症状得到改善，无继发反应发生。

【注意事项】

（1）敷布须浸透，拧至不滴水为宜。

（2）注意观察局部皮肤变化及患者的全身反应。

（3）用冷过程中，检查敷料的使用情况，及时更换敷料。

（4）如果冷敷处是开放性伤口，则要按照无菌技术的标准进行处理。

（四）温水擦浴

【目的】

为高热患者降温。

【评估】

（1）患者的年龄、病情、意识、体温、皮肤情况、自理能力及治疗情况。

（2）患者对温水擦浴的心理反应及合作程度。

（3）向患者解释温水擦浴的目的和配合要点。

【计划】

（1）护士准备：衣帽整洁，洗手，戴口罩。

（2）患者准备：患者了解温水擦浴的目的和配合要点，并愿意配合。

（3）用物准备：盆内盛 32 ～ 34℃温水 2/3 满、大毛巾、小毛巾 2 块、热水袋及套、冰袋及套、清洁衣裤、便器及屏风。

（4）环境准备：环境整洁、舒适，室温适宜，无对流风，必要时屏风遮挡。

【实施】见表 3-36。

表 3-36　温水擦浴的操作流程、步骤和要点

操作流程	操作步骤	要点说明
1. 核对解释	准备好所有材料，携带到患者床边，检查并向患者解释温水擦浴的方法	确认患者取得合作
2. 患者准备	松开床尾盖被，协助患者脱去上衣，松解裤带；冰袋置于头部，热水袋置于足底	擦浴是全身用冷，需注意保护患者隐私；头部冰袋助降温，足底热水袋促进足底血管扩张，减轻头部充血

续表

操作流程	操作步骤	要点说明
3. 擦浴方法	①暴露一侧上肢，下垫大毛巾，小毛巾浸入温水中，拧至半干，缠于手上擦拭。擦拭顺序为：颈外侧→上臂外侧→手臂；侧胸→腋窝→上臂内侧→手掌。最后用浴巾擦干。同法擦拭另一侧上肢	离心方向擦拭；腋窝、肘窝等大血管处多擦拭片刻
	②侧卧，同法擦拭背腰部 3min，为患者穿衣	
	③脱裤暴露一侧下肢，下垫大毛巾，同上法擦拭：髂骨→大腿外侧→足背；腹股沟→大腿内侧→内踝；股下→腘窝→足跟。3min 后大毛巾擦干。同法擦拭另一侧下肢。为患者穿裤	整个擦浴过程应该控制在 20min 内
4. 观察	有无出现寒战、面色苍白、脉搏及呼吸异常等情况	禁擦胸前区、腹部、足底
5. 整理记录	擦浴完毕，协助患者穿好衣裤，并使患者躺卧舒适，整理床单元。清洁、消毒、整理用物。记录擦浴的部位、时间、效果及反应	擦浴 30min 后的体温要记录在体温单上

【评价】

（1）操作方法正确，擦浴过程不超过 20min，患者未发生不良反应。

（2）能进行有效的护患沟通，满足患者身心需要，得到患者的理解与配合。

（3）30min 后测量体温，体温有所下降，感觉舒适、安全。

【注意事项】

（1）为增加散热效果，擦拭腋下、腹股沟等皮肤皱褶处时需稍用力，并延长擦拭的时间。

（2）避免擦拭前胸、颈后、足心等部位，以避免副反应的出现。

（3）在擦浴时要仔细观察患者的反应，如果发现患者脸色发白、寒战、呼吸异常，及时停止擦浴并报告医生。

（4）擦浴整个过程不宜超过 20min。

（五）乙醇擦浴

乙醇是一种挥发性液体，通过刺激皮肤血管扩张达到较强的散热效果。但新生儿、血液病患者及乙醇过敏者禁用此法。

擦浴的乙醇浓度为 25% ～ 35%，温度为 30℃，其余用物同温水擦浴，操作步骤及注意事项同温水擦浴。

二、热疗护理技术

（一）热水袋的使用

【目的】

保暖、解痉、镇痛。

【评估】

（1）患者的年龄、病情、治疗情况。

（2）患者热敷部位的皮肤情况（有无压痕、感觉障碍等）。

（3）观察患者的知觉状况，对热疗的反应及其配合度。

【计划】

（1）护士准备：衣帽整齐，洗手，戴口罩。

（2）患者准备：理解热疗意义，知道正确的使用方法，并积极配合。

（3）用物准备：热水袋及布套、水温计、量杯、热水、毛巾。

（4）环境准备：环境整洁、舒适，室温适宜，无对流风。

【实施】见表 3-37。

表 3-37　热水袋的操作流程、步骤和要点

操作流程	操作步骤	要点说明
1. 查袋准备	检查热水袋有无破损，塞子是否配套	以防漏水
2. 调温灌水	热水温度应在 60 ～ 70℃。如若是昏迷、感觉迟钝等患者，水温则应低于 50℃，热水袋外应套上大毛巾包裹，避免直接接触患者皮肤，减少烫伤情况发生	防烫伤
3. 排气拧盖	一手拎袋口一端，灌热水时边灌边慢慢提起热水袋口，避免溅出，在热水袋中装入 1/2 ～ 2/3 的热水，然后慢慢放平，排出袋内空气，拧紧热水袋塞子	灌得过满会使热水袋膨胀变硬，降低其对身体的顺应度，影响患者使用的舒适度。空气过多会影响传热
4. 擦干装套	擦干后倒提并轻轻挤压检查是否漏水，无漏水放入布套内，系好带子	避免热水袋与患者皮肤直接接触，且布套可吸收潮气
5. 核对解释	携用物至床边，核对患者，解释目的，取得合作	确认患者
6. 置袋计时	放置所需部位，使用时间不超过 30min	以防继发性效应影响治疗效果
7. 整理记录	撤掉热水袋，安置患者。热水袋倒空、倒挂，晾干，吹起后旋紧盖子归位；布套清洁后晾干备用。记录用热部位、时间、效果、反应	防止热水袋两层橡胶粘连

【评价】

（1）护患沟通有效，患者及家属了解热水袋使用的目的、方法、配合要点及注意事项，能够积极配合。

（2）护士能严格执行操作规程，用热时间正确，患者局部皮肤无烫伤发生。

（3）患者症状得到改善，舒适度增高，无不良反应发生。

【注意事项】

（1）使用热水袋过程中，一定要注意患者的身体状况，如若出现潮红、疼痛等症状，第一时间停止，同时涂抹凡士林保护皮肤。

（2）如果是为了保暖，护理人员要做好交接班工作，并及时给患者换热水。

（3）对于昏迷、麻醉未醒、末梢循环不佳的患者而言，使用热水袋之前，在热水袋的外面包裹毛巾，以此有效规避患者因感知功能差感受不到温度的变化而引发烧伤问题。

（二）烤灯的使用

【目的】

消炎、解痉、镇痛，促进创面干燥结痂和肉芽组织生长。

【评估】

（1）评估患者的情况，包括局部皮肤状况，自我照顾能力等。

（2）对患者的精神状态进行评价。

（3）对患者说明使用烤灯的方法和操作的注意事项。

【计划】

（1）护士准备：衣帽整洁，洗手，戴口罩。

（2）患者准备：能理解使用要点和注意事项，并同意配合。

（3）用物准备：红外线灯或鹅颈灯，必要时佩戴遮光眼镜。

（4）环境准备：环境应舒适，温度适宜，无对流风，必要时用屏风遮挡。

【实施】见表 3-38。

表 3-38　烤灯使用的操作流程、步骤和要点

操作流程	操作步骤	要点
1. 评估准备	环境准备，根据需要选用不同功率的灯泡，检查红外线灯，确认烤灯可正常使用	胸、腹、腰、背部选用 500～1000W；手、足部选用 250W；鹅颈灯选用 40～60W
2. 核对解释	准备好所有物品，放置患者床边，并解释治疗目的和适当的预防措施	确认患者取得合作
3. 暴露部位	让患者处于舒适的体位，暴露治疗部位，必要时用屏风遮盖	覆盖患者身体其他部位以保暖
4. 烤灯试温	将灯头的斜上方或侧方移至治疗部位，若有灯罩可垂直照射，灯与治疗部位之间的距离保持在 30～50cm，以患者能感受到热度为准；每次的照射时间控制在 20～30min	照射面部及前胸部，用湿纱布遮盖患者眼睛或让患者戴有色眼镜。若过热、心慌、头昏应调整灯距或停止。皮肤出现紫红色要立即停止并涂凡士林保护皮肤
5. 结束整理	关闭电源，移开烤灯。协助患者穿好衣物，取舒适位	烤灯放回原处
6. 洗手记录	洗手，记录照射部位、时间、距离、效果与皮肤状况的改变等	

【评价】

（1）患者舒适安全，无过热心慌、头晕等不适。

（2）照射患者颈部、面部、胸前等部位时，患者眼睛未受伤害。

【注意事项】

（1）在照射过程中，应询问患者体位是否舒适，是否感觉过热、头晕等。

（2）在照射面部或前胸时，应保护患者的眼睛。可用湿纱布或彩色护目镜遮住眼睛。

（3）照射时，皮肤上会出现均匀的桃红色红斑。如果出现紫红色，应第一时间停止照射，并用凡士林涂抹缓解皮肤不适。

（4）照射过程和照射之后要注意保暖防止受凉，照射结束后让患者休息 15min 后离开治疗室以防感冒。

（5）需要选择灯泡，手足等小部位以 250 W 为宜；胸、腹、腰、背等部位可用 500～1000 W。

（三）热湿敷法

【目的】

消炎、消肿、解痉、镇痛。

【评估】

同热水袋使用。

【计划】

（1）护士准备：衣帽整洁，洗手，戴口罩。

（2）患者准备：了解热湿敷的作用、注意事项，体位舒适，愿意配合操作。

（3）用物准备：治疗盘内盛小盆热水、纱布、敷布 2 块、长钳子 2 把，橡胶单、治疗巾、棉垫或大毛巾、水温计、凡士林、棉签，酌情备屏风。

（4）环境准备：室内无对流风直吹患者，必要时屏风遮挡。

【实施】见表 3–39。

表 3–39　热湿敷的操作流程、步骤和要点

操作流程	操作步骤	要点说明
1. 核对解释	将准备好的物品拿到患者床边，核对并解释热湿敷的目的，取得患者的支持。屏风遮挡，关闭门窗，注意保暖	若患处是开放性伤口，敷布、敷钳、热水、凡士林等应均为无菌
2. 暴露部位	必要时使用屏风或拉帘遮挡，协助患者排便、洗手	根据患者需要热湿敷的部位确定是否需要屏风
	指导患者取舒适的体位，暴露患处，在热敷部位下面铺上橡胶单和治疗巾，热敷部位涂上凡士林，并用纱布覆盖患处	防止床单受潮 凡士林面积应大于受敷面积
3. 调节水温	将敷布放入热水中，水温通常为 50～60℃。然后双手各持一条长钳，将敷料从热水中挤干，直至不滴水，然后敷在患处，并盖上棉垫保温	保湿、保温，因为湿热穿透性强，热敷效果好
4. 更换敷布	敷布每 3～5min 更换一次，热敷时间一般为 15～20min（或按医嘱）	防止烫伤
5. 结束整理	结束后揭开纱布，擦去凡士林，整理床单位，清理用物	伤口热敷后，按照换药法处理伤口
6. 洗手记录	洗手，并记录热敷部位、时间、效果、反应	用物清洁消毒后备用

【评价】

（1）及时听取患者对用热的反应，患者无不适感觉，无烫伤发生。

（2）检查敷布的温度及患者皮肤颜色，及时更换敷布。

（3）热湿敷后，检查患者治疗局部的炎症和疼痛情况。

（4）治疗局部感染症状减轻或结痂脱落。

【注意事项】

（1）在治疗过程中，要密切关注患者的皮肤变化和患者的反应，以预防烫伤。

（2）如果是开放性伤口，则要按照无菌操作，在热敷后按照换药的流程进行处理。

（3）面部热湿敷后 15min 方能外出，以免感冒。

（4）操作时随时与患者交流，了解感受及需要并给予及时处理。如感觉过热，可揭起敷布一角，局部散热。

（四）坐浴法

【目的】

常用于会阴、肛门疾病和手术后，减轻或消除局部组织充血、炎症、水肿和疼痛，使局部清洁、舒适。

【评估】

（1）患者的年龄、病情、治疗情况。

（2）患者局部皮肤状况，有无感觉障碍等。

（3）患者的意识状况、活动能力及合作程度等。

【计划】

（1）护士准备：衣帽整洁，洗手，戴口罩。

（2）患者准备：了解热水坐浴的治疗作用及坐浴方法，并积极配合。排尿。

（3）用物准备：坐浴椅、消毒坐浴盆、坐浴溶液遵医嘱（常用 1:5000 高锰酸钾溶液）、水温计、浴巾、无菌纱布、屏风等，必要时备换药用物。

（4）环境准备：安静、温湿度适宜，必要时屏风或拉帘遮挡。

【实施】见表 3-40。

表 3–40 坐浴法的操作流程、步骤和要点

操作流程	操作步骤	要点说明
1. 核对解释	将准备好的物品拿到患者床边，核对并解释坐浴的目的和方法，取得患者的同意，屏风遮挡，关闭门窗，注意保暖，并保护患者的隐私	确认患者，若有伤口，坐浴盆和药液均应为无菌
2. 协助排尿	屏风遮挡，协助患者排尿、排便，洗净双手	热水可刺激肛门、会阴部，易引起排尿、排便反射
3. 备水试温	将坐浴溶液倒入盆内至 1/2 满，水温调至 40 ～ 45℃	根据医嘱配置药液，若为高锰酸钾溶液，其浓度是 1:5000
4. 协助坐浴	协助患者脱掉裤子至膝盖以下，先用浸湿的纱布试温，让臀部适应水温，然后坐在盆中，用大毛巾盖住腿部，根据需要调节水温。加热水时，叮嘱患者离开坐浴盆以免烫伤。坐浴时间通常为 15 ～ 20min	臀部应完全浸入水中
5. 观察整理	坐浴过程中要观察患者面色、脉搏、呼吸，坐浴结束后用纱布擦干臀部，卧床休息。物品按规定消毒处理后备用	坐浴时回心血量减少，易引起头晕、乏力、心慌
6. 洗手记录	洗手，并记录坐浴时间、药液、效果及患者反应	有伤口者坐浴完毕按照换药法处理

【评价】

（1）及时听取患者对热水坐浴的反应，患者无不适感觉。

（2）检查热水坐浴的温度及患者皮肤颜色，随时调节水温，无烫伤。

（3）热水坐浴后，检查患者治疗局部的炎症和疼痛情况。

【注意事项】

（1）坐浴时，要注意患者的安全，随时观察患者的面色、脉搏，一旦出现疲乏、头昏等症状第一时间停止坐浴。

（2）如有肛门周围和会阴部伤口时，应准备无菌坐浴盆和无菌溶液，并在坐浴后按照换药的流程进行处理。

（3）女性月经期、阴道出血、急性盆腔炎、妊娠后期和产后 2 周内不宜温水坐浴，以免发生感染。

（4）冬天注意室温和保暖，以避免患者受凉。

第五节 药物疗法护理技术

一、口服给药技术

【目的】

减轻症状，协助诊断，预防和治疗疾病。

【评估】

（1）患者基本情况：包括年龄、性别、体重、病情、用药史、过敏史、肝肾功能等情况。

（2）患者认识反应：心理状态、意识状态、自理能力、合作程度，对治疗的态度、有无药物依赖、对所用药物的认知程度。

（3）患者吞咽能力、有无消化道疾患、有无胃管、有无恶心、呕吐等。

【计划】

（1）护士准备：衣帽整洁，洗手，戴口罩。

（2）患者准备：了解所用药物的性状、作用及不良反应，能配合口服用药。

（3）用物准备：①发药车上层：药盘、药杯、量杯、药匙、滴管、研钵、包药纸、纱布、治疗巾、小药卡、服药本、吸水管、注射器（必要时服药用）、水壶（内盛温开水）、洗手消毒液；②发药车下层：生活垃圾桶、医用垃圾桶、消毒浸泡桶。

（4）环境准备：整洁、安静、舒适、安全。

【实施】见表 3-41。

表 3-41　口服给药的操作流程、步骤和要点

操作流程	操作步骤	要点说明
1. 核对检查	核对医嘱，根据医嘱及服药本准备药物，仔细核对药物的名称、剂量、浓度、有效期，检查药品质量、包装等	严格执行“三查七对”
2. 配药	填写小药卡，按顺序插入药盘内，依据药物的剂型采取不同的取药方法	配好一位患者的药后，再配另外一个患者的药，避免混淆；先备固体药，再备水剂或油剂
	▲固体药	
	一只手拿着药瓶，瓶签正对着手心，核对药品名称、剂量、有效期等，然后用勺子取需要的药量，把取出的药品放进杯子里，再次核对一遍。同一患者同一时间内服用多种药片放入同一药杯内	需研磨的药物，可放在研钵内碾碎，用纸包好；粉剂、含化片用纸包好，放入药杯
	▲液体药	
	①核对药液，摇匀药液，打开药瓶，放置瓶盖时内面朝上	避免药液内溶质沉淀而影响给药浓度
	②一手握住量筒，将拇指放在所需的刻度上，举起量杯，眼睛和刻度在同一水平面，另一只手举起药瓶，标签朝上，慢慢将药液倒入量筒中，直至所需刻度见图 3-22，然后将药液倒入杯子中	瓶签向上，以免药液腐蚀瓶签
	③用无菌纱布擦拭瓶口，并将盖子封好，记录打开日期和时间	将药液放回药柜原处
	④不同药液分别倒入不同药杯内，不可混合，已取（倒）出的药物不能再放回药瓶内	倒取不同药液需清洗量杯
	⑤药液不足 1mL 时，需用滴管吸取（每 1mL 以 15 滴计算），见图 3-2；油剂药液或不足 1mL 药液，先在药杯内倒入少许温开水，然后加药	防止药液附着杯壁，影响服用剂量
3. 再次核对	护士对照处方单、小药卡，再次与其他护士进行核对，确认无误后，用治疗巾将药盘盖好，以便分发	确保用药安全
4. 洗手发药	洗手，携带服药本、温开水，推车至患者床前	如果发药时患者不在或因故暂时不能服药，应将药物带回保管，告知医生，适时再发或交班
5. 核对解释	核对床号、姓名（患者说出自已姓名）、药名、剂量、浓度、方法、时间	
6. 按序发药	①按病床号顺序将药物发给患者 ②解释用药的目的和注意事项	不同患者的药物，不可同时取出，以免发生差错

续表

操作流程	操作步骤	要点说明
7. 协助服药	①协助患者坐起及服药	为危重患者及不能自行服药的患者喂服
	②视患者服药后方可离开	婴幼儿、鼻饲、上消化道出血者或口服固体药困难的患者，应将药物研碎用水充分溶解后给予；鼻饲者从胃管注入后，再以少量温开水冲洗胃管
8. 服药后再次核对	再次核对患者及药物	
9. 整理记录	发药完毕，推车至治疗室，整理药盘，清洗、消毒药杯后备用	防止交叉感染

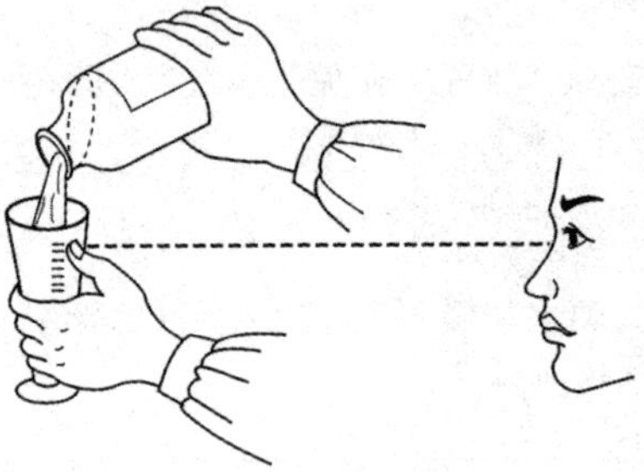

图 3-22　倒取药液方法

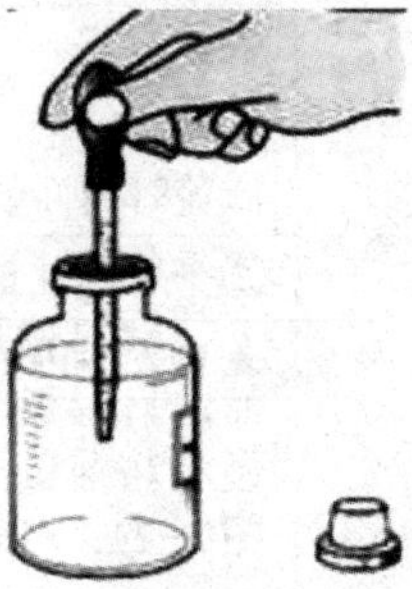

图 3-23　滴管取药液方法

【评价】

（1）严格执行查对制度，给药准确，无差错。

（2）患者获得有关用药方面的知识并积极配合，达到预期的疗效。

【注意事项】

（1）严格执行查对制度：备药、发药时严格执行查对制度，防止差错事故发生，确保患者用药安全。

（2）发药前评估患者：发放药物前，收集患者的相关信息，对需要进行特殊检查、需要禁食的患者，暂停发放药物，做好交接班工作；如果患者出现呕吐等症状，第一时间查找分析病因，暂时停止服用药物。

（3）分发药物时仔细听取患者的意见：在发放药物的过程中，如果患者有任何问题，都要虚心聆听，再作核实，确定后再给患者用药。

二、抽吸药液法

【目的】

遵医嘱准确进行药液抽吸，为各种注射做准备。

【评估】

给药目的、药物性质及给药方法。

【计划】

（1）护士准备：衣帽整洁，清洁双手，戴口罩。

（2）用物准备：基础注射盘、注射本或注射卡、按医嘱备药、注射器及针头。

（3）环境准备：环境安静、整洁、明亮，符合无菌技术要求。

【实施】见表 3-42。

表 3-42　抽吸药液的操作流程、步骤和要点

操作流程	操作步骤	要点说明
1. 核对检查	核对医嘱、注射卡、药液（药名、浓度、剂量）；检查药液质量及时间	
2. 抽吸药液	▲自安瓿内抽吸药液	
	①将安瓿顶端药液弹至瓶身，并用砂轮在安瓿颈部划出锯痕后，用碘伏棉签在安瓿颈部打圈消毒，并擦去玻璃碎片	严格执行查对制度及无菌操作原则
	②按住安瓿颈部折断安瓿	颈部若有标记，不需划痕，消毒后直接折断安瓿
	③检查注射器及针头质量，调整针尖斜面向下，注射器容量刻度向上	抽药时，针头不可触及安瓿外口，针栓不可进入安瓿内；不得用手握住活塞体，只能持活塞柄
	④右手持注射器，将针尖插入安瓿内，且针尖应低于液面，用右手抽动活塞吸出药物，见图 3-24。药物抽吸完毕，右手持注射器，针头平稳出安瓿	
	▲自密封瓶内抽吸药液	
	①用启瓶器取下铝盖的中心部分，再用碘伏棉签消毒铝盖及其周围区域并晾干	
	②检查注射器质量，调整针头斜面向下，注射器容量刻度向上，抽吸与所需药液量等同的空气	使密封瓶内压力增加，利于吸药 吸取结晶和粉剂药物时，先用生理盐水或专用溶媒，充分溶解药物后再吸取
	③将针头插入密封的药瓶并注入空气，增加药瓶内的压力。旋转药瓶和注射器，使针尖的斜面低于液面，抽出所需的药量。然后用手指固定针栓，并将针头向后拉，拔出针头，见图 3-25	混悬液摇匀后立即吸取 油剂可稍加温或两手对搓（药物易被热破坏者除外）后，用粗针头吸取

续表

操作流程	操作步骤	要点说明
3. 排尽空气	针头垂直向上，轻轻拉动柱塞，让针头中的液体排入注射器，在乳头开口处收集气泡，然后轻轻推动柱塞排出气体，避免液体浪费	如果注射器乳头向一侧倾斜，则向上倾斜注射器乳头，将气泡收集到乳头根部，并以同样的方式排出气泡。气体聚集到注射器底部后，轻弹注射器，让气体向上漂移到乳头处，并推动活塞排出气泡
4. 保持无菌	排气完毕，给针头套上安瓿（密封瓶）或针头帽。再次核对，置于无菌弯盘内备用	保持无菌状态，避免污染
5. 处理用物	处理用物，洗手	抽尽药液的安瓿及密封瓶保留，以便查对

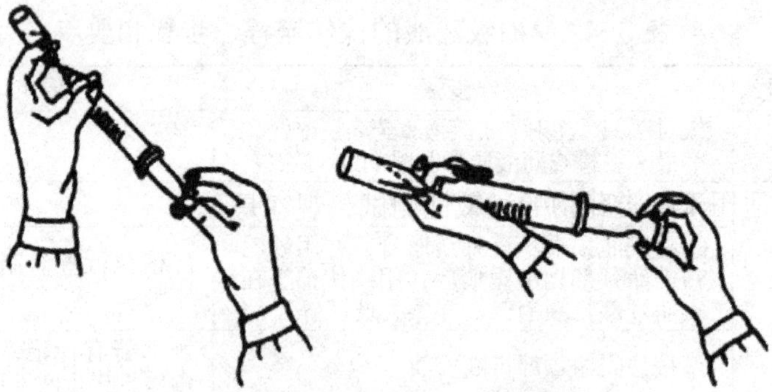

图 3-24　自大、小安瓿内抽吸药液

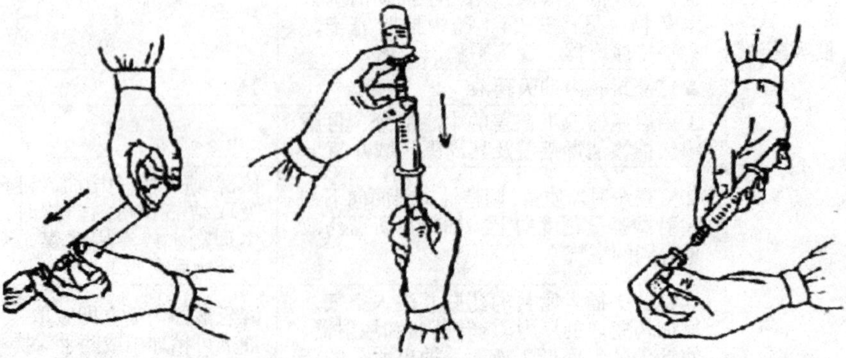

图 3-25　自密封瓶内抽吸药液

【评价】

严格执行无菌操作原则及查对制度，正确抽吸药液，做到不浪费、不污染。

【注意事项】

（1）严格执行无菌操作原则、查对制度、消毒隔离制度，避免污染药液。

（2）排气时示指固定针栓，以免针头脱落，不可触及针梗及针尖。先将活塞往后拉，使针头处药液流入注射器再排气，以排出 1～2 滴液体为宜，不可浪费药液。

（3）抽尽药液的安瓿及密封瓶不要立即丢掉，应放置在一边保留，以便查对。

三、常用注射法

（一）皮内注射

皮内注射法（intradermic，ID）是在表皮和真皮层之间注入少量无菌药液的技术。

【目的】

（1）适用于各类药物的过敏性测试，观察是否有过敏反应。

（2）用于疫苗注射。

（3）局部麻醉前用药。

【评估】

（1）患者基本情况：包括年龄、病情、治疗情况，用药史、家族史、过敏史等。

（2）患者认识反应：心理状态、意识状态、自理能力、合作程度，对治疗的态度、对用药的认知程度。

（3）注射部位的皮肤状况：注射部位皮肤的完整性，有无硬结、破溃等。

【计划】

（1）护士准备：衣帽整洁，清洁双手，戴口罩。

（2）患者准备：了解皮内注射的目的、注射的一般知识及配合要点。

（3）用物准备：基础注射盘、注射本或注射卡、根据医嘱准备的药物、1mL 或 2mL 注射器及针头、洗手消毒液、锐器盒及医用垃圾桶、生活垃圾桶等。进行药物过敏试验时，另备 0.1% 盐酸肾上腺素、注射器和针头。

（4）环境准备：环境安静、整洁、明亮，符合无菌技术要求。

【实施】见表 3-43。

表 3-43　皮内注射的操作流程、步骤和要点

操作流程	操作步骤	要点说明
1. 核对解释	备齐用物携至床旁，核对患者床号、姓名，告知操作目的、操作方法、配合方法，取得患者合作	严格执行“三查七对”
2. 询问“三史”	询问患者的用药史、过敏史及家族史	药物过敏试验，确保患者无过敏史后方可进行
3. 选择部位	药物用途不一样，其注射部位也不一样。常选择前臂掌侧下段部位进行药物过敏测试；进行免疫接种时，应选择上臂三角肌下缘；局部麻醉选取实施局麻部位	注意观察注射部位的皮肤情况，无炎症、瘢痕、硬结、皮肤疾患
4. 消毒皮肤	进行皮肤常规消毒。药物过敏试验时，用75% 乙醇消毒皮肤	特别注意的是，如果进行药物过敏试验，忌用碘剂消毒，以免影响对过敏反应结果的判断
5. 核对排气	操作中核对药物、患者，排除注射器内气体	再次核对
6. 进行注射	①左手绷紧注射处的皮肤，右手持着注射器，将针尖向上倾斜，示指固定在针栓上，将针头插入皮肤，与皮肤成 5° 角，使针头完全进入皮内，见图 3-26，再将注射器放平	确保药液进入表皮和真皮之间 注入准确的药物剂量
	②用左手拇指固定针头，另一只手将 0.1mL 注射液推入皮内	皮丘呈半球状，皮肤变白并显露毛孔
	③注药完毕，迅速拔出针头，勿按压针眼	勿按压、碰揉针眼，防止皮丘消失，影响观察结果
7. 核对交代	操作后核对患者、药物，嘱患者勿离开病房，如有不适，及时呼叫	操作后核对
8. 安置患者	整理患者衣物、床单位，安置患者于舒适卧位	
9. 整理记录	整理物品，分类处理；护士洗手、记录	药物过敏试验 20min 后观察结果，正确判断阴性、阳性，记录试验结果

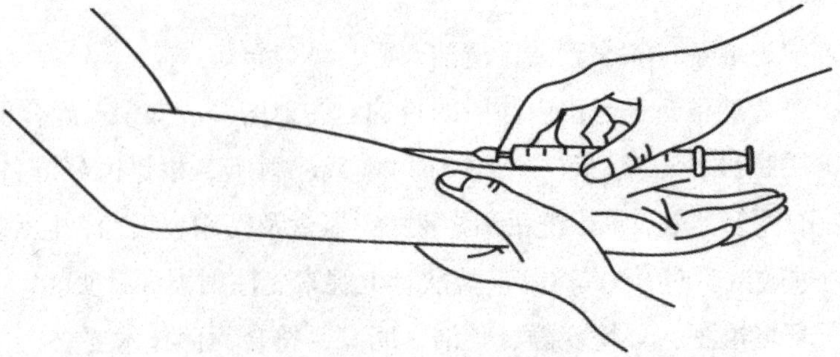

图 3-26　皮内注射法

【评价】

（1）严格执行无菌操作原则、查对制度及消毒隔离制度。

（2）举止端庄，操作规范，熟练有序，动作轻柔，注射中患者无不良反应。

（3）沟通有效，操作中体现对患者的人文关怀，患者满意、积极配合，操作顺利。

【注意事项】

（1）严格执行无菌操作原则、查对制度、消毒隔离制度。

（2）在给患者实施药物过敏试验之前，一定要先问清楚过敏史、用药史和家族史。如对所用药物有过敏史，不能做过敏试验，及时报告医生。

（3）药物过敏试验忌用碘类消毒剂，以免影响局部反应的观察。

（4）注意进针的角度和深度，针头斜面全部刺入皮内即可，注意不要将药液注入皮下或漏出。

（二）皮下注射

皮下注射法（hypodermic injection，H）是将少量无菌药液注入皮下组织的方法。常用的注射部位有：上臂三角肌下缘、腹部、后背、大腿前侧及外侧，见图 3-27。

【目的】

（1）不宜或不能经口服给药，需要在一定时间内达到药效时采用。

（2）预防接种。

（3）局部麻醉用药。

【评估】

（1）患者基本情况：包括年龄、病情、治疗情况、用药史等。

（2）患者认识反应：心理状态、意识状态、自理能力、合作程度，对治疗的态度、对用药的认知程度。

（3）患者注射部位的皮肤及皮下组织情况。

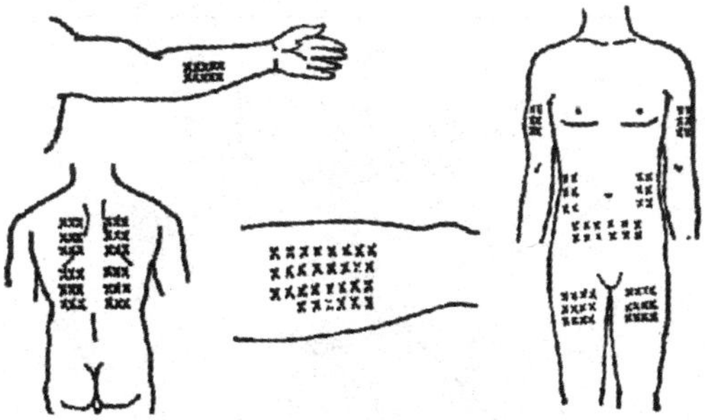

图 3-27　皮下注射部位

【计划】

（1）护士准备：衣帽整洁，清洁双手，戴口罩。

（2）患者准备：了解皮下注射的目的、注射的一般知识及配合要点。

（3）用物准备：基础注射盘、注射本或注射卡、根据医嘱准备的药物、2mL或5mL注射器及针头、洗手消毒液、锐器盒及医用垃圾桶、生活垃圾桶等。

（4）环境准备：环境安静、整洁、明亮，符合无菌技术要求。

【实施】见表3-44。

表3-44　皮下注射的操作流程、步骤和要点

操作流程	操作步骤	要点说明
1. 核对解释	备齐用物携至床旁，核对患者床号、姓名，告知操作目的、操作方法、配合方法，取得患者合作	严格执行“三查七对”
2. 选择部位	根据注射目的选择注射部位，安置注射体位	注意观察注射部位的皮肤情况，无炎症、瘢痕、硬结、皮肤疾患
3. 消毒皮肤	进行皮肤常规消毒，待干	
4. 核对排气	操作中核对药物、患者，排除注射器内气体	再次核对
5. 进行注射	①取无菌干棉签，夹于左手手指间	
	②左手拉紧皮肤，右手持针，示指固定针头，针尖斜面向上，与皮肤成30° 至40° 角刺入皮下组织，进针的深度为针头的1/2至2/3处，见图3-28	示指固定针栓以免针头脱落 做到进针快且力度准确，勿全部刺入，防止针体折断
	③右手固定针头，左手抽拉活塞，无回血后，再缓慢均匀地注射药物，并观察患者的反应	抽吸无回血方可推药
	④注射完毕后，用无菌干棉签轻轻按压进针部位，迅速拔出针头，按压片刻不出血后再处理棉签	
6. 核对交代	操作后核对患者、药物，交代注意事项	操作后核对
7. 安置患者	整理患者衣物、床单位，安置患者于舒适卧位	
8. 整理记录	整理物品，分类处理；护士洗手、记录	记录注射方法、时间、患者反应

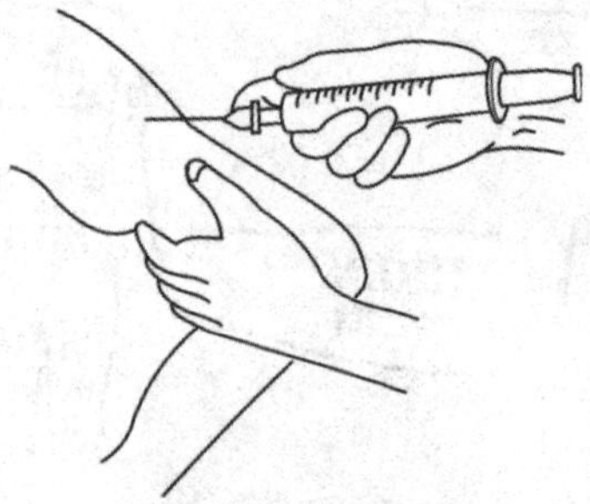

图3-28　皮下注射法

【评价】

（1）严格执行无菌操作原则、查对制度及消毒隔离制度。

（2）举止端庄，操作规范，熟练有序，动作轻柔，注射中患者无不良反应。

（3）沟通有效，操作中体现对患者的人文关怀，患者满意、积极配合，操作顺利。

【注意事项】

（1）严格执行无菌操作原则、查对制度、消毒隔离制度。

（2）皮下注射不宜注射刺激性强的药物。

（3）长期皮下注射者，应按照轮流交替注射计划，更换注射部位，防止形成皮下硬结。

（4）为防止肌肉组织损伤，穿刺角度不能大于45°。如果患者比较瘦，可以用手捏住局部皮肤，并适当降低穿刺角度。在三角肌下缘注射时，进针方向稍向外侧，以免药液注入肌层。

（5）药液量少于1mL时，可用1mL注射器抽取，确保药量的准确性。

（三）肌内注射

肌内注射法（intramuscular injection，IM）是向肌肉内注射一定剂量无菌药液的技术。

【目的】

（1）不适宜口服、皮下、静脉给药且需要快速起效的情况使用。

（2）在注射刺激较大或剂量较大的药物情况下使用。

【评估】

（1）患者基本情况：包括年龄、病情、治疗情况、用药史等。

（2）患者认识反应：心理状态、意识状态、自理能力、合作程度，对治疗的态度、对用药的认知程度。

（3）患者注射部位的皮肤状况：结合患者的皮肤情况，选取肌肉较多，且距离较大的神经、血管较远的部位进行注射。臀大肌是最常用的肌肉注射部位，其次是臀中肌、臀小肌等。

1）臀大肌上的定位方法：包括十字法和连线法。①十字法：以臀裂的顶点为界，向左边或右边划一条水平线，以髂嵴的最高点为界，向下划出一条垂直线，将形成四个象限。取外上象限为注射点，避免从髂后上棘至股骨大转子之间连线见图 3-29 构成的内侧角。②连线法：选择髂前上棘和尾骨连线，见图 3-30 外侧上方的 1/3 的位置进行注射。

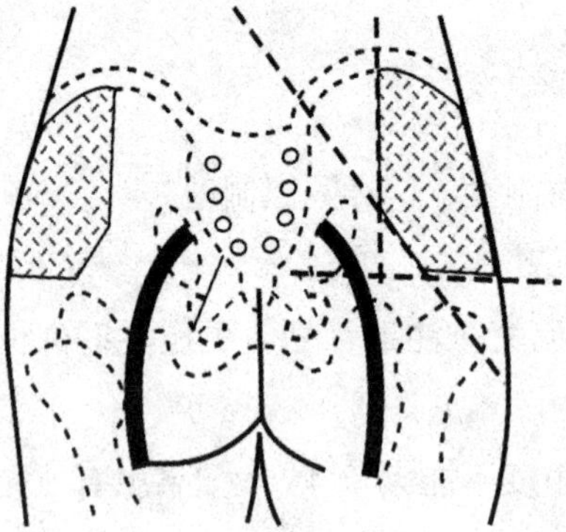

图 3-29 臀大肌注射定位十字法

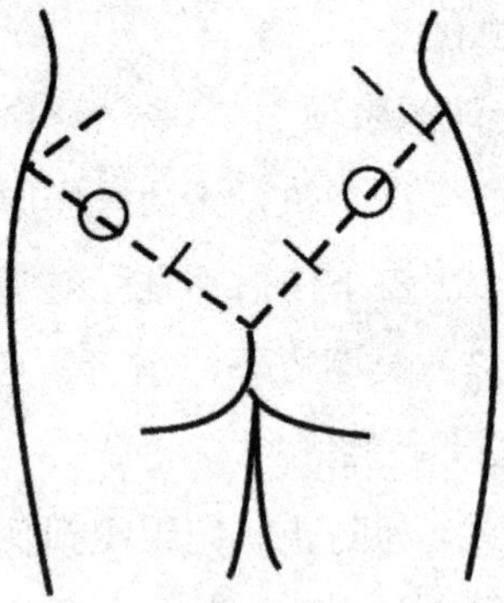

图 3-30 臀大肌注射定位连线法

2）臀中肌、臀小肌注射定位法：构角法和三指法。①构角法：示指和中指放在髂前上棘和髂嵴下缘，所形成的三角为臀中肌、臀小肌的注射点，见图 3-31。②三横指法：根据患者的指宽，把患者的左手或右手示指置于髂前上棘，测量外侧的三横指处为臀中肌、臀小肌的注射点，见图 3-32。

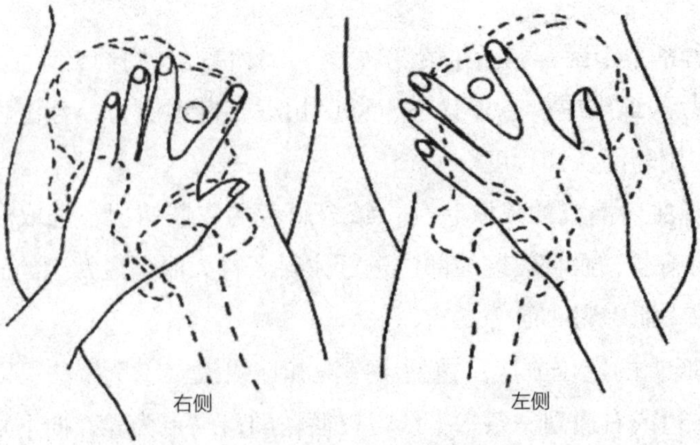

图 3-31 臀中肌、臀小肌注射定位构角法

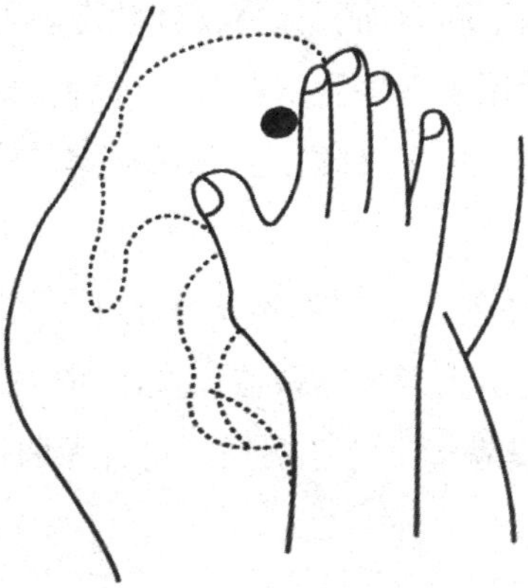

图 3-32　臀中肌、臀小肌注射定位三横指法

3）股外侧肌：在大腿中部的外侧，膝盖上方 10cm 处，髋关节下方 10cm 处，大约 7.5cm 宽度，见图 3-33。很少有大血管或神经纤维通过，由于其范围较大，适合多次注射或 2 岁以下儿童注射。

4）上臂三角肌：位于上臂外侧，肩峰下 2～3 指处，见图 3-34。这块肌肉的分布比臀大肌更薄，仅用于少量药物注射。

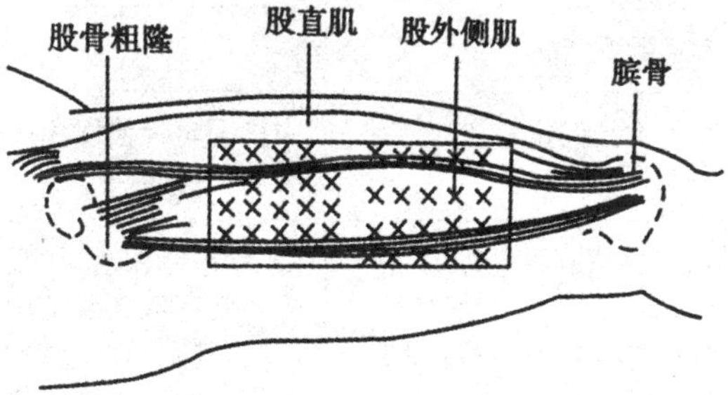

图 3-33　股外侧肌注射定位法

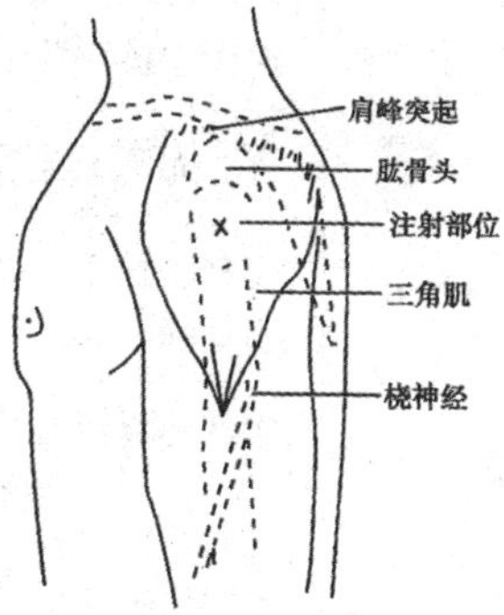

图 3-34　上臂三角肌注射定位法

【计划】

（1）护士准备：衣帽整洁，清洁双手，戴口罩。

（2）患者准备：①了解肌内注射的目的、注射的一般知识及配合要点。②常用注射体位准备：患者愿意合作并选择恰当体位使肌肉松弛。a. 臀部注射：

患者取侧卧位，上腿伸直，下腿弯曲，保持松弛状态。如患者取俯卧位时，双脚脚趾尖应相对。仰卧位适用于无法翻身的危重患者，仅限于臀中肌和臀小肌的注射。b. 上臂三角肌注射：单手叉腰使三角肌显露。c. 股外侧肌注射：以自然坐位为宜。

（3）用物准备：基础注射盘、注射本或注射卡、根据医嘱准备的药物、合适型号注射器及针头、洗手消毒液、锐器盒及医用垃圾桶、生活垃圾桶等。

（4）环境准备：环境安静、整洁、明亮，符合无菌技术要求。

【实施】见表 3-45。

表 3-45　肌内注射的操作流程、步骤和要点

操作流程	操作步骤	要点说明
1. 核对解释	备齐用物携至床旁，核对患者床号、姓名，告知操作目的、操作方法、配合方法，取得患者合作	严格执行“三查七对”
2. 选择部位	根据注射目的选择注射部位，安置注射体位	松弛注射部位 避开神经及血管
3. 消毒皮肤	进行皮肤常规消毒，待干	
4. 核对排气	操作中核对药物、患者，排除注射器内气体	再次核对
5. 进行注射	①取无菌干棉签，夹于左手手指间	
	②右手握笔式持注射器，中指固定针栓，左手绷紧局部皮肤，见图 3-35	中指固定针栓以免针头脱落
	③针头与皮肤呈 90° 角，迅速刺入针体的 2/3	做到进针快且力度准确，勿将针头全部刺入皮肤，防止针体折断 抽吸无回血方可推药
	④右手固定注射器，松开左手回抽活塞，抽吸无回血，缓慢匀速推药，观察患者反应	
	⑤注射毕，用无菌干棉签轻压进针点，快速拔针后按压片刻	
6. 核对交代	操作后核对患者、药物，交代注意事项	操作后核对
7. 安置患者	整理患者衣物、床单位，安置患者于舒适卧位	
8. 整理记录	整理物品，分类处理；护士洗手、记录	记录注射方法、时间、患者反应

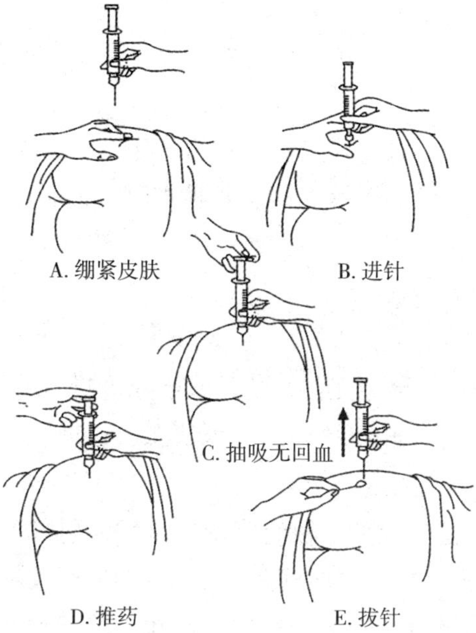

图 3-35 肌内注射法

【评价】

（1）严格执行无菌操作原则、查对制度及消毒隔离制度。

（2）举止端庄，操作规范，熟练有序，动作轻柔，注射中患者无不良反应。

（3）沟通有效，操作中体现对患者的人文关怀，患者满意、积极配合，操作顺利。

【注意事项】

（1）严格执行无菌操作原则、查对制度、消毒隔离制度。

（2）同时使用两种药时，要注意药物间的配伍禁忌，保证用药安全性。

（3）2 岁以下的婴幼儿选用臀中肌、臀小肌注射。不宜采用臀大肌进行注射，因为婴幼儿的臀大肌还没有发育到可以独立行走的程度，注射时有可能损伤坐骨神经。

（4）如果发现患者焦躁不安且不合作，应做好固定。注射时针梗刺入 2/3，不可全部刺入，以免针头折断。如果注射过程中针头不慎折断，安抚患者保持原来的姿势，并用一只手固定局部，下压肌肉施压，另外一只手持止血钳，把针头的断端夹出。如果断裂的针头嵌入到了肌肉里，应及时通知外科医生进行处理。

（四）静脉注射

静脉注射法（intravenous injection，Ⅳ）是自静脉注入无菌药液的方法。

【目的】

（1）不能口服给药，且需要快速起效的情况，可以通过静脉注射给药。

（2）诊断肝、肾等疾病进行X线摄片检查时，可通过静脉注射药物。

（3）输液和输血。

（4）用于静脉营养治疗。

【评估】

（1）患者基本情况：包括年龄、病情、治疗情况、用药史等。

（2）患者认识反应：心理状态、意识状态、自理能力、合作程度，对治疗的态度、对用药的认知程度。

（3）患者注射部位的皮肤、血管状况：常用注射部位，包括以下静脉：①四肢浅静脉，见图3-36：上肢浅静脉、下肢静脉。②小儿头皮静脉，见图3-37：小儿头皮静脉分支较多，交织成网状，静脉浅易于观察、固定，也不影响小儿肢体行动。最常见的头皮静脉是额静脉、颞浅静脉等。③股静脉，见图3-38：股静脉位于髂前上棘和耻骨结节之间连线的中点为股动脉，在股动脉内侧0.5cm处为股静脉。在急救中，它通常用于加压输液、输血和采血。

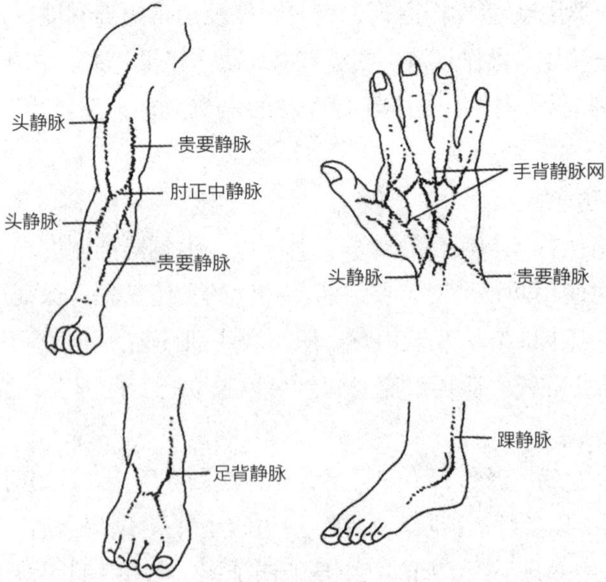

图3-36　四肢浅静脉

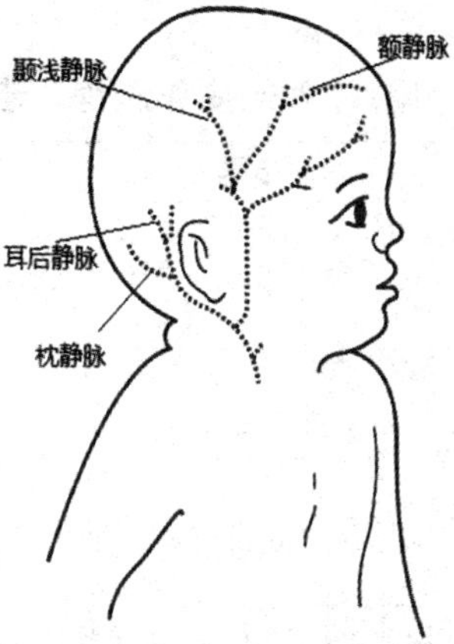

图 3-37　小儿头皮静脉

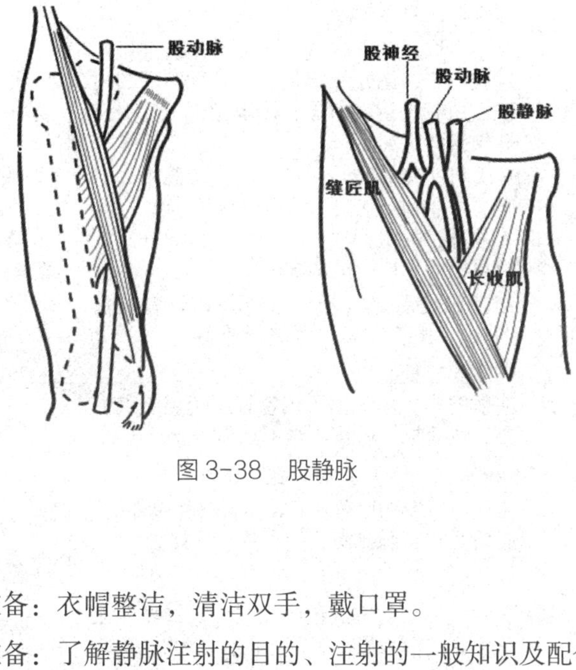

图 3-38　股静脉

【计划】

（1）护士准备：衣帽整洁，清洁双手，戴口罩。

（2）患者准备：了解静脉注射的目的、注射的一般知识及配合要点。

（3）用物准备：基础注射盘：盘内另备胶布、止血带、小垫枕，注射本或注射卡，根据医嘱准备的药物，2mL 或 5mL 注射器及针头（或头皮针）；股静脉注射另备：无菌手套、无菌纱布、沙袋；洗手消毒液；锐器盒及医用垃圾桶、生活垃圾桶等。

（4）环境准备：环境安静、整洁、明亮，符合无菌技术要求。

【实施】见表 3-46。

表 3-46　静脉注射的操作流程、步骤和要点

操作流程	操作步骤	要点说明
1. 核对解释	备齐用物携至床旁，核对患者床号、姓名，告知操作目的、操作方法、配合方法，取得患者合作	严格执行“三查七对”
2. 操作方法		
	▲四肢浅静脉注射	
（1）选择静脉	根据注射目的的不同，选择合适的静脉	选择粗、直、弹性好、易于固定的静脉，避开静脉瓣
（2）扎止血带	放小垫枕于穿刺部位下方，在穿刺点上方6cm处扎止血带，嘱患者握拳	
（3）核对消毒	①核对药物、患者	操作中核对
	②常规消毒注射部位皮肤，待干	
	③排尽注射器及针头内气体	
（4）持针绷皮	左手夹取无菌干棉签（头皮针注射准备固定胶布），用左手拇指拉伸静脉下端的皮肤，用右手持注射器，用示指固定针头，针尖斜面应向上	绷紧皮肤以提高穿刺成功率
（5）穿刺进针	针头与皮肤呈15°～30°角，自静脉上方或侧方进针刺入皮下，再沿静脉方向潜行刺入静脉，抽吸回血，见回血后，顺静脉方向再进针少许，见图3-39	穿刺时，一旦出现局部血肿，应立即拔出，按压局部，更换部位，重新注射
（6）固定推药	穿刺成功后，松开止血带并让患者松开拳头，固定针头，再缓慢推注液体，见图3-40	缓慢注入液体，注意患者的感觉，观察局部区域或病情的变化
（7）拔针按压	注射完毕，用无菌干棉签轻压于穿刺点上方，快速拔针后按压至不出血为止	
	▲股静脉注射	
（1）安置体位	协助患者取仰卧位，下肢伸直略外展外旋，必要时在穿刺侧腹股沟下垫小垫枕	充分显露注射部位
（2）核对消毒	①核对药物、患者	操作中核对
	②常规消毒注射部位的皮肤，操作者戴无菌手套或消毒操作者左手的示指和中指	严格执行消毒制度
	③排尽注射器及针头内气体	
（3）穿刺进针	用消毒手指扪及股动脉搏动最明显处并固定，右手持注射器，针头和皮肤呈90°或45°角，在股动脉内侧0.5cm处刺入，见抽出暗红色血液提示针头已达股静脉	如抽出鲜红色血液，提示针头进入股动脉，应立即拔出针头，用无菌纱布加压按压5～10min
（4）固定推药	右手固定注射器，左手缓慢推注药液	推注药液速度要慢，并随时听取患者的感受，观察局部及病情变化

续表

操作流程	操作步骤	要点说明
（5）拔针按压	注射完毕，快速拔针，用无菌纱布加压止血 3 ～ 5min，以免引起出血或血肿	避免引起出血或形成血肿
▲头皮静脉注射		
（1）选择血管并备皮	患儿取仰卧或侧卧位，选择静脉，注射部位备皮	固定患儿头部，避免躁动造成伤害
（2）核对消毒	①核对药物、患者	操作中核对
	②进行注射部位皮肤的消毒	
	③注射针头更换为头皮针头，并排气	
（3）穿刺进针	由助手固定患儿头部，护士一手拇指、示指固定静脉两端皮肤，另一手持头皮针针翼，以静脉最清晰点后约 0.1cm 处为进针点，向心方向与头皮平行刺入静脉，抽回血	穿刺时，一旦出现局部血肿，应立即拔出，按压局部，更换部位，重新注射
（4）固定推药	见回血后推注少量药液，如无异常，用胶布固定头皮针，缓慢推注药液	推注药液速度要慢，并随时观察患儿的反应、注射局部变化
（5）拔针按压	注射完毕，用无菌干棉签轻压于穿刺点上方，快速拔针并按压至不出血为止	
3. 核对观察	操作后核对患者、药物，观察用药反应	操作后核对
4. 安置患者	整理患者衣物、床单位，安置患者于舒适卧位	
5. 整理记录	整理物品，分类处理；护士洗手、记录	记录注射方法、时间、患者反应

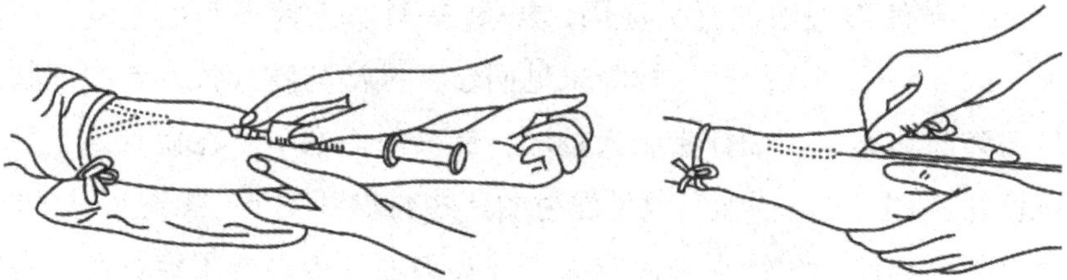

图 3-39　静脉注射进针法

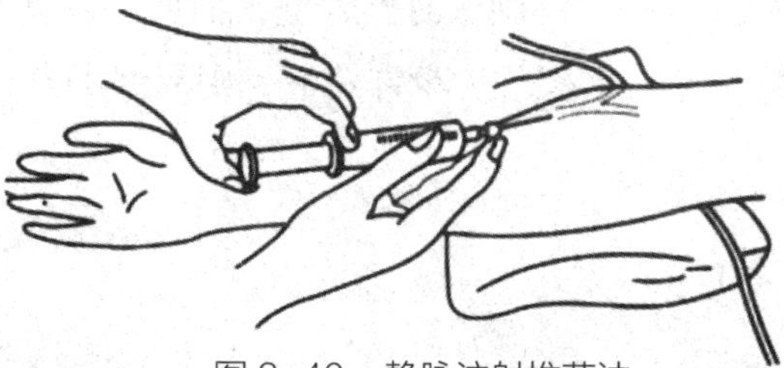

图 3-40　静脉注射推药法

【评价】

（1）严格执行无菌操作原则、查对制度及消毒隔离制度。

（2）举止端庄，操作规范，熟练有序，动作轻柔，注射中患者无不良反应，注射部位无渗出、肿胀，未发生感染。

（3）沟通有效，操作中体现对患者的人文关怀，患者满意、积极配合，操作顺利。

（4）能分析静脉注射失败的原因，根据患者情况提高穿刺成功率。

【注意事项】

（1）选择粗、直、易固定、弹性好的静脉。如果需要长期静脉注射，穿刺血管时应从远心端向近心端注射。

（2）按患者年龄、用药种类、病情等因素来把控推药速度。注射时注意患者的局部状况，关注患者的反应和病情变化。

（3）刺激性较强的制剂，如钙剂，不可头皮静脉注射，以免药物溢出导致头皮坏死。对于强烈刺激组织的药物，首先用注射器抽吸 0.9% 氯化钠溶液，进行静脉穿刺，穿刺成功注入液体顺畅，确定针头位于血管内后，再更换刺激性强的药液进行注射，防止药物渗漏导致组织外坏死。在推进药物的同时，定期试抽回血确保针头位于静脉中。

（4）有出血倾向者不宜采用股静脉注射。

（5）静脉注射失败的常见原因，见图 3-41。①针头刺入过浅：在注射过程中，因针头未刺入静脉，抽吸未见回血，推注药物导致患者的皮肤出现了明显的隆起和疼痛。②针头刺入较浅：针头斜面的一半在血管内，另一半则在血管外，抽吸可见回血，但是注射的药物会渗到皮下，引起皮肤的凸起，患者会感觉到疼痛。③针头刺入较深：针头斜面一半穿透了穿刺血管对侧的血管壁，抽吸可见回血，但是推药不畅，部分药物漏到深层组织，患者会感觉到疼痛。④针头刺入过深：针刺入对侧管壁，抽出后没有回血，药物注射到深层组织，会有疼痛感，若仅注射少许药液，则局部不会有明显隆起。

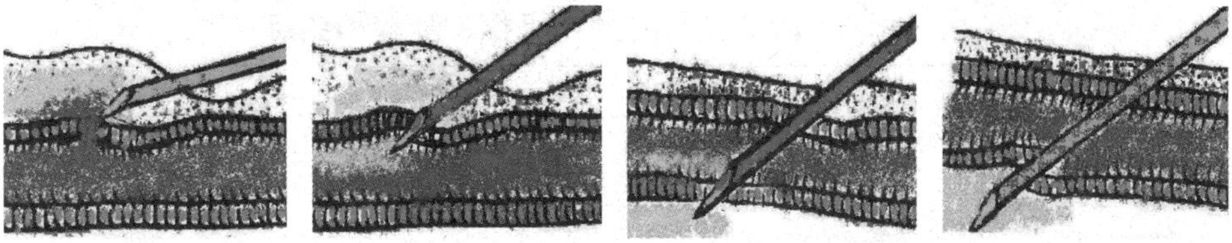

图 3-41　静脉注射失败的常见原因

（五）动脉注射

动脉注射法（arterial injection）是自动脉注入无菌药液的方法。

【目的】

（1）对于严重的休克患者，采用动脉加压补液，快速补充血容量。

（2）进行脑血管造影、下肢动脉造影等特殊检查时，注入造影剂。

（3）注射抗肿瘤药，进行区域性化疗。

（4）采集动脉血样本。

【评估】

（1）患者基本情况：包括年龄、病情、治疗情况、用药史等。

（2）患者认识反应：心理状态、意识状态、自理能力、合作程度，对治疗的态度、对用药的认知程度。

（3）患者注射部位的皮肤、血管状况：通常选择血管搏动比较强烈的动脉注射。选择桡动脉和股动脉收集血液样本；局部化疗时，下肢疾病选择股动脉为主，上肢疾病选择锁骨下动脉、肱动脉为主，头面部疾病选择颈总动脉为主。

【计划】

（1）护士准备：衣帽整洁，清洁双手，戴口罩。

（2）患者准备：了解动脉注射的目的、注射的一般知识及配合要点。

（3）用物准备：注射盘，无菌手套，无菌治疗巾，无菌纱布、沙袋，注射本或注射卡，根据医嘱准备的药物，注射器及针头，洗手消毒液，锐器盒及医用垃圾桶，生活垃圾桶等。

（4）环境准备：环境安静、整洁、明亮，符合无菌技术要求。

【实施】见表 3-47。

表 3-47　动脉注射的操作流程、步骤和要点

操作流程	操作步骤	要点说明
1. 核对解释	备齐用物携至床旁，核对患者床号、姓名，告知操作目的、操作方法、配合方法，取得患者合作	严格执行“三查七对”
2. 安置体位	协助患者采取合适卧位以充分显露注射区：桡动脉注射时取仰卧位或坐位；股动脉注射取仰卧位，下腿伸直并外展外旋，腹股沟下垫沙袋	确定穿刺点位置
3. 核对消毒	①核对药物、患者	操作中核对
	②常规消毒注射部位皮肤，待干	
4. 无菌准备	戴无菌手套，铺无菌治疗巾	严格执行消毒隔离制度
5. 排气进针	①排尽注射器及针头内气体	穿刺时，一旦出现局部血肿，应立即拔出，按压局部 5 ～ 10min，更换部位，重新注射
	②用左手触及动脉搏动的部位后，用两根手指按住搏动最明显的部位，然后用右手拿着针筒，在左手两根手指间呈 90° 或与动脉走向呈 40° 角插入。见鲜红色血液涌入注射器，提示针头已达动脉	
6. 固定推药	右手固定注射器，左手推注药液，推药过程中注意观察患者局部情况与病情变化	
7. 拔针按压	注射完毕，用无菌纱布加压按压 5 ～ 10min，以免引起出血或血肿	
8. 核对观察	操作后核对患者、药物，观察用药反应	操作后核对
9. 安置患者	整理患者衣物、床单位，安置患者于舒适卧位	
10. 整理记录	整理物品，分类处理；护士洗手、记录	记录注射方法、时间、患者反应

【评价】

（1）严格执行无菌操作原则、查对制度及消毒隔离制度。

（2）举止端庄，操作规范，熟练有序，动作轻柔，注射中患者无不良反应，注射部位无渗出、肿胀，未发生感染。

（3）沟通有效，操作中体现对患者的人文关怀，患者满意、积极配合，操作顺利。

【注意事项】

（1）严格执行无菌操作原则、核对制度、消毒隔离制度。

（2）有出血倾向者慎用动脉注射；新生儿宜选择桡动脉穿刺，因股动脉注射垂直进针易损伤髋关节。

（3）按患者年龄、用药种类、病情等因素来把控推药速度。注射时注意患者的局部状况，关注患者的反应和病情变化。

四、常用雾化吸入法

（一）超声波雾化吸入法

【目的】

同雾化吸入法的目的。

【评估】

（1）患者基本情况：包括年龄、病情、治疗情况、用药史等。

（2）患者认识反应：心理状态、意识状态、自理能力、合作程度，对治疗的态度、对雾化给药的认知程度。

（3）患者呼吸道是否通畅，有无感染，有无痰液，有无支气管痉挛、水肿等。

【计划】

（1）护士准备：衣帽整洁，清洁双手，戴口罩。

（2）患者准备：了解超声波雾化吸入法的目的，清楚配合要点，取坐位或卧位。

（3）用物准备：治疗卡、超声波雾化吸入器、注射器、冷蒸馏水、遵医嘱准备的吸入药液、水温计、纸巾、弯盘、治疗车等。

（4）环境准备：环境安静、整洁、明亮，室内温湿度适宜。

【实施】表 3-48。

表 3-48　超声波雾化吸入的操作流程、步骤和要点

操作流程	操作步骤	要点说明
1. 检查安装	在治疗室内检查超声波雾化吸入器性能，连接螺纹管，选择口含嘴。向水槽内加入冷蒸馏水约 250mL，浸没雾化罐底部的透声膜	确保设备性能正常 水槽内只能加冷蒸馏水
2. 稀释加药	核对药物、检查药物质量，将药物用等渗盐水稀释至 30 ～ 50mL，加入雾化罐内，将雾化灌放入水槽，盖紧水槽盖	
3. 核对告知	备齐用物携至床旁，核对患者床号、姓名，告知操作目的、操作方法、所用时间、配合方法，取得患者合作	严格执行查对制度
4. 通电调节	接通电源，先打开电源开关，再打开雾量开关，设定出雾量及雾化时间（15 ～ 20min）	根据患者情况调节雾量大小
5. 吸入气雾	产生气雾后，将面罩覆于口鼻部或将口含嘴放入患者口中，嘱其紧闭口唇，用嘴深吸气，鼻腔呼气	嘱患者做深而慢的呼吸，以达到治疗效果

续表

操作流程	操作步骤	要点说明
6. 巡视观察	巡视并观察患者治疗情况、设备使用情况	观察水槽内蒸馏水的量及水温，及时补充或更换
7. 结束雾化	①雾化结束后，取下面罩或口含嘴，先关雾量开关，再关电源开关，以免损坏电子管	正确使用超声波雾化器，连续使用需间隔30min，以免损坏机器
	②协助患者擦拭面部，取舒适卧位，整理床单位；告知注意事项，放置呼叫器于患者易取处	
8. 整理记录	①倒掉水槽的水并擦干，将口含嘴、螺纹管、雾化罐浸泡在消毒液内	浸泡消毒 1h 后再洗净擦干备用，防止交叉感染
	②护士洗手、脱口罩，记录雾化时间、雾化效果	

【评价】

（1）操作正确，机器性能良好。

（2）操作中对患者有爱伤观念，沟通有效；患者理解治疗目的，能主动配合。

（3）患者感觉舒适，呼吸道症状有所缓解。

【注意事项】

（1）严格执行查对和消毒隔离制度。

（2）使用前，先检查机器各部件有无松动、脱落等异常情况。

（3）晶体换能器和雾化罐底部的透声薄膜又薄又脆，很容易破裂，在操作和清洁时做好保护工作，防止破损。

（4）在操作过程中，确保水槽内储存足够的蒸馏水。若水量不足或水的温度超过 50℃（122 ℉），需及时关闭设备并更换或添加蒸馏水。如果雾化器储液罐中的液体太少而影响正常雾化，请勿关闭设备，直接通过盖子上的小孔添加药量。

（二）氧气雾化吸入法

氧气雾化吸入法（oxygen nebulization）是通过氧气雾化吸入器喷出一定压力的氧气形成高速气流，然后使药液雾化，再通过鼻腔或口腔吸入呼吸道，起到治疗作用的给药方法。

【目的】

（1）稀释痰液，利于排痰。

（2）治疗呼吸道感染。

（3）支气管痉挛，改善通气功能。

【评估】

（1）患者基本情况：包括年龄、病情、治疗情况、用药史等。

（2）患者认识反应：心理状态、意识状态、自理能力、合作程度，对治疗的态度、对雾化给药的认知程度。

（3）患者呼吸道的畅通情况：有无感染、痰液，是否存在支气管痉挛、水肿等情况。

【计划】

（1）护士准备：衣帽整洁，清洁双手，戴口罩。

（2）患者准备：了解氧气雾化吸入法的目的，清楚配合要点，取坐位或卧位。

（3）用物准备：治疗卡、氧气雾化吸入器、遵医嘱准备的吸入药液、氧气装置、治疗车等。

（4）环境准备：环境安静、整洁、明亮，室内温湿度适宜，避开明火，房间内有用氧安全的标识。

【实施】见表 3-49。

表 3-49　氧气雾化吸入的操作流程、步骤和要点

操作流程	操作步骤	要点说明
1. 核对配药	治疗室内核对药物、检查药物质量，将药物用蒸馏水或等渗盐水稀释至 5mL，注入氧气雾化罐	确保雾化吸入器、氧气装置设备性能正常
2. 核对告知	备齐用物携至床旁，核对患者床号、姓名，告知操作目的、操作方法、所用时间、配合方法，取得患者合作	严格执行查对制度
3. 连接调节	将氧气雾化罐的进气口与氧气装置输出口连接，调节氧气流量为 6 ～ 8L/min	各部件连接紧密，勿漏气
4. 吸入气雾	气雾形成后，将口含嘴放入患者口中，嘱其紧闭口唇深吸气，用鼻呼气	进行有效的呼吸
5. 巡视观察	巡视并观察患者治疗情况、设备使用情况	雾化过程中随时观察患者的病情变化及听取患者主诉，如有不适，因停止吸入
6. 结束雾化	雾化结束后，取下雾化器，关闭氧气；擦干患者面部，协助患者采取舒适卧位，整理床单位，告知注意事项	
7. 整理记录	①清理用物，浸泡消毒雾化器 ②护士洗手、脱口罩，记录雾化时间、雾化效果	浸泡消毒 1h 后再洗净擦干备用，防止交叉感染

【评价】

（1）操作正确，用氧安全、氧气装置性能良好。

（2）操作中对患者有爱伤观念，沟通有效；患者理解治疗目的，能主动配合。

（3）患者感觉舒适，呼吸道症状有所缓解。

【注意事项】

（1）严格执行查对和消毒隔离制度。

（2）使用前检查雾化器，确保各部件完好、无松动。注意用氧安全，操作时严禁接触明火和易燃品。

（3）雾化过程中如患者感到疲劳，可关闭氧气停止雾化，适时再行吸入。

（4）氧气湿化瓶不能装水，以免液体进入到雾化罐造成药液稀释；氧气流量不可过大，以免损坏雾化器。

（5）雾化吸入后，黏稠的分泌物经湿化膨胀不易咳出，应拍背协助排痰。

（三）压缩雾化吸入法

压缩雾化吸入法（compression atomizing inhalation）是一种通过压缩空气，将药物转化为细小的气雾，再通过呼吸进入人体的呼吸道的给药方法。

压缩雾化吸入器见图 3-42，主要由空气压缩机、喷雾器、口含器三部分组成。空气压缩机通电后输出的电能将空气压缩，压缩空气对药液进行冲击，破坏药液的表面张力，形成微小的雾滴，经口含器随着患者的呼吸进入呼吸道。

【目的】

同雾化吸入法。

【评估】

（1）患者基本情况：包括年龄、病情、治疗情况、用药史等。

（2）患者认识反应：心理状态、意识状态、自理能力、合作程度，对治疗的态度、对雾化给药的认知程度。

（3）患者呼吸道是否通畅，有无感染，有无痰液，有无支气管痉挛、水肿等。

【计划】

（1）护士准备：衣帽整洁，清洁双手，戴口罩。

（2）患者准备：了解压缩雾化吸入法的目的，清楚配合要点，取坐位或卧位。

（3）用物准备：治疗卡、压缩雾化吸入器、遵医嘱准备的吸入药液、治疗车等。

（4）环境准备：环境安静、整洁、明亮，室内温湿度适宜。

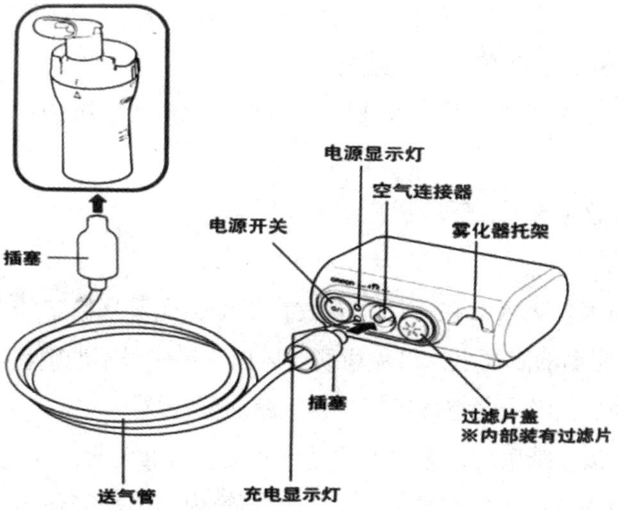

图 3-42 压缩雾化吸入器

【实施】见表 3-50。

表 3-50 压缩雾化吸入的操作流程、步骤和要点

操作流程	操作步骤	要点说明
1. 核对注药	治疗室内核对药物、检查药物质量，将药液注入雾化罐	严格执行“三查七对”
2. 核对告知	备齐用物携至床旁，核对患者床号、姓名，告知操作目的、操作方法、所用时间、配合方法，取得患者合作	严格执行查对制度
3. 连接装置	连接压缩机空气导管，将喷雾器与空气导管紧密连接	各部件连接紧密，勿漏气
4. 吸入气雾	打开压缩机开关，指导患者手持雾化器，紧闭双唇含住口含嘴进行呼吸	指导患者用嘴深吸气，鼻呼气，进行有效的呼吸
5. 巡视观察	巡视并观察患者治疗情况、设备使用情况	雾化过程中随时观察患者的病情变化及听取患者主诉，如有不适，应停止吸入
6. 结束雾化	完成雾化后，移除口含嘴，切断电源，断开空气导管；将患者的脸擦拭干净，帮助患者取舒服的体位，整理好病床之后，告知患者注意的事项	
7. 整理记录	①清理用物，浸泡消毒雾化器 ②护士洗手、脱口罩，记录雾化时间、雾化效果	浸泡消毒 1h 后再洗净擦干备用，防止交叉感染

【评价】

（1）操作正确，氧气装置性能良好。

（2）操作中对患者有爱伤观念，沟通有效；患者理解治疗目的，能主动配合。

（3）患者感觉舒适，呼吸道症状有所缓解。

【注意事项】

（1）压缩雾化吸入器在使用时要放在平坦、光滑且稳定的平面上，切勿放置在地毯或粗糙的表面上，以免堵塞通风口，操作时不能覆盖压缩机表面。

（2）压缩雾化吸入器空气导管连接紧密勿漏气。

（3）每次治疗结束后，雾化器须进行冲洗后消毒灭菌，避免交叉感染。

（4）在吸入过程中因温度变化，空气导管内会因冷凝作用出现水气，因此治疗结束后应把导管从雾化器上拔下，打开压缩机开关，让压缩气流通过导管，直至吹干导管内壁。

（四）手压式雾化吸入法

手压式雾化吸入法见图3-43，是把药液放入雾化器的送雾器中，送雾器的内腔为高压，并倒置雾化器，然后用大拇指按压雾化器顶部，随后药液从喷嘴里喷射出来，形成细微的气雾，进行局部呼吸道治疗的方法。

临床上可应用于缓解支气管痉挛、哮喘等症状。这是一种很简单的操作方法，可教会患者自行操作。

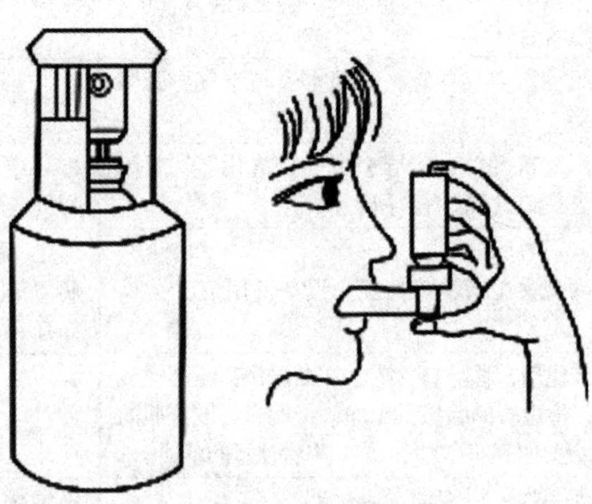

图3-43　手压式雾化吸入器

【目的】

支气管哮喘、喘息性支气管炎的患者可以通过吸入支气管解痉药、氨茶碱或沙丁胺醇等药物来提高通气功能。

【评估】

（1）患者基本情况：包括年龄、病情、治疗情况、用药史等。

（2）患者认识反应：心理状态、意识状态、自理能力、合作程度，对治疗的态度、对雾化给药的认知程度。

（3）患者呼吸道是否通畅，有无感染，有无痰液，有无支气管痉挛等。

【计划】

（1）护士准备：衣帽整洁，清洁双手，戴口罩。

（2）患者准备：了解手压式雾化吸入法的目的，清楚配合要点，取坐位或卧位。

（3）用物准备：治疗卡、手压式雾化吸入器、遵医嘱准备的吸入药液、治疗车等。

（4）环境准备：环境安静、整洁、明亮，室内温湿度适宜。

【实施】见表 3-51。

表 3-51　手压式雾化吸入的操作流程、步骤和要点

操作流程	操作步骤	要点说明
1. 核对备药	按医嘱准备手压式雾化吸入器（内含药物）	使用前检查雾化吸入器的性能是否完好
2. 核对告知	备齐用物携至床旁，核对患者床号、姓名，告知操作目的、手压式雾化吸入器的使用方法，教会患者自行使用	严格执行查对制度
3. 摇匀药液	取下雾化器保护盖，充分摇匀药液	
4. 放入口中	将雾化罐倒置，吸嘴放入双唇间，平静呼气	紧闭嘴唇
5. 按压喷药	在吸气开始时，要求患者按压雾化器顶部，使药液喷出	
6. 吸入气雾	随着深吸气动作，药液经口吸入，尽可能延长屏气（坚持 10s 左右），然后呼气，反复 1 ～ 2 次	指导患者完成有效呼吸
7. 结束雾化	吸入结束后，取出雾化器	
8. 清洁保存	雾化器使用后放置在阴凉处保存，塑料外壳定期用温水冲洗	
9. 整理记录	①擦干患者面部，协助患者采取舒适卧位，整理床单位，告知注意事项	
	②护士洗手、脱口罩，记录	

【评价】

（1）操作正确，氧气装置性能良好。

（2）操作中对患者有受伤观念，沟通有效；患者理解治疗目的，能主动配合。

（3）患者感觉舒适，呼吸道症状有所缓解。

【注意事项】

（1）严格执行查对和消毒隔离制度。

（2）药物吸入时，尽量延长屏住呼吸的时间，嘱患者最好 10s 左右再换气。

（3）每次 1～2 喷，两次使用间隔时间不少于 3～4h。切勿随意增加剂量或缩短用药时间，以免加重不良反应。

五、常用静脉输液法

临床常采用的输液技术有周围静脉、经外周中心静脉置管、头皮静脉输液法。

（一）周围静脉输液法

【目的】

（1）补充水分及电解质，维持酸碱平衡。

（2）补充营养，供给热能，促进组织修复。

（3）补充血容量，维持血压，改善微循环。

（4）输入药物，控制感染，治疗疾病。

【评估】

（1）患者的病情、年龄、意识状态和营养状况，以及既往病史。

（2）预用溶液和药物的性质，药物的不良反应，配伍禁忌。

（3）穿刺侧肢体的功能，穿刺部位皮肤、血管状况。

（4）患者的心理状态，对输液的认识，配合程度及接受健康教育的能力。

【计划】

（1）护士准备：衣帽整洁，洗手，戴口罩。

（2）患者准备：体位舒适，了解输液的目的，排空二便，愿意配合输液操作。

（3）用物准备：①注射盘内置输液器（密闭式或开放式）1 套，静脉留置输液另备静脉留置针 1 套。另备加药用注射器及针头、无菌敷贴、止血带、皮肤消毒液、无菌棉签、胶布、小垫枕、瓶套、砂轮、开瓶器，必要时备小夹板及绷带、弯盘、清洁手套等。头皮静脉输液法另备 4～5（1/2）号头皮针，按需备 10mL 注射器（盛等渗盐水）、备皮用具。②液体及药物，按医嘱准备。③输液手模型、输液卡、输液架。④生活垃圾桶、医疗垃圾桶、锐器盒。

（4）环境准备：温湿度适宜，安静整洁，光线适中。

【**实施**】见表 3-52。

表 3-52 周围静脉输液的操作流程、步骤和要点

操作流程	操作步骤	要点说明
▲密闭式输液法		
1. 核对检查	查看医生的处方、输液卡片、瓶子上的标签（药物名称，浓度，剂量，服药时间），对光检查药液的质量	严格执行“三查七对”，杜绝差错事故
2. 贴输液卡	填写输液瓶贴，然后把填好的瓶贴倒贴在药液瓶上	
3. 准备药液	去掉拉环，消毒瓶盖，将抽吸好的药物注射到输液瓶内	药物要现配现用，加药时注意药物间配伍禁忌
4. 插输液器	检查输液器的包装、有效期及质量是否合格后，拆开输液器外包装，取出输液器，关闭调节器，将通气管针头插入瓶塞，直至根部	认真检查输液器外包装是否破损、漏气
5. 解释核对	将备好的用物携至床旁，核对患者信息，解释用药目的，取得患者的配合。	严格执行“三查七对”，杜绝差错事故
6. 排尽空气	关闭调节器，拧紧头皮针接头。将输液瓶悬挂在输液架上，将茂菲氏滴管倒置后打开调节器开关，当药液进入茂菲氏滴管 1/2～2/3 时，立即翻转茂菲氏滴管，使药液缓慢下落。当液体流进头皮针管处后，再关闭调整夹，确认输液管中没有气泡，妥善放置输液管备用，见图 3-44	滴管内液面高度适宜 保证输液皮条内无气泡，防止空气随液体进入血管
7. 皮肤消毒	确认穿刺血管后，在操作部位下方垫小垫枕，并进行第一次消毒皮肤，消毒直径超过 5cm，待干。然后，在穿刺点以上 6cm 的位置扎上止血带，并再次消毒皮肤	根据病情及药物性质选择合适静脉，合理使用静脉 使血管充盈，便于穿刺
8. 静脉穿刺	再次核对，取下护针帽，排气后行静脉穿刺，见回血后再将针头沿血管方向潜行少许	进针角度一般为 15°～30°角，可根据静脉深浅考虑，使针头斜面全部进入血管
9. 固定针头	固定好针柄，松开止血带，让患者松开拳头，并打开调整器，确认穿刺成功，药液滴入通畅，患者没有任何不适，用胶带包扎好，见图 3-45	对不合作的患者可用夹板固定穿刺侧肢体
10. 调节滴速	根据药物性质，患者的年龄、病情酌情调整输液速度	一般成人 40～60gtt/min，儿童 20～40gtt/min
11. 记录嘱咐	协助患者取舒服的体位，记录输液时间、输液速度、患者反应后签字。告知输液中的注意事项，将传呼设备放在方便取用的地方，并将所用物品分类处理	嘱患者不可随意调节滴速，注意保护输液部位，有异常及时呼叫

续表

操作流程	操作步骤	要点说明
12. 加强巡视	在输液的过程中，密切观察患者的输液情况，耐心地倾听患者的意见，第一时间处理出现的问题	确保输液安全畅通
13. 更换液体	如果需要换液，先消毒瓶塞，然后将上面的输液器的通气针头拔出，再插到下一个输液瓶里，每次换瓶后需及时记录在输液卡上	及时更换输液瓶，以防空气栓塞 观察输液通畅后方可离去
14. 拔针按压	输液完毕，必要时戴手套，轻揭胶布，将干棉签或小纱布竖放于穿刺点上方，快速拔针后按压 1～2min 至无渗血为止	按压不可用力过大或揉，以免引起疼痛和损伤血管
15. 处理记录	将针头放于锐器回收盒内，避免针头扎伤及感染，将输液器放于医用垃圾箱内，脱手套，整理床单位，清理用物，洗手，脱口罩，做好记录	按医疗垃圾处理
	▲静脉留置输液法	
1. 穿刺前准备	同密闭式输液法 1～7	
2. 连接肝素帽	拆开静脉留置针、肝素帽，手持外包装将肝素帽与留置针侧管相连，然后将输液器和肝素帽相连	注意无菌操作
3. 排尽空气	开启调节器，将套针内中的气体排放出来，关闭调节器，将留置针放回盒内	
4. 选择静脉	协助患者取舒服的体位，确认穿刺血管后，在操作部位下方垫小垫枕，在穿刺点上方 10cm 的位置扎止血带，并对皮肤进行常规消毒	
5. 静脉穿刺	穿刺时，嘱患者握拳，取下针套，旋松外套管，见图 3-46，将针的倾斜度调节到合适的位置，绷紧皮肤，然后用右手握住留置针针翼进针，见到回血，再将穿刺针向静脉的方向稍微推进。左手持接口，左手边撤针芯，右手边把导管推入血管。确认套管进入血管内后，松开止血带，开启调节器，让患者松拳	确保外套管进入静脉
6. 固定针头	用无菌透明薄膜固定外套管，见图 3-47，将穿刺的时间记录在透明薄膜上。根据药物性质，患者的年龄、病情酌情调整输液速度	每天常规消毒周围皮肤，更换无菌透明膜
7. 交代整理	帮助患者取舒服的体位，告知患者注意事项，并安排好所需物品	
8. 封管退针	在滴完液体后，采用正压封管。首先抽出部分针头，然后慢慢地给患者注射 2～5mL 的封管液，边退针边推药，直到针头全部退出，并且叮嘱患者，做到避免置管肢体下垂	避免血液凝固造成堵塞以防回血造成阻塞
9. 再次输液	重新输液时，先消毒肝素帽，再注入 5～10mL 无菌生理盐水冲洗管道，将输液针头插入肝素帽再输液	确保输液管道通畅

续表

操作流程	操作步骤	要点说明
10. 拔管按压	停止输液后，撕掉无菌透明薄膜，把消毒棉放在穿刺点上面，快速拔管，压住穿刺部位直到没有出血为止	
11. 活动肢体	帮助患者进行四肢运动，使其处于舒适的体位	
12. 整理记录	整理床铺，清理用物。洗手，摘下口罩，并做好记录	
	▲头皮静脉输液法	
1. 输液前准备	同密闭式输液法步骤	
2. 选择静脉	必要时剃去局部毛发，由助手固定患儿肢体和头部，操作者位于患儿头侧选择静脉	注意头皮静脉和动脉的鉴别
3. 皮肤消毒	用 70%乙醇消毒局部皮肤，待干	
4. 排尽空气	接上头皮针，排尽空气	
5. 穿刺固定	操作者左手拇指、食指分别固定静脉两端，右手持针沿静脉向心方向平行刺入，见回血后用胶布固定针头	固定方法同周围静脉输液
6. 调节滴速	根据病情、年龄调节滴速	一般不超过 20gtt/min
7. 记录整理	记录输液卡，安置患儿，整理床单，清理用物	
8. 巡视观察	同密闭式输液法	
9. 拔针记录	同密闭式输液法	

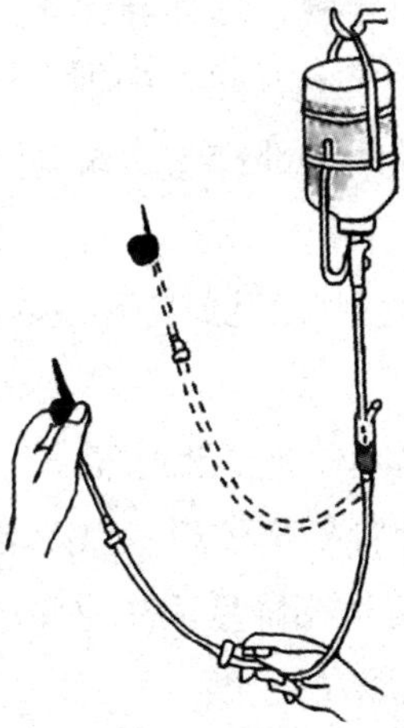
图 3-44　静脉输液排气法

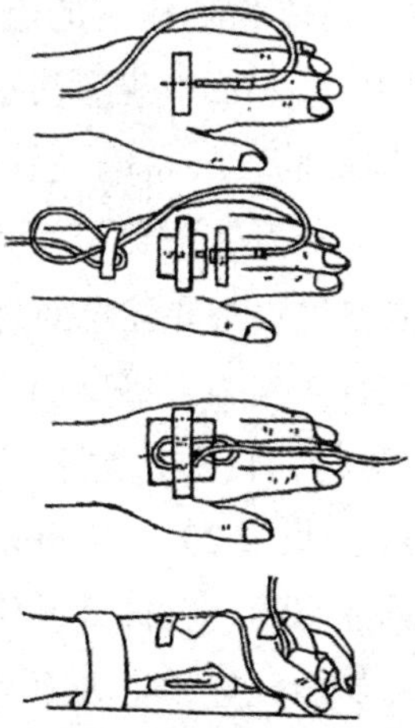
图 3-45　胶布固定法

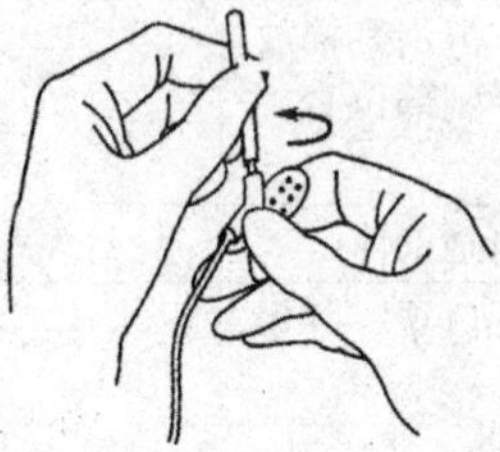

图 3-46　旋转松动外套管

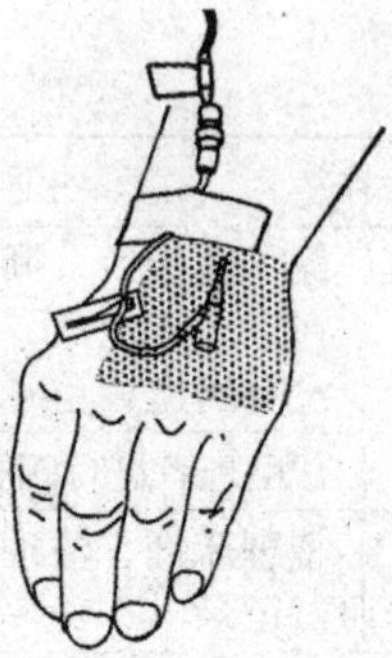

图 3-47　静脉留针固定法

【评价】

（1）程序正确，动作规范，操作熟练。

（2）护患沟通有效，患者能理解输液的目的，了解有关用药知识，有安全感，配合良好。

（3）患者对护士的服务态度和技术水平满意，患者无全身和局部不良反应。

【注意事项】

（1）为防止感染和医疗差错，操作过程中必须严格执行无菌原则和查对制度。

（2）按患者的病情需求，对输液的先后次序进行排序。同时要遵循治疗的原则，按照急、缓和药物的半衰期等进行合理的调配。

（3）对于需要长期输液的患者，应合理使用静脉，选择静脉要粗、直、弹性好、易固定、不影响患者活动的部位，通常是先选择远端的细小静脉。

（4）在输液前，要将输液管内和针头中的气体全部排出，输完液体及时更换输液瓶或者拔针，以免发生空气栓塞。

（5）在输液过程中要注意药物的配伍禁忌，如有刺激性或特殊注射的药物，一定要先确定针头是否在静脉内再输液。

（6）根据药物性质，患者的年龄、病情酌情调整输液速度。一般成人 40 ～60gtt/min，儿童 20 ～40gtt/min。对于有心肺肾疾病的患者以及老年、婴幼儿和静脉输注高渗、含钾或升压药物的患者，应适当降低输注速率；对重度脱水以及心肺功能较好的患者而言，可适当加快输液的速度。

（7）在输注过程中应加强巡视，重点关注以下问题：①观察静脉输液是否通畅，有无漏液情况，穿刺针有无脱落、堵塞或移位，输液管内有无扭曲变形。②注射部位有无水肿、疼痛等症状。一旦出现甘露醇、去甲肾上腺素等药物溢出，可能导致局部组织坏死，如果出现以上症状第一时间停药，并及时上报医生进行紧急处理。③严密观察患者是否有任何不良反应，如果患者出现心悸、畏寒等症状，要酌情减速甚至停药，同时报告医师采取针对性治疗方案缓解其不适。④每次观察巡视后，应在输液巡视卡或护理记录单上做好记录。

（8）连续输液 24h 以上者，须每日更换输液器或输液瓶。

（9）如果使用静脉留置针，必须严格控制留置时间。静脉留置针的保留时间一般在 3 ～ 5 天之间。封管液一般可选用生理盐水或稀释肝素液。

（10）头皮静脉输液时，认真选择头皮静脉，辨别头皮静、动脉见表 3-53。如穿刺见回血呈冲击状，液体不下滴，挤压或推注药液阻力较大，患儿可出现尖叫或痛苦貌，穿刺局部可出现呈树枝状苍白，则为误入动脉。应立即拔针，并以无菌棉球或纱布压迫止血。

表 3-53　小儿头皮静脉、动脉的区别

项目	头皮静脉	头皮动脉
外观色泽	微蓝色	微红或正常肤色
搏动感	无	有
管壁弹性	易压瘪　薄	不易压瘪 厚
血流方向	向心	离心
活动度	不易活动　易固定	易活动 难固定

（二）颈外静脉插管输液法

颈外静脉是颈部最大的浅静脉，由枕静脉在下颌角处、下颌后静脉的后支及耳后静脉汇合而成，沿着胸锁乳突肌表面运行，穿过锁骨上方的深筋膜，进入锁骨下静脉。行径表浅且位置恒定，穿刺成功率高。

【目的】

（1）用于　　　　　　　　　　　　长期输液而周围静脉不易穿刺的患者。

（2）周围循环衰竭而需测量中心静脉压的危重患者。

（3）需要注射高浓度、高刺激性的药物，以及应静脉注射给予高浓度营养液的患者。

【评估】

（1）患者病情、意识状态、活动能力。

（2）患者的用药史，普鲁卡因过敏史。

（3）穿刺部位皮肤、血管情况。

（4）患者心理状态、对疾病的认识、合作程度。

【计划】

（1）护士准备：衣帽整洁，洗手，戴口罩。

（2）患者准备：①了解颈外静脉输液的目的、方法、注意事项及配合要点。②做普鲁卡因过敏试验。

（3）用物准备：①同密闭式周围输静脉液法的用物。②无菌穿刺包：内有穿刺针2枚（长6.5cm，内径2mm，外径2.6mm），硅胶管2条（长25～30cm，内径1.2mm，外径1.6mm），6号针头2枚，5mL、10mL注射器各1副以及尖刀片、镊子、纱布、洞巾、弯盘。③1%普鲁卡因注射液、无菌生理盐水、无菌手套、无菌敷贴或宽胶布、火柴、酒精灯。④生活垃圾桶、医疗垃圾桶、锐器盒。

（4）环境准备：同密闭式周围静脉输液。

【实施】见表3-54。

表3-54　颈外静脉插管输液的操作流程、步骤和要点

操作流程	操作步骤	要点说明
1. 穿刺前准备	同密闭式输液法	
2. 取合适体位	协助患者去枕平卧，头偏向对侧，肩下垫一薄枕	充分暴露颈部，利于确定穿刺点
3. 选择穿刺点	术者立于穿刺部位对侧或顶侧，选择穿刺点	穿刺点为下颌角与锁骨上缘中点连线的上1/3处，见图3-48，避免损伤锁骨下胸膜及肺尖
4. 消毒开包	常规消毒皮肤，检查并打开穿刺包，戴无菌手套，铺洞巾	严格消毒以防感染
5. 局部麻醉	操作者用5mL注射器抽吸1%普鲁卡因在穿刺部位作局部麻醉，用10mL注射器吸取生理盐水，以平针头连接硅胶管，排尽空气备用	

续表

操作流程	操作步骤	要点说明
6. 协助穿刺	助手协助在穿刺时用手指按住锁骨上凹静脉三角处；操作者左手绷紧穿刺点上方皮肤，右手持穿刺针与皮肤成45°角进针，入皮后改为25°角沿颈外静脉方向穿刺。见回血后用一手拇指纱布按住针栓孔，另一手持备好的硅胶管快速由针孔送入10cm左右。插管时由助手一边抽回血一边缓慢注入生理盐水	以阻断血流，使颈外静脉充盈 减少进针时皮肤的阻力 插管动作要轻柔，以免盲目插入使硅胶管在血管内打折或硅胶管刺破血管，发生意外
7. 连接输液器	确定硅胶管在血管内后，退出穿刺针，再次抽回血，检查是否在血管内，确定无误后移去洞巾，接入备用液体	确保硅胶管在血管内
8. 安全固定	用无菌薄膜敷贴覆盖穿刺点并固定，硅胶管或胶管与输液管接头处用无菌纱布包扎并固定在颈部，脱手套	每天消毒硅胶管，并常规消毒穿刺点周围的皮肤，更换敷料 固定要牢靠，防止硅胶管脱出
9. 调节滴速	根据患者年龄、病情及药液性质调节滴速，记录，再次查对	
10. 整理交代	撤出治疗巾，取出垫枕，整理床单，协助患者取舒适卧位；清理用物；交代注意事项	
11. 封管固定	暂停输液时，用0.4%枸橼酸钠生理盐水或肝素稀释液1～2mL，注入硅胶管内封管，消毒，外套肝素帽，再用安全别针固定在敷料上	
12. 再次输液	再次输液时，先确认导管在静脉内，常规消毒肝素帽，接上输液器即可	
13. 拔管按压	拔管时，戴清洁手套，硅胶管末端接上注射器，边吸边拔管，拔管后局部加压数分钟，用70%乙醇消毒穿刺部位，无菌纱布覆盖	以防残留小血块和空气进入血管，造成栓塞 拔管动作应轻柔，避免折断硅胶管
14. 整理记录	脱手套，整理床单位，清理用物，洗手，脱口罩，记录	

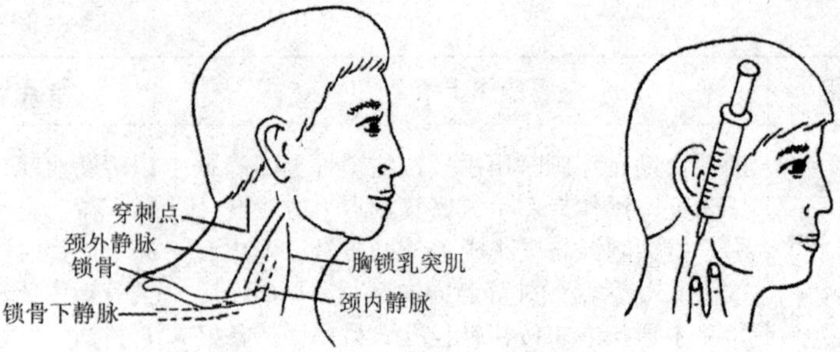

图 3-48　静脉穿刺定位法

【评价】

（1）程序正确，动作规范，操作熟练。

（2）护患沟通有效，患者能了解操作的目的，感觉安全，配合良好。

（3）患者对医护人员的服务态度和技术水平满意，患者未出现全身及局部不良反应。

【注意事项】

（1）为防止感染和操作失误，必须严格遵守无菌原则和查对制度。

（2）仔细选择穿刺点，穿刺点的位置不可过高或过低，过高因近下颌角而妨碍操作，过低则易损伤锁骨下胸膜及肺尖而导致气胸。

（3）输液过程中加强巡视，如发现硅胶管内有回血，应及时用 0.4% 枸橼酸钠生理盐水推注，以免血块阻塞硅胶管。

（4）每天暂停输液时，用 0.4% 枸橼酸钠生理盐水 1 ～ 2mL 或肝素稀释液 2mL 注入硅胶管进行封管，防止硅胶管内发生凝血。若发现硅胶管内有凝血，应用注射器将凝血块抽出，切忌将凝血块推入血管造成栓塞。

（5）每天消毒硅胶管，并常规消毒穿刺点周围的皮肤，更换敷料。

六、静脉输血法

【目的】

补充血浆蛋白、各种凝血因子、血小板、补体等，补充血容量，排除体内的有害物质。

【评估】

（1）患者的病情、年龄、意识状态及既往病史。

（2）输血目的、血液制品的种类、血型、输血史及过敏史。

（3）穿刺侧肢体的功能，穿刺部位皮肤、静脉情况。

（4）患者的心理状态，对输血的认识、配合程度，及接受健康教育的能力。

【计划】

（1）护士准备：衣帽整洁，洗手，戴口罩。

（2）患者准备：①体位舒适，情绪稳定。②了解输血的目的、方法、注意事项和配合要点，排空二便。③签写知情同意书。

（3）用物准备：①间接静脉输血法：同密闭式输液，仅将输液器换为输血器（滴管内有滤网，9 号静脉穿刺针头）。另备生理盐水、血液制品（根据医嘱准备）。②直接静脉输血法：同静脉注射，另备 50mL 注射器数具（根据输血量多少而定）、3.8% 枸橼酸钠溶液。另备生理盐水、血液制品（根据医嘱准备）。③生活垃圾桶、医疗垃圾桶、锐器盒。

（4）环境准备：室内温湿度适宜，光线充足，环境安静。

【实施】见表 3-55。

表 3-55　静脉输血的操作流程、步骤和要点

操作流程	操作步骤	要点说明
▲间接输血法		
1. 准备核对	备齐用物再次检查核对	严格执行无菌操作和查对制度
2. 建立静脉通道	按密闭式输液法建立静脉通道，先输入少量生理盐水	确保静脉通畅
3. 摇匀血液	以手腕轻轻旋转血袋，将血液轻轻摇匀	避免剧烈震荡，以防止红细胞破坏
4. 连接血袋	打开储血袋封口，对塑料管开口处进行常规消毒，再从生理盐水瓶上拔出注射器，将注射器的针头插入已经消毒过的血袋上方的塑料管中，慢慢地把血袋悬挂在输液架上	
5. 调节滴速	输血开始时速度宜慢，不超过 20gtt/min，观察 15min 无不良反应，根据病情调节滴速，成人一般 40 ～ 60gtt/min，儿童酌减	输血反应大多发生在最初的 15min 内，应密切观察生命体征变化，及早发现不良反应
6. 整理记录	协助卧位，整理床单位，清理用物，做好输血记录，交代患者或家属有关注意事项，将呼叫器置于易取处	嘱患者及家属不要随意调节滴数，有胸闷、呼吸不畅等异常情况，及时汇报

续表

操作流程	操作步骤	要点说明
7. 更换血液	如果输血超过2袋，输第二袋血之前先输入少量生理盐水	确保输血安全
8. 输血完毕	完成输血之后，在输血器内再注射一些生理盐水，直至输血器内无血液	
9. 拔针	拔出针头或与其他溶液连接。为防止针头刺伤和感染，应将针头放入锐器回收盒中	按医疗垃圾处理
10. 整理记录	整理床铺，清理物品，洗手，脱口罩。保存血袋24h备查，并做好记录	以便检查分析查找输血反应原因 记录输血时间、种类、数量、血型、血袋号，及有无输血反应等
	▲直接输血法	
1. 准备	请供血者和患者分别卧于相邻的两张床上，露出各自供血或受血的一侧肢体	
2. 核对	认真核对供血者和患者的姓名、血型及交叉配血结果	严格执行查对制度
3. 取抗凝剂	用备好的注射器抽取一定量的抗凝剂	50mL注射器中加3.8%枸橼酸钠生理盐水5mL
4. 缠血压计	将血压计袖带缠于供血者上臂并充气	使静脉充盈
5. 抽输血液	选择穿刺静脉，常规消毒皮肤，用加入抗凝剂的注射器抽取供血者的血液，然后立即将抽出的血液输给患者	抽、输血液时需三人配合：一人抽血，一人传递，一人输注。速度不可过快，并注意观察面色、血压等的变化。连续抽血时，只需更换注射器，不得拔出针头，但要放松供血者臂上的袖带，并用手指压迫穿刺部位前端静脉，以避免针头处出血
6. 拔针按压	输血完毕拔出针头，用无菌纱布块按压穿刺点至无出血。为防止发生锐器伤，将针头和输血器分别放置在锐器回收盒和医疗垃圾桶中	
7. 整理记录	整理床铺，清理物品，洗手，脱口罩，做好记录	

【评价】

（1）程序正确，动作规范，操作熟练。

（2）护患沟通有效，患者能理解输液的目的，了解有关输血知识，有安全感，配合良好。

（3）患者对护士的服务态度和技术水平满意，患者无全身和局部不良反应。

【注意事项】

（1）采集血液标本需根据医嘱及输血申请单，且每次只能为一位患者采集，严禁同时采集两位以上患者的血液标本。

（2）护理人员要有较强的责任心，严格遵守查对制度及无菌操作原则，双人核对确认无误之后才可以实施输血。

（3）在输入库存血前，一定要仔细检查血液的质量，有效期。血液由两层组成，上面的血浆是浅黄的，下面的红细胞则是暗红色的，两层的边界分明，没有凝固的现象。如果血浆变成红色，而红细胞变成深紫色，二者之间的有明显的血块或者界限很模糊，或血瓶（袋）封口不严、有裂隙、标签模糊或脱落等，都不能使用。

（4）输血前后及两袋血之间应滴注少量生理盐水，但不得加入任何其他药液，以免发生凝血或溶血。血液不可在室温下放置过久，以防止变质。

（5）在输血过程中要注意巡视，观察患者是否出现输血的不良反应。如果发生严重的不良反应，必须立即停止输血，并对其进行相应的处理，将残留的血液保存起来备查。

（6）如患者在输成分血的同时，需输全血，应先输成分血，后输全血，以保证成分血新鲜输入。

（7）冷藏血制品不能加温，以免血浆蛋白凝固变性而引起不良反应。

（8）加压输血时，必须有专人看护，以防血液输完后导致空气栓塞。

（9）输完的血袋送回输血科保留 24h，以备患者发生输血反应时检查原因。

第六节　病情观察与抢救护理技术

一、生命体征观察技术

（一）测量体温的方法

【目的】

（1）动态监测患者的体温，诊断体温异常情况，进一步判断患者的热型。

（2）协助临床诊断，为疾病的预防、治疗、恢复等工作提供参考依据。

【评估】

（1）患者基本情况：包括年龄、性别、病情等情况。

（2）患者认识反应：心理状态、意识状态、自理能力、合作程度，对治疗的态度。

（3）患者测量部位的皮肤、黏膜情况、有无紧张、焦虑等情绪等。

【计划】

（1）护士准备：衣帽整洁，洗手，戴口罩。

（2）患者准备：①了解体温测量的目的、方法、注意事项及配合要点。②体位舒适，情绪稳定。③测体温前 30min 内，无运动、进食、饮冷热饮料、冷热敷、洗澡、坐浴、灌肠等活动。

（3）用物准备：治疗盘内备已消毒的体温计（检查是否完好、水银柱是否在 35℃以下）、消毒液浸湿的纱布、弯盘（内垫纱布）、秒表、记录本、笔。若测肛温另备润滑油、棉签、卫生纸。

（4）环境准备：整洁安静，温湿度适宜，光线充足。

【实施】见表 3-56。

表 3-56 体温测量的操作流程、步骤和要点

操作流程	操作步骤	要点说明
1. 核对解释	携用物至床边，核对患者床号、姓名，解释测量体温目的及配合方法	确认患者，取得合作
2. 安置体位	根据患者情况选择适当的测温方法及体位	直肠测温采取侧卧位、俯卧位、屈膝仰卧位，暴露肛门
3. 测量体温	▲口温	
	将口表水银端倾斜置于患者的舌下热窝，嘱咐患者闭紧嘴唇，不要说话，不允许用牙齿咬温度计，测温时间 3min，见图 3-49	舌下热窝腔中温度最高的部位勿咬体温计，勿讲话
	▲腋温	
	嘱患者用无菌纱布拭去腋下的汗水，协助患者将体温计水银一端放于患者腋下正中，让患者夹紧体温计，同时屈臂过胸，测温时间为 10min。适用于不能测口温者，见图 3-49	擦干腋下汗液
	▲肛温	
	协助患者取侧卧位或仰卧屈膝位，暴露臀部，肛表水银端润滑后，把肛表水银端插入肛门内 3～4cm 处，测温时间 3min。为婴幼儿测温时，操作者应固定体温表，防止掉落或插入过深，见图 3-49	为婴幼儿、意识不清患者测温时，应守护在旁
4. 取表读数	取出体温计用纱布擦净，检视读数，若与病情不符应重测	
5. 记录整理	将体温值记录在记录本上，协助患者穿衣或裤，取舒适体位，向患者解释结果	
6. 消毒备用	将体温计消毒后备用	防止交叉感染
7. 及时绘制	将体温值按要求绘制到体温单上	

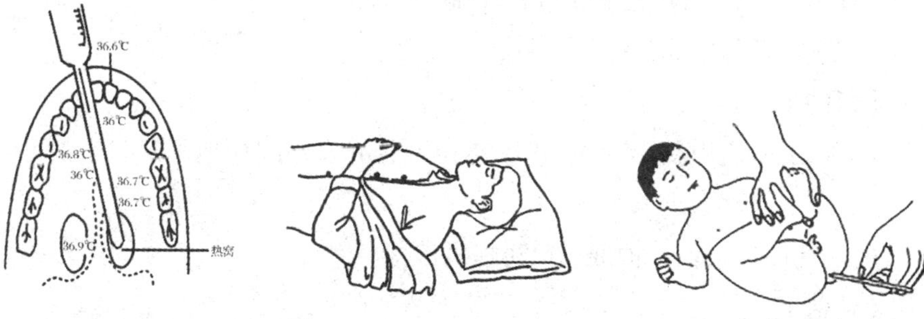

口温测量法　　腋温测量法　　肛温测量法

图 3-49 体温测量方法

【评价】

（1）患者理解测量体温的目的，愿意配合。

（2）患者了解体温的相关知识。

（3）测量结果准确。

（4）测量过程中患者安全、舒适。

【注意事项】

（1）测量前，检查体温计的数量、质量，水银柱低于35℃。利用腕部力量甩动体温计，甩动时不要碰到其他物体，以免损坏体温计；禁止用热水冲洗体温计，也不允许开水煮体温计，以免因此发生炸裂。

（2）对婴幼儿，昏迷患者，精神异常患者，口腔疾病患者，忌测口温；直肠、肛门疾患及有手术史的患者、心肌梗死患者、腹泻患者，不宜测肛温；腋下有外伤，腋下多汗，肩关节有损伤或过瘦而夹不住体温表等情况，不宜测腋温。

（3）如患者刚做过运动，刚进完食或刚热敷面颊等情况均会导致体温发生变化，应间隔30min再测。

（4）在专业人士看护下，才能对婴幼儿、重症患者、躁动等患者测量体温，以免发生医疗事故。

（5）在口温过程中，嘱咐患者切勿用牙齿去咬体温计，如果不小心咬破，要及时将玻璃碎片取出来，避免对唇、舌和胃肠黏膜造成伤害；为了延缓水银的吸收，及时摄入蛋清或牛奶；在条件许可的情况下，通过食用粗纤维食品来促进体内汞的排出。

（6）如果测出的温度不符合患者的实际情况，应守在患者旁边再测一次，如果有需要，同时测口温和肛测进行温度对照。

（二）测量脉搏的方法

【目的】

（1）动态监测脉搏变化，诊断脉搏是否异常，间接地了解患者的心功能状态。

（2）为临床诊治、护理、预防提供依据。

【评估】

（1）患者基本情况：包括年龄、性别、体重、病情、用药史、过敏史、肝肾功能等情况。

（2）患者认识反应：心理状态、意识状态、自理能力、合作程度，对治疗的态度。

（3）患者测量部位皮肤及所测肢体活动情况、有无紧张、焦虑、愤怒等情绪。

【计划】

（1）护士准备：衣帽整洁，洗手，戴口罩。

（2）患者准备：①了解脉搏测量的方法、目的及配合要点。②在测脉之前 30min 内，患者无紧张、哭闹等不良情绪波动，无剧烈活动且未进食。

（3）用物准备：治疗盘内备秒表、记录本、笔，必要时备听诊器。

（4）环境准备：整洁安静，温湿度适宜，光线充足。

【实施】见表 3-57。

表 3-57　脉搏测量法的操作流程、步骤和要点（以桡动脉为例）

操作流程	操作步骤	要点说明
1. 核对解释	备齐用物携至患者床边，核对患者床号、姓名，解释测量目的，方法、注意事项及配合要点	确认患者，取得合作
2. 选择体位	视患者状况而定，可选择仰卧或坐位，双臂置于舒服的姿势，并舒展手腕	患者舒适，护士便于操作
3. 测量方法	护士以示指、中指和无名指指端按在桡动脉上，按压力量以能清楚触得脉搏搏动为宜	力度适中，以清楚触及脉搏为度 同时注意脉律、脉搏强弱、动脉管壁弹性等情况
4. 测量计数	①正常脉搏测量 30s，结果乘 2 为每分脉搏数值	将听诊器放于心尖部听心率
	②脉搏异常应测 1min，同时观察脉搏的节律、强弱、动脉壁弹性	
	③脉搏短绌测量，见图 3-50，两位护士在同一时间进行测量，一位听心率，另一位测脉率，并由听心率的护士给出“开始”和“停”的指令，计时 1min	
5. 正确记录		脉率记录为：次 /min，脉搏短绌记录为：心率 / 脉率次 /min，如 100/70 次 /min
6. 整理绘制	洗手，把测得数值绘制在体温单上	

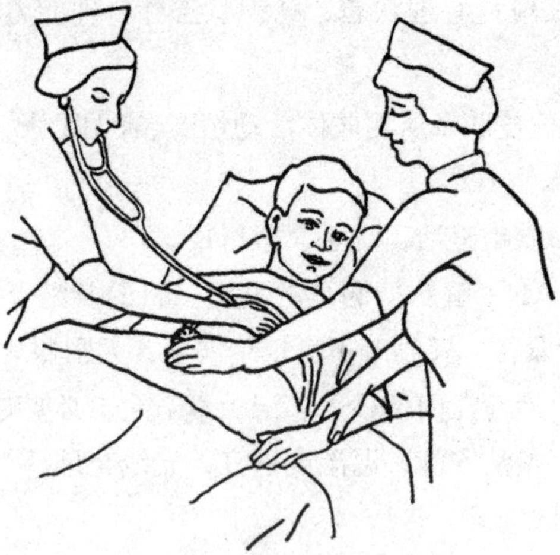

图 3-50　脉搏短绌测量法

【评价】

（1）患者理解测量脉搏的目的，愿意配合。

（2）患者了解脉率的正常值及测量过程中的注意事项。

（3）测量结果准确。

【注意事项】

（1）因为大拇指动脉搏动强烈，因此切勿用拇指诊脉，易与患者的脉搏混淆。

（2）宜选用健侧上肢诊测偏瘫患者的脉搏。

（3）异常的脉搏宜数 1min，若脉弱不易触及，则测量心率 1min。

（三）**呼吸的测量**

【目的】

（1）动态监测呼吸变化，诊断患者的呼吸是否存在异常，了解患者的呼吸功能状况。

（2）为临床诊治、康复和护理提供依据。

【评估】

（1）患者基本情况：包括年龄、病情、治疗情况、用药史等。

（2）患者认识反应：心理状态、意识状态、自理能力、合作程度、对治疗的态度、对用药的认知程度。

（3）患者呼吸道是否通畅，有无支气管痉挛等情况、有无紧张、焦虑等情绪。

【计划】

（1）护士准备：衣帽整洁，洗手，戴口罩。

（2）患者准备：①了解呼吸测量的方法及配合要点。②取舒适体位，情绪平稳，处于自然的呼吸状态。③测呼吸前30min内无吸烟、运动、情绪变化等。

（3）用物准备：治疗盘内备秒表、记录本、笔、必要时备少许棉花。

（4）环境准备：整洁、安静、安全、舒适。

【实施】见表3-58。

表3-58　呼吸测量法的操作流程、步骤和要点

操作流程	操作步骤	要点说明
1. 核对解释	核对患者床号、姓名	确认患者
2. 取好体位	患者取舒适体位，精神放松，保持自然呼吸状态	同时注意节律、深度、声音、形态，以及有无呼吸困难
3. 观察计数	护士将手放在患者桡动脉部位似测脉状，观察患者胸或腹部的起伏，一起一伏为1次呼吸	以次/分为计数单位
	①正常呼吸计数值30s，乘以2得每分呼吸数值	
	②呼吸异常或婴儿应测量1min，同时观察呼吸的深浅度、节律和声音	
4. 及时记录	呼吸数值记录在体温单上	

【评价】

（1）患者及家属理解测量呼吸的目的，愿意配合。

（2）患者知道呼吸的正常值及测量过程中的注意事项。

（3）测量结果准确。

【注意事项】

（1）呼吸监测前期若进行过剧烈运动、情绪过度紧张等情况，需先歇息平静30min后再检测。

（2）因呼吸受意识控制，所以呼吸检测时尽可能不让患者察觉。

（3）呼吸异常及婴儿应测量 1 min，危重患者呼吸微弱，可取适量的棉花置放在患者鼻孔前，仔细观测棉花被吹动的次数，见图 3-51，记数 1min，有条件的医院可通过心电监护仪观察患者呼吸的变化。

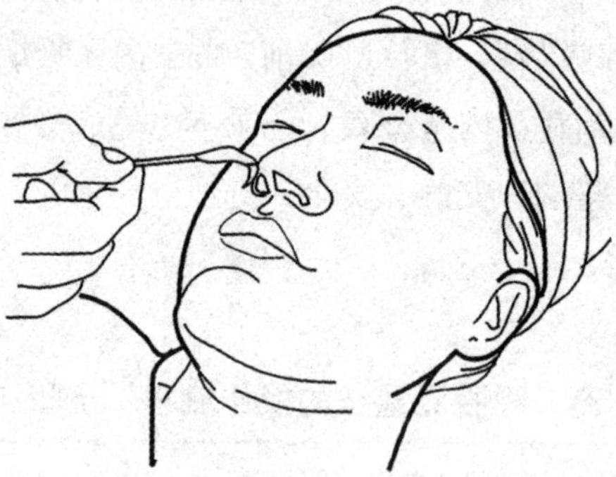

图 3-51　呼吸的测量

（四）血压测量的方法

【目的】

（1）动态监测血压变化，判断血压有无异常，间接了解循环系统的功能状况。

（2）为诊断、治疗、康复、护理提供依据。

【评估】

（1）患者基本情况：包括年龄、病情、治疗情况等。

（2）患者认识反应：心理状态、意识状态、自理能力、合作程度，对治疗的态度。

（3）患者测量肢体活动及测量部位的皮肤情况、有无紧张、焦虑等情绪。

【计划】

（1）护士准备：衣帽整洁，洗手，戴口罩。

（2）患者准备：①了解血压测量的目的、方法、注意事项及配合要点。②体位舒适，测血压前 30min 内无进食、吸烟、运动、情绪波动等。

（3）用物准备：治疗盘内备血压计、听诊器、记录本（体温单）、笔。

（4）环境准备：整洁安静、温湿度适宜、光线充足。

【实施】见表 3-59。

表 3-59 血压测量法的操作流程、步骤和要点

操作流程	操作步骤	要点说明
1. 核对解释	备齐用物，核对患者床号、姓名，解释目的	确认患者，取得合作
2. 选择体位	测动脉、心脏和血压计“0”点应在同一水平 上肢：坐位时心脏平第四肋；卧位时心脏平腋中线 下肢：可取平卧位、仰卧位或俯卧位	手臂放置位置不正确，会影响测得的血压值
3. 缠绕袖带	▲上肢：卷袖露臂，袖口勿过紧，手掌向上，伸直肘部，放平血压计，排空袖带内空气，将袖带平整缠绕在患者上臂中部，袖带下缘处于距肘窝 2～3cm 位置处，袖带松紧程度以插入一指为最佳，听诊器需置于动脉搏动最明显的位置	袖带过紧，检测尚未开始血管就已受压，检测血压值偏低；袖带过松，充气后的橡胶袋则呈球状，在血压检测环节有效加压面积减小，造成检测血压数值偏高
	▲下肢：袖带缠于大腿下部，下缘距腘窝 3～5cm，听诊器放于腘动脉搏动最明显处	不可将胸件塞于袖带内
4. 平稳充气	打开水银槽开关，关上加压气球阀门，一手固定听诊器，另一手打气至肱动脉搏动消失后再升高 20～30mmHg	充气不可过快、过猛，以免水银溢出和患者不适
5. 缓慢放气	控制放气速度，以每秒下降 4mmHg 为宜，放气太快，水银下降过快，会导致听音不准；放气太慢，静脉充血，会导致舒张压值偏高	
	放气同时，注意听音和观察水银柱刻度，视线应与刻度应在一水平	
	收缩压：第一声搏动音时，水银柱所指刻度为收缩压	
	舒张压：在搏动音瞬间变弱或消失时，水银柱显示的刻度为舒张压	WHO 规定成人以动脉搏动音的消失为舒张压
6. 收血压计	取下袖带，排尽余气，关闭气门，卷好袖带放入盒内。将血压计盒盖右倾 45° 使水银全部流入槽内，关上水银槽开关，关好盒盖	避免玻璃管破裂，水银溢出
7. 安置患者	协助患者穿衣或裤，取舒适体位，酌情向患者解释测量结果	
8. 正确记录	记录：收缩压 / 舒张压 mmHg（如 120/80mmHg）	当变音和消失音之间有明显差异时，其读数均应记录：收缩压 / 变音 / 消失音 mmHg（如 100/80/66mmHg）

【评价】

（1）患者理解测量血压的目的，愿意配合。

（2）患者能正确判断血压的正常和异常。

（3）测量过程中患者无不适、有安全感。

（4）操作正确，测量结果准确。

【注意事项】

（1）定期核查校对血压计：测血压前需核查血压计，确保水银槽中有足够的水银，玻璃管完整无裂缝，水银槽无堵塞，加压球与橡胶管的无破损漏气，听诊器无异常等。

（2）密切监测：遵循定时间、定部位、定血压计和定体位，“四定”原则。

（3）正确选择检测肢体：偏瘫的患者检测应择取健侧肢体，如一侧动过手术或正在接受治疗，则需选择对侧肢体。

（4）测血压时未听清需重新检测：检测需确保水银柱降到“0”点，排空袖带中的气体，稍作休息再进行检测。

（5）排除导致血压检测误差的因素：①袖带的宽窄：袖带过窄，需强压才可实现动脉血流的阻断，检测的血压值偏高；袖带过宽，检测中的大段血管血流受阻，检测血压值偏低；水银量不足、橡胶管过长等检测数值偏低。②袖带的松紧：袖带过紧，检测尚未开始血管就已受压，检测血压值偏低；袖带过松，充气后的橡胶带则呈球状，造成血压检测环节的有效加压面积变小，导致检测血压数值偏高；放气速度过快，未听清听诊间隔，导致读数存在误差。放气速度过慢，造成静脉充血，导致舒张压偏高。③肱动脉的位置：肱动脉处于心脏水平之上时，检测获取到的血压值偏低；肱动脉处于心脏水平之下时，检测获取到的血压值偏高。④其他因素：若患者正进食、吸烟、运动或者膀胱充盈的状态下检测，检测获取到的血压值会偏高。

二、抢救护理技术

（一）吸痰技术

【目的】

（1）清除呼吸道分泌物，保持呼吸道通畅，预防并发症的发生。

（2）促进呼吸功能，改善肺通气。

（3）取痰标本做培养和药敏试验，协助诊断和治疗。

【评估】

（1）患者的年龄、病情、意识状态、痰液阻塞情况。

（2）患者呼吸道分泌物的量、黏稠度、部位，排痰的能力。

（3）患者的口腔、鼻腔情况。

（4）患者的心理状态、合作程度。

【计划】

（1）护士准备：衣帽整洁，修剪指甲，洗手，戴口罩。

（2）患者准备：①体位舒适，情绪稳定。②了解吸痰的目的、方法、注意事项及配合要点。

（3）用物准备：①电动吸引器或中心吸引装置，多头电插板。②治疗盘内置有盖罐2个（均盛无菌生理盐水，试吸罐、冲洗罐）、一次性无菌吸痰管数根、弯盘、无菌纱布、无菌血管钳及镊子、手套。必要时备压舌板、开口器、舌钳等。

（4）环境准备：室内温、湿度适宜，光线充足，环境安静。

【实施】见表3-60。

表3-60 吸痰的操作流程、步骤及要点

操作流程	操作步骤	要点说明
1. 核对解释	备齐用物携至患者床旁，核对患者信息并解释操作目的、方法及可能引起的不适	确认患者，减少或消除患者紧张情绪，取得合作
2. 检查设备	接通电源，打开开关，检查吸引器性能，调节负压，成人40.0～53.3kPa（300～400mmHg），小儿＜40.0kPa（300mmHg）	根据痰液黏稠情况在范围内调节，负压过大易造成黏膜损伤
3. 评估患者	检查患者口、鼻腔，取下活动义齿	
4. 体位	患者头转向一侧，面向操作者	
5. 试吸	护士首先戴好手套，再连接吸痰管，试吸少量生理盐水	评估导管的通畅性，且做好导管前端润滑
6. 插管吸痰	一手折叠痰管末端阻断负压，另一手用镊子或止血夹夹住吸痰管前端，慢慢插入吸痰管至患者口咽位置后，松开吸痰管末端产生负压。首先进行口腔部位痰液的吸除，再吸气管中的痰液。吸痰是由深及浅的一个过程，吸痰时由深部左右旋转，进而缓慢向上提拉，直至痰液吸除干净。每次吸痰时间不超过15s，以防缺氧。吸痰过程中，观察患者的反应，吸出液的颜色、性质及量等	插管时不可有负压，以免损伤呼吸道黏膜；若口、鼻腔及气管切开处均要吸痰，应先吸气管切开处，再吸口、鼻腔；动作轻柔，一根吸痰管只用一次，不可反复提插

续表

操作流程	操作步骤	要点说明
7. 冲洗	吸痰管退出时，抽吸生理盐水冲洗导管，以免被痰液堵塞	观察气道是否通畅以及患者的反应
8. 操作后处理	吸痰完毕，关吸引器开关，脱手套，拭净脸部分泌物，安置患者于舒适卧位，整理床单位。整理用物，吸痰的玻璃接管插入盛有消毒液的瓶内浸泡	严格无菌操作，吸痰盘内用物按时更换消毒
9. 洗手记录	洗手，脱口罩。记录吸痰的时间、次数，痰液的量、颜色、黏稠度、气味以及呼吸改善的情况	准确的记录有利于正确评估病情

【评价】

（1）患者和家属能理解吸痰的重要性，并能配合。

（2）患者呼吸道分泌物及时清除，呼吸道保持通畅，感觉舒适。吸痰过程中，患者呼吸道未发生损伤。

【注意事项】

（1）需遵循无菌技术操作原则，治疗盘中吸痰用物每天需更换 1～2 次，吸痰导管为一次性医疗物品，每次吸痰都要更换，并做好口腔护理。

（2）密切观察病情，保持呼吸道通畅。如发现患者排痰不畅或喉头有痰鸣音，应及时吸痰。

（3）吸痰时动作轻柔，插管时不可有负压，以免损伤呼吸道黏膜；为婴幼儿吸痰时，吸痰管要细，负压应＜ 40.0kPa。

（4）吸痰时间不宜超过 15s，以免造成缺氧；使用呼吸机或缺氧严重的患者，吸痰前后应增加氧气的吸入，以防缺氧。

（5）如患者痰液黏稠，要辅助患者变换体位，必要情况下采取拍背、叩击、雾化等方式进行辅助治疗。如若痰液黏稠，则需将痰液进行振动、稀释后，利用吸痰器吸出痰液。

（6）患者处于昏迷状态时，可通过压舌板和开口器辅助张口，继而进行吸痰操作。如果无法实现口腔吸痰的情况下，可通过鼻腔完成吸痰。鼻腔、口腔、气道切开处都需要吸痰时，需注重先后顺序，首先进行气管切开处的吸痰，继而再吸口腔，最后鼻腔。若属于气管插管或气管切开患者，需要通过气管插管或套管内吸痰，且上述工作均需在无菌环境下操作。

（7）贮液瓶内的液体应及时倾倒，一般不应超过2/3，以免痰液吸入马达内，损坏机器。电动吸引器连续使用时间不超过2h，并做好清洁消毒处理。

（二）给氧操作方法

【目的】

借助供氧干预，有效提升机体动脉血氧含量和饱和度，改善因疾病所引发缺氧问题，辅助机体生命活动恢复正常水平。

【评估】

（1）患者的年龄、意识、病情、治疗情况，心理状态及合作程度。

（2）患者的缺氧状况，鼻腔情况。

【计划】

（1）护士准备：衣帽整洁、修剪指甲、洗手、戴口罩。

（2）患者准备：患者对吸氧的目的、方法、注意事项和配合要求均了解。体位正确，无不良情绪，积极配合治疗。

（3）用物准备：①氧气筒。②治疗车上层：治疗盘内置压力表、通气管、湿化瓶（内装冷开水或蒸馏水1/3～1/2）、吸氧管、治疗碗（内盛冷开水）、棉签、纱布、无菌小镊、弯盘、安全别针。治疗盘外置扳手、吸氧记录单、笔、表、手消毒液等。③治疗车下层：医用垃圾桶、生活垃圾桶。

（4）环境准备：室内温湿度适宜，光线充足，环境安静，远离火源和热源。

【实施】见表3-61。

表 3-61　氧气筒双侧鼻塞给氧法的操作流程、步骤和要点

操作流程	操作步骤	要点说明
1. 核对解释	物品备齐，携至床旁，核对床号、姓名，向患者及家属解释吸氧目的、方法、注意事项及配合要点	确认患者，取得合作
2. 清洁鼻腔	用湿棉签清洁鼻腔	避免分泌物堵塞
3. 冲气门	打开氧气筒总开关，使小量气体流出，吹去气门处灰尘，随即关好总开关	防止灰尘进入筒内，导致再次充气时发生爆炸
4. 装氧气表	将氧气表稍后倾接于氧气筒的气门上，再用扳手旋紧，使氧气表与地面垂直	
5. 检查漏气	检查流量表是否关闭，打开总开关，检查衔接处有无漏气	防止漏气，检查完后不关总开关
6. 连接瓶、管	连接通气导管和湿化瓶，连接鼻导管	
7. 调节流量	打开流量表开关，调节氧流量，鼻塞放入水中有水泡，检查氧气流出是否通畅、有无漏气以及全套装置是否适用	
8. 插管固定	将鼻塞轻轻插入两侧鼻孔、固定，安置患者舒适卧位，告知用氧注意事项	保证用氧安全和舒适
9. 整理、记录	整理用物，洗手，记录用氧时间和氧流量，并签全名	便于观察疗效
10. 观察	观察氧疗的效果，缺氧症状是否改善	确保氧疗效果
11. 停止用氧	先取下吸氧管，再关闭氧气筒总开关，打开流量表放出余氧，关上流量表开关	防止操作不当，造成肺损伤
12. 清洁安置	帮助患者清洁鼻部，安置舒适卧位	使患者整洁、舒适
13. 整理、记录	整理用物，洗手，记录停氧时间和用氧效果	避免交叉感染

【评价】

（1）患者缺氧症状改善，生命体征平稳，感觉舒适，操作规范，未发生呼吸道黏膜损伤及其他意外。

（2）患者及家属了解安全用氧的知识。

【注意事项】

（1）操作需严格遵守吸氧规范，保障用氧安全，做到“四防”（防火、防震、防油、防热）工作。氧气筒存储规范，存储在阴凉的环境，且与明火间距至少在 5m，与暖气至少有 1m 间距，周围无易燃物且禁烟火；搬运环节，防止出

现倾斜、撞击等现象；氧气表开关与螺旋口位置避免出现油污，且装卸时也避免有油污的手碰触，避免燃烧和爆炸的发生。

（2）氧气使用时，先调节氧流量，再插管应用。用氧环节，依据需求调控好氧气流量后，再给患者插管使用；治疗过程中如需调整流量，首先要取掉患者的吸氧管，等氧气流量调整好之后再插吸氧管；停止吸氧时，需先摘掉患者的鼻导管，再关闭流量表。如此是为防止操作失误，造成氧流量过大，大量氧气涌入患者呼吸道形成巨大的冲击力，损坏患者的肺部组织。

（3）患者吸氧辅助治疗环节，定时检测患者血压、脉搏等各项指标，观察患者精神状态、面色、呼吸等，以此判断患者缺氧是否改善。

（4）持续吸氧的患者，应保持管道通畅，吸氧过程中，保持呼吸道通畅，及时清理呼吸道分泌物。持续单侧鼻导管用氧者，每日更换鼻导管 2 次以上，双侧鼻孔交替插管；鼻塞给氧应每日更换鼻塞；面罩给氧应 4 ～ 8h 更换一次面罩。

（5）氧气筒的应用中，要避免筒内氧完全耗尽，压力降到了 0.5MPa（5kg/cm^2）应立即停止使用。氧气筒外要罩防尘袋，防止筒内灰尘进入，再充气时有可能导致爆炸。

（6）尚未使用或用完的氧气筒要用“满”或“空”的标签进行区分，便于及时补充更换，以免急救环节搞混，耽误抢救时效。

第四章

基础护理学课程思政教学概述与思政元素挖掘

第一节　基础护理学课程思政教学概述

一、课程思政的概念及内涵

课程思政概念源自德育学科，它的本质在于培养立德树人的高素质人才，在专业课程中开展思政教育工作，挖掘其中蕴含的思政教育元素。关于课程思政的内涵，各领域学者对其存在不一样的观点，但绝大部分观点都表示课程思政是立德树人的一项基本举措，同时也是一项体现现代中国特色的实践教学方法。教师在基础护理学专业课堂教学过程中，把价值塑造作为教学的首要任务，需引入正确的价值观促进知识的传授和能力的培养。课程思政是学校思政教育工作的一项重要内容，课程思政教学的本质就是把思政元素运用到非思政课以及其他方面的教学之中，在基础护理学课程教学中开展课程思政课堂教学，激发护理学专业学生的学习热情，使之形成正确的意识形态并树立正确三观，从而培养出品德优良、思想端正、爱国爱岗的高素质应用型人才。因此，教师们要挖掘课程中蕴含的德育元素，使其如春风化雨，浸润人心，真正实现课程思政教育效果。

二、基础护理学开展课程思政的必要性

现代护理秉承以人的健康为中心的护理理念，将患者安全和健康放在首位，形成完整的护理体系，护理工作不再局限于传统的日常护理，同时还需体现人文关怀，对患者实行整体护理。另外，对护理人员的思想品德和护理素养提出了更高的要求。南丁格尔精神犹如一盏明灯，指引着护士们以崇高的情怀，救死扶伤，奉献爱心。从这一点可以看出，基础护理学课程思政教育与课程思政的立德树人理念起到协同育人的作用。当前，我国护理学领域十分关注人文

课程的构建，但由于课时有限、教学实效有限，造成了“重学科轻人文”的现象。高校思政教育工作也常常以“思想政治理论课”为基础，但教学实际效果并不理想。课程思政则是当前护理人文教育与思想政治教育的有效补充，它能够将专业课、人文教育课与思政课相结合，从而达到全员、全程、全方位的协同育人效果。基础护理学注重从“关怀”这一核心出发，把“关爱”“关怀”“奉献”等思政理念贯穿于本课程的整个教育过程中。

三、基础护理学课程中融入课程思政出现的问题

（一）教师缺乏对课程思政理念的认识

教师对课程思政的认知程度是其实施课程思政的先决条件，影响着他们如何实施课程思政，挖掘什么样的思政元素，如何融入思政元素，与课程思政教学效果息息相关，至关重要。从认识维度看，部分教师对课程思政内涵和实质的认知尚不全面，存在课程思政意识淡薄、育人观念错位等认知问题。护理学专业学生最后一学年要进行8个月的顶岗实习，在这2至3年的全日制学习时间中，要求完成多门专业课程的学习。教师们更重视对专业知识的灌输和巩固加强，一般觉得基础护理学专业课程安排的课时很少，时间很紧张。有时候教师把所有时间都放在专业知识讲授方面，基本没有时间和精力去讲人文、思政方面的内容，这样就很容易忽视专业课的价值引导。其原因在于：①由于在课程思政相关的课程体系中，人文课程、思政课程与专业课程是独立的，因此在思维方向和心态上存在着差异，所以专业课教师们认为思政教育与他们的专业课程没有任何关系，他们的首要工作就是教授自己的专业知识与技术，甚至把做好自己的工作当作是完成培养人才的一种方式和任务。②课程思政是护理专业学术界关注的焦点，它并非思政课和专业课的简单融合。要解决护理专业课程思政中存在的问题，促进学生将知识内化为德，需要在专业课程教育教学中不断探讨如何挖掘“思政”元素，才能整体推进专业课课程思政教育教学的进程。③在社会多元价值取向中，一些教师的意识形态也逐渐出现了多元化的倾向。

（二）教师对课程思政教学能力不足

当前高校教师由于自身思想政治理论水平不高，思政元素的挖掘成为开展课程思政教学的难点和瓶颈，具体体现在以下几个方面：一是在挖掘思政元素

时存在贪多务得、细大不捐的问题。部分专业课教师自身思想政治理论水平不高，且对时事政治、社会新闻缺乏关注，导致挖掘思政元素过度宽泛化，没有考虑思政元素与授课内容的相关性以及学生的接受能力和意愿；二是思政元素笼统泛化，将创新能力、实践能力等都归为思政元素，这也是将价值目标与能力目标相混淆，导致选取思政素材脱离学生生活实际和时代步伐，思政元素无法在课堂教学层面真正发挥作用，最终导致思想政治教育和专业教育仍然处于相互脱节、“两张皮”的状态；三是思政元素较为含糊抽象，提炼的思政元素将课程思政的最终目标作为教学的思政元素，这致使无法达成价值目标，课程思政难以达到预期效果；四是教学方法生硬、融入困难，生硬、单向灌输式的融入方式难以调动学生参与课程思政教学的积极性，难以引发他们真正的情感和价值共鸣。

（三）教师之间缺乏通力合作

一是专业课教师在实施课程思政教学中，实施以教师“单兵作战”或基础护理学课程的教师团队内部合作为主，合作范围尚未扩大至全专业以及专业群内。具体表现在教师或教师团队依据自己对课程思政的解读，挖掘一系列思政元素，重新架构自己所授课程的内容，并据此进行教学设计，开展课程思政教学，在整个实施过程中，缺少与专业其他课程教师的沟通和交流，导致专业内各课程的课程思政相互脱离，思政元素相互重叠、交叉，不具有连贯性和层次递进性，多次反复呈现在学生学习过程中，让学生感到重复疲倦；二是专业课教师与思政课教师缺乏深入互动和有效协作。课程思政与思政课程同向同行、形成育人合力是课程思政推行之初就强调的实施方向。但当前高职院校在推进课程思政过程中，更多的是专业课教师“单打独斗”地进行思政元素挖掘以及思政素材选取，思政课教师参与度不高。

（四）学校课程思政建设力度不够

学校层面对课程思政的制度建设及管理是课程思政实施的强有力支撑和长效保障。然而，当前部分高校尚未形成行之有效的课程思政管理机制，未建立起系统化的、管理主体明确、管理权责清晰的课程思政工作体系，导致课程思政建设缺乏制度保障与支持，缺乏长效性、规范性以及透明化，导致教师个体或团队在实施课程思政教学时无法充分调动和利用各方面资源，缺乏持久动力和积极性。同时，教师在教学过程中会有部分思政内容的融入，但是没有经过系统地培训和组织，培训存在零散化、临时性以及缺乏针对性等情况。培训内容主要是对全体教师进行课程思政的宣传、普及，造成教师没有有效地挖掘思政元素，课程思政无法建立长效机制。另外，当前大多数院校对课程思政评价尚停留在教师教学层面，没有建立起学校课程思政考核评价体系以及相应的激励机制，主要还是以教学工作量、各种教学奖项等量化指标进行考核评价，没有评估课程思政效果的评价指标和考核标准，导致专业教师导向性地完成工作任务而忽略和弱化"立德树人、课程育人"的中心任务。

（五）学生缺乏学习的主动性

在基础护理学课堂教学中，教师的教学内容主要集中在基础理论知识和基本操作方面，忽视了对学生护理理念的培养，并且主要是通过试卷、技能测试对学生进行的评估和考核的。无论是单一的教学方法还是简单的评估方法都无法全面、客观地评估学生的职业素养，这都不利于学生主动进行学习，也很难激发学生的学习动力。另外，在当前的基础护理学课程中，很多时候都是把教师放在了课堂主导地位，整个教学均按照教师的教学计划来进行，导致学生在课堂上处于一种被动学习的状态，他们只能够按照教师的要求去做。这样一来，学生们在课堂上就完全没有学习热情，学生们的学习积极性也会大打折扣，从而造成了教师的课堂教学效果不佳。

（六）课程自身的局限性

当前，课程思政一般仅限于思政课程和课堂思政教学两个方面，护理专业的专业课教师往往存在一些认知误区，也就是他们没有认识到自己是思政教育课堂中的授课主体。而且，由于护理专业强调实用性的特点，很多教师经常忽略了在实践中对思政观点的准确把握。在实践中，基础护理学课程通常注重传授专业知识和技能，过于专注于学科本身，而忽视了思政元素的融入，对思政的知识也往往只是简单地照搬。导致了教师不能从自身特点和课程特性出发对学生进行指导性教学。另外，护理专业的课程往往集中于医学和生物学等自然科学领域的内容，缺乏与其他学科的融合。这可能导致学生在课程中难以获取全面的人文素养和社会科学知识。同时，当前的教师对课程成绩的评价和评定方式仍然比较落后和传统，主要停留在思政试题的形式上，而这种外在的评价方式无法促进学生的敬业、服务、文明法治、信用、团结合作、安全等方面意识的发展，很难在有效提升学生的专业素养和思想认知方面发挥积极作用，也不利于培养学生的人文素养和道德精神。

第二节 基础护理学思政元素挖掘

高校的重要目标是为国家培养高素质、高科技人才。在基础护理学课堂教学中引入课程思政应坚持“立德树人”的原则，充分挖掘基础护理学课程中的思政德育要素，以建设高层次的人才培养体系为核心展开教学工作。在对学生进行专业技能与思想品德培养的过程中，挖掘各种教学方法所包含的思想政治元素和德育教学资源，使护理专业学生在学习过程中不断地提升自己的综合素养。

护理专业人才培养的主要任务是巩固学生的基本理论、基础知识和基本技能，具备较高的职业素质、品德修养和社会的责任感，使其意识到护理职业是服务社会的一项崇高使命。在基础护理学课程的教学中，应充分发掘思政元素，使其与专业课程建设相结合。在课堂讲授、教学研讨和实验实习中，融入思政元素，同时抛弃传统的讲课方式，在教学过程中使用网络信息技术融入思政元素，培养学生正确的价值观，鼓励他们通过学习专业知识和技能，为患者提供全面的护理服务，提高患者在医院的生活质量。在专业课程学习中，有效激发学生的学习热情，引导他们在课上思考问题，从而达到提高教育水平。

一、挖掘基础护理学思政元素

（一）设计思路

基础护理学课程总体设计思路要坚持校－院共建，以护理真实工作任务及工作过程为依据，以职业能力为目标，可将教学内容重构为“入院护理、生活护理、治疗护理、急救护理、离院护理”5 大模块，“舒适与安全、清洁护理、静脉输液与输血、病情观察与抢救技术”等 17 项学习情境，形成模块化、项目化、任务化课程内容体系。采用任务驱动、项目导向、教、学、做一体化的教学模式。整体教学设计体现典型性、实用性、可操作性、可拓展性。

教学过程中通过情境教学、案例分析、多媒体课件、实训操作等形式，充分利用线上、线下学习资源，并融入行企业操作规范等最新标准、执业护士考点、“1+X”老年照护职业技能认定标准、技能大赛赛点等新技术、新规范，整体提升学生职业能力。将具有区域、本校特色的课程思政案例融入育人全过程，如“遵义龙思泉的故事——传承红色基因，赓续红色血脉”，培养德才兼备、岗位胜任力强的高素质护理技术技能人才。

（二）课程教学目标

根据护理专业人才培养目标，结合《高等学校课程思政建设指导纲要》中对医学教育的指导意见，确立基础护理学课程思政目标，并提炼出符合医学教育的十大核心思政元素，具体如下：习近平新时代中国特色社会主义思想、社会主义核心价值观、中华优秀传统文化、法治意识、科学精神、职业道德、职业素养及规范、医德医风、职业认同感及其他方面，并以此为基点，通过案例，以图片、视频、文字等形式将思政元素具体化，见表 4-1。

表 4-1　基础护理学思政元素

模块	序号	教学章节（学习情景）	教学内容（任务）	课程思政元素
模块一	入院护理	项目一：护理程序	任务 1：护士素质与行为规范 任务 2：护理程序	1. 危险在身边，不当操作导致的针刺伤 2. 采用情景模拟，使学生理解护理程序，学会以人为本的护理理念，让学生体会到护理是一个整体且连续的过程
		项目二：医院与医院环境	任务 1：医院和住院环境	1. 从武汉方舱医院，看中国力量 2.“南丁格尔环境理论与身心健康”，培养学生保护环境就是爱惜生命的意识，明白绿水青山就是金山银山，自觉做环境保护的践行者和实践者
		项目三：患者的入院护理	任务 1：入院护理 任务 2：轮椅运送技术	1. 采用情景病例演练法，使学生学会人性化护理，让学生体会到患者是一个整体，不仅仅需要生理上的康复，更需要心理上的护理 2. 手刹失灵的轮椅

续表

模块	序号	教学章节（学习情景）	教学内容（任务）	课程思政元素
模块二	生活护理	项目一：卧位与安全	任务 1：卧位概述 任务 2：常用卧位	评估患者的迫切需求，急患者之所急，想患者之所想
		项目二：舒适与休息	任务 1：疼痛的护理 任务 2：患者活动的评估 任务 3：协助患者活动	世界睡眠日 3 月 12 日。健康睡眠，远离慢性病；关注睡眠，关爱心脏；良好睡眠，健康人生
		项目三：清洁护理	任务 1：特殊口腔护理 任务 2：特殊口腔治理 任务 3：压疮的预防 任务 4：压疮的分期与护理	1. 清洁护理看似简单，引导学生要将平凡的小事做好，细节处见成败。1% 的错误都会带来 100% 的失败，要有严谨、细致的工作态度 2. 学习强国 APP 推送：优秀护理前辈； 3. 天使的印记，最美的勋章
		项目四：营养与护理	任务 1：医院饮食 任务 2：鼻饲法	引入“没有良好的营养补充，怎能打好新冠疫情大战”让学生感受到团队的力量是强大的，培养学生的团结意识和社会责任感
		项目五：排泄护理	任务 1：排便的评估与护理 任务 2：大量不保留灌肠（实训） 任务 3：排尿的评估与护理 任务 4：女性患者导尿术	结合灌肠法、导尿术，要注意保护患者隐私。培养学生树立“以人为本”的意识
模块三	治疗护理	项目一：医疗感染的预防和控制	任务 1：医院感染的概述 任务 2：手卫生 任务 3：清洁、消毒与灭菌 任务 4：无菌技术（实训） 任务 5：隔离技术 任务 6：穿脱隔离衣	1. 应用梵高的画“医院”，以及榜样事迹，培养学生社会责任感和使命感 2. 通过观看抗震纪实视频，引导学生积极投身报效祖国的家国情怀 3. 警钟长鸣，东台血透患者感染事故
		项目二：生命体征的评估与护理	任务 1：体温的评估与护理 任务 2：脉搏的评估与护理 任务 3：呼吸的评估与护理 任务 4：血压的评估与护理 任务 5：生命体征的测量	1. 介绍体温计与听诊器的发明，培养学生开拓创新、勇于探索的科学精神 2. 让爱洒满天使的心间

续表

模块	序号	教学章节（学习情景）	教学内容（任务）	课程思政元素
模块三	治疗护理	项目三：给药护理	任务1：给药的基本知识 任务2：注射原则 任务3：皮内注射法 任务4：皮内注射法 任务5：肌内注射法 任务6：肌内注射法（实训） 任务7：静脉注射法 任务8：雾化吸入法 任务9：青霉素过敏试验及过敏反应的处理 任务10：其他药物过敏试验	1. 学习《医疗事故处理条例》，严格查对制度，避免差错，保证患者安全，培养学生责任感 2. 全国抗疫先进个人事迹系列报道——杜富佳 3. 真人体验：今天我来做患者
		项目四：静脉输液与输血	任务1：静脉输液 任务2：静脉输血	1. 介绍静脉输液及世界输血发展简史，让学生了解专业知识的历史文化背景，感受到人文熏陶 2. 输血导致的死亡
		项目五：冷热疗技术的应用	任务1：热疗技术 任务2：冷疗技术	华西医院护士自制爱婴包，助力早产儿平稳转运
		项目六：常用标本的采集	任务1：痰标本采集法 任务2：尿标本采集法 任务3：粪便标本采集法 任务4：真空采血器采血法	致敬咽拭子采集员：病毒在眼前飞，也要靠过去
模块四	急救护理	项目一：病情观察与抢救技术	任务1：病情观察 任务2：电动吸引器吸痰（实训） 任务3：中心管道给氧（实训） 任务4：洗胃法 任务5：心肺复苏技术	1. 节选《急诊科医生》视频片段 2. 广州护士张雯路遇1名心肌梗死患者，历经20min心肺复苏救人 3. 点蜡烛为吸氧患者庆生，别让好心办了坏事
模块五	离院护理	项目一：离院护理	任务1：患者出院护理 任务2：临终关怀 任务3：死亡概述	1. 出院老人在护士手上的深情一吻 2. 引入疫情中的云端告别，达到了尊重传统和同心抗疫的双重目的。教育学生传承优良传统、尊重生命
		项目二：医疗护理文件管理记录	任务1：体温单 任务2：医嘱单	引入“慎独”精神，培养学生谨慎不苟、遵守各项操作规范的自觉意识

第三节　护理专业课程思政教学评价

一、课程思政概述

上海在全面深化“课程思政”道德教育教学改革的过程中，立足于地域实际提出了“课程思政”的工作理念。这种理念是指通过对学科专业课程和综合素质课程中的思想政治教育要素的开发、利用，把思想政治教育的理论知识、价值理念、精神追求等内容与专业课程的教学相结合，形成一个全员、全过程、全方位的育人模式，充分利用各种课程所蕴涵的思想政治教育作用，让各类课程与思想政治理论课齐头并进，达到“知识传授”与“价值引领”相结合，进而潜移默化影响学生的思想和行为。

2020 年教育部在《高等学校课程思政建设指导纲要》中明确提出：“各级各类学科要与思政学科齐头并进，实现显性教育和隐性教育的联动教学”。“立德树人”是高校实施育人的重要内容，同时也是新时期高校对护理专业学生开展“思想政治教育”的必然要求。护理专业的学生们担负着新时期“南丁格尔”的重要使命，强化思政教育工作是巩固护理专业学生的专业理念、强化大学生的职业价值取向、造就高质量的护理人才的一条切实可行的道路。所以，高校以“课程思政理念”为指导，进行护理学专业的教学改革实践，是对现实问题的积极回应。

二、教学评价指标体系构建的原则

要科学、客观、准确地评估护理学专业的教学质量，必须坚持以下三个原则：

1. 整体性原则

整体性原则认为护理学专业的课程思想政治教育实施是一种整体性的教育。教学评价指标应该在选取评价指标时尽量做到全面、完备，确保所构建的评价指标体系要符合护理专业课程思政的目标需求，同时覆盖护理学专业教学中教学内容、教学方法、师资力量、学科建设等方面。评价体系要全面反映学生在知识、技能、态度等方面的发展情况。充分体现出课程资源建设、课程目标理念、师资队伍组成和学生参与成效等各个层面的可测量指标。在评价主体方面，要注意评价主体的多元化，建立既适合学生又适合教师、专家以及同行的评价指标体系。

2. 可操作性原则

可操作性的原则就是建立的指标体系要简洁明确地描述所设立指标的内容。评价指标应该具有明确的定义和评价标准，使评价人员能够清晰理解指标所涉及的内容。进一步细化课程思政的评价目标，将评估的对象转化成可评估的具体指标，并且使之具有可操作性，这样评估主体才能更容易地理解这些指标，从而方便地进行数据的采集和处理。评价指标的设定和测量方法应该是可行的，能够在实际的教学环境中进行。如果评价过于繁琐或难以实施，将难以在实际教学中应用和推广。

3. 发展性原则

建立护理专业课程思政教学评价指标体系，就是要在教学评估中了解教学现状，改善其不足之处，从而提升教学质量和学生们学习效果，保证护理专业课程思政教学的高效有序开展。在制定评价指标时，要以学科发展为核心，突出各项指标的超前意识，使之在学科发展过程中起到积极的引导作用。另外，还需要强调对学生学习过程的评价，了解学生在学习过程中的问题、困难，并为护理专业的学生们提供定期、及时的反馈，使学生了解自己的学业状况，同时提供具体的建议和指导，以促使其在发展过程中做出调整和改进。

三、护理专业课程思政教学评价指标体系

从整体共生、客观均衡和多元化的角度，用“教育生态学理论”来审视与掌握教学活动。在此基础上，本文提出了对护理专业课程思政教学进行评估的基本思路，建立了一个由 5 个要素构成的一级指标，即课程资源、教学实施、目标观念、教师队伍、教学成效。二、三级指标在“人的全面发展理论”和“教导行为－学习行为－学习与发展的效果”的教育评价思想的指引下，构建了由 5 项一级指标、14 项二级指标和 44 项三级指标组成的护理专业课程思政教育评估指标体系，分为护理专业课课程思政教学调查问卷（专家版）和护理专业课课程思政教学调查问卷（学生版），见表 4-2、表 4-3。

表 4-2　护理专业课程思政教学调查问卷（专家版）

评价项目			
一级指标	二级指标	三级指标	得分
目标理念（30 分）	课程目标定位（15 分）	1. 符合国家《高等学校课程思政建设指导纲要》的规定；符合护理教育人培的目标；课程目标多元化：包括知识目标、能力目标、素质目标和思想政治教育目标；对发挥护理学教学的育人作用具有重要意义。充分反映了护理专业学生的职业道德规范	
	课程建设理念（15 分）	2. 必须在整个教育过程中贯彻落实立德树人的基本任务；要注意教育活动与教学目标相结合；构建和谐的教学环境，完善高校思政教育工作的长效机制	
师资队伍（10 分）	师资队伍构成（5 分）	3. 学科带头人具有较强的课程思政意识和先进的理念；教师人数能满足教学需要，师资队伍稳定；教师的年龄结构、职称结构和学历结构较为合理；思政课教师或导师，协助开展课堂思政教育工作	
	教师思政素养（5 分）	4. 要有坚定的思想意识，正确的政治立场和信仰。深入学习党内的新理念和新思想；善于挖掘和提炼专业课程所包含的思想政治元素	
课程资源（10 分）	课程教材（5 分）	5. 选择国规教材，教材内容主旨与思想观念相一致；根据自己的教学实践和护理专业学生的实际情况，编写新形态教材，符合课程思政教学目标	
	思政元素资源库（5 分）	6. 构建学校思政素材库，内容丰富，内容体现系统化；学校的思政资源库具有更新及时，使用方便的特点	
教学实施（30 分）	教学安排（5 分）	7. 开设的理论课和实训课教学安排合理；教学进度符合课程标准有序开展；课堂内外都有教师的指导和解答。	
	教学内容（10 分）	8. 坚持理论与实践相结合，体现新时代思想政治教育的主题；着重从“政治身份与国家意识”“品德修养与人格培养”“科学精神与职业道德”三个方面来优化“德育”的教学内容；将思想政治教育素材与专业知识相结合；思想政治教育素材的比例设定科学、合理	
	教学方法（10 分）	9. 加强大学生思想政治教育的情感与经验；强调以学生为主体的教学方式，与课程的内容、学生的知识背景特征相一致；重视激发学生的思考能力，促进师生之间的交往；在教学过程中，要及时恰当地使用教学工具，采用现代信息技术方法进行教学，使其具有较强的理论性和实践性	

续表

评价项目			
一级指标	二级指标	三级指标	得分
教学实施（30 分）	教学考核（5 分）	10. 将专业评价与思想品德评价有机地融合在一起；以过程评价和总结性评价为基础；评价考核对象应多样化（教师评价，同学互评，学生自评等）；考评方式多元化，提高考评的信效度	
教学效果（20 分）	学习效果（15 分）	11. 熟悉并应用本专业的理论知识；具有较强的临床护理技能；学生的交际能力、团队合作能力等方面都有了很大的提高；职业信念与职业认同等职业素质有所提高；学生具有较强的学习兴趣和较好的学习态度；认识到课程思政的重要性	
	学习行为（5 分）	12. 上课出勤率高，上课时的精神状况好；同学们积极参与讨论，积极提问；同学们的作业准时完成	

表 4-3　护理专业课课程思政教学评价表（学生版）

评价项目		非常不满意	比较不满意	满意	比较满意	非常满意
目标理念	1. 符合护理专业培养目标					
	2. 目标的多样性：知识、能力、素质和思想政治					
	3. 符合护士专业职业道德的课程目标					
	4. 在全过程中贯彻立德树人的基本使命					
	5. 要注意育人与育才相结合					
师资队伍	6. 具有强烈的课程思政意识和先进的理念					
	7. 对课程思想政治教育有较强政治立场					
	8. 教师善于从专业课程中挖掘和提炼德育元素					
课程资源	9. 选择国规教科书，教科书的内容达到思想政治的有关规定					
	10. 课程思政素材体系丰富					

续表

评价项目		非常不满意	比较不满意	满意	比较满意	非常满意
教学实施	11. 强调理论与实践相结合，体现时代精神					
	12. 主要从“政治身份与国家意识”“品德修养与人格培养”“科学精神”与“专业道德”三个方面来对课程思政的教学进行了优化					
	13. 将思想政治元素与专业课内容相结合					
	14. 科学、合理地设定思政课教学内容在课程中的比例					
	15. 教师努力使德育的表现方式更加丰富，加强了学生的经验与情感					
	16. 教师能够适时适当地使用教具和现代科技工具，使其能够将理论知识与思政育人实际相融合					
	17. 将专业考评与思想品德考评有机结合起来					
教学效果	18. 按时出勤，上课状态良好					
	19. 积极参与课堂讨论，积极提问					
	20. 提高综合能力，例如：沟通交际能力，团队合作能力等方面					
	21. 职业素养的培育与提高，例如：职业信念，职业认同					
	22. 有较强的学习兴趣和较好的学习态度					
	23. 认识到护理专业课程思政建设的必要性与重要性					

四、护理专业课程思政教学评价指标体系的意义

《高等学校课程思政建设指导纲要》明确提出“以专业课程为基础，以课程思政为载体，从各学科的优势和特色出发，深入探究各专业的培养目标。在课程思政的系统工程中，专业课程思政建设是一个非常重要的环节，而教学评价则是专业课程思政建设核心内容。教学评价的内容包括目标观念、师资队伍、课程资源、教学实施和教学效果 5 个方面，从不同的角度来评估课程思政教学的建设，以期能为护理专业的课程思政教学提供更好地引导、督导和反馈。

护理专业课程思政教学评估指标体系对基础护理学等专业课程的思政教学起引导作用，可促进教学活动有针对性地开展，促进教师们更好地投入到专业课程思政教学中去。其次，利用课程思政教学评估指标系统能够准确地对教学进行评价，促使教师们全方位认识护理专业课程思政教学的实施过程，比如：课程思政教学预期目标是什么，效果是什么，同时也可以对课程思政教学建设中的一些问题以及需要进一步完善的地方进行分析，为当前开展的课程思政教学工作提出建议，以便进一步完善课程思政教育，从而保障护理教学中的思政教育工作的有序、长效开展。

第五章

基础护理学教学质量效果评析

第一节　基础护理学教学质量评价概述

一、教学质量评价的意义

国家卫生健康委员会公布的《全国护理事业发展规划（2021-2025 年）》指出，护理专业人才作为未来健康服务主要的来源，服务需更加贴近群众和社会的需求。因此，护理专业人才必须具备良好的知识水平和实践能力才能满足人们对健康的需求。课程是实现人才培养知识目标和实践能力目标的核心要素，课程质量直接决定人才培养质量。基础护理学是基础护理学课程体系中最基础、最重要的核心课程，分为理论课程和实验课程，其教学质量直接影响到学生的岗位胜任力。护理教学评价作为教学质量监控的重要管理手段，其评价质量直接影响着课程教学质量，因此构建科学系统的以成果导向的基础护理学课堂教学评价体系十分必要。

教学评价指的是在教育目标的前提下，运用具有可操作性的科学方法，对与教育相关的资料进行系统性的搜集，按照特定的准则，对教育活动的过程和效果展开价值判断的过程，能够为被评议者带来一个提高自身素质的契机，并为相关部门提供一个科学的决策参考。护理教学评价是从设置护理教学目标入手，并以护理教学目标为依据对教学过程和教学效果进行价值判断，其目的是保证最大限度地实现护理教学目标，提高护理教学质量。通过全面、科学、客观地评价护理教学过程，可以发现问题并加以改进，促进护理学生全面发展，并推动护理教育的发展和进步。

传统的教学评价主要围绕着教师课堂教学进行，主要手段之一就是考试，学生的考试分数便成为评价教学效果的标准，评价的主要内容包括四要素，即：教师、学生、教学内容、教学手段。2020 年 10 月，中共中央国务院印发了《深化新时代教育评价改革总体方案》，该方案指出要改进目前高等学校评价体系，坚决改变用分数给学生贴标签的做法，探索开展学习情况全过程纵向评价，要改进结果评价，强化过程评价，探索增值评价，健全综合评价，并完善评价结果的运用，综合发挥导向、鉴定、诊断、调控和改进作用。同时要充分利用信息技术，提高教育评价的客观性、科学性、专业性。2015 年起，随着我国高校开始使用基于 MOOC、微课、翻转课堂、在线教学平台、APP 和小程序等方式进行多样化的混合教学，因此应将课前的规划、准备和导学，课后的多元反馈及创新性思维培养等内容纳入课堂教学效果评价环节中。评价指标体系应包含目标设置、过程评价与教学反馈等多维度、全过程评价，使评价的结果更客观、更全面，进一步提升基础护理学教学质量，推动课堂教学模式深入发展。

二、教学质量评价的内容

基础护理学教学质量评价的内容通常包括：教师教学评价、师生综合评价、以学评教。

1. 教师教学评价

根据“教师”“教材”“教室”中心论，常常从探讨好教师的特征或品质切入，围绕教学态度、教学目标、教学内容、教学效果、教学手段等五大维度展开，旨在服务于教师专业发展及高校教学管理。目的是规范的教师教学行为，进而产生好的学生学习效果，提高教学质量。

2. 师生综合评价

根据教学设计与实施、教学内容、教学效果、课堂氛围等因素，综合教师、学生和督导三个维度，从教师的课堂教学、学生的课堂表现以及督导对教学效果的检测，建立有效的课程教学评价指标体系，有助于提高教师教学水平和学生学习效果。

3. 以学评教

构建以学生为中心的教学模式，以学生产出为导向的反向教学设计，以及课堂教学质量的持续改进。可以从教学目标、教学方法、教师角色、学生角色、教学环境达成度等五个维度出发，构建了以学评教指标体系。在课程目标上，符合专业要求，与教师教学方式和学生现有水平相适应。在教学方法和手段上，明确教师怎么教，由“教师中心”向“学生中心”转变，发挥学生主体性，教学活动围绕学习目标进行，引导学生参与到课堂，帮助学生主动获取知识。在教学效果以及教学质量评价上，明确教得如何，通过对教学质量进行过程性评价、持续性改进，实现课堂教学模式的变革。

第二节　基础护理学教学质量评价体系

一、基础护理学教学质量评价指标选取原则

在基础护理学教学质量评价中，评价指标体系扮演着重要的角色，反映了教学某一方面的特征。科学的指标体系应该按照各维度的依存关系组合，具有层次性和逻辑性，并为每个指标赋予权重。然而，由于受传统教学观念的影响，当前课堂教学质量评价指标体系多从教学管理者出发进行设计和描述，缺乏师生参与。这种设计方法导致了评价指标的普遍科学性差、实用性不强、评价结果不准确。因此，构建以学生为中心的课堂教育质量评价指标体系时，需要全面考虑教学的学术性、学生的需求、评价实施的现实性，并重视学生的评价主体地位，采用符合学生理解能力的语言表述，吸引师生共同参与。这种评价指标体系的设计方法有助于帮助学生更加重视学生的学习体验，促进教育决策更加民主公平。因此，评价指标的选取应遵循以下原则：

（一）体现学生主体性

学生的主动性、创造性和积极性是学习的关键，是知识获取的驱动力，他们内在的渴望和探索欲望是学习动机的核心。以教师为中心的课堂教学无法充分体现学生的主体性和师生互动效果，忽视学生学习过程的举止表现。教学应以学生为中心，学生成为学习的主体，而教师则扮演教学主导者、学生的引导者、参与者和推动学习进程的管理者等角色。评价指标必须能够体现学生的主体性，语言表述要有利于学生理解，不仅要评价学生知识的获得，还要关心学生技能和素质的提升。同时，评价指标还要注重课前预习和课后的辅导，而不仅仅关注课堂之上的教学。

（二）对应具体教学行为

基于“学生中心”的评价理念，教师的任务之一是激发学生的兴趣，引导学生对学习产生积极的动机，让他们愿意主动参与学习过程。评价指标制定需要站在学生角度，鼓励学生参与指标制定过程，注重对教师教学和学生学习行

为的评价，同时要具有可操作性、易于理解和把握，帮助教师和学生明白如何实现以学生为中心的教学。评价指标需要对教学过程中教师和学生的具体行为表现进行评估，可以运用问卷、行为化和操作化的语言进行量化。课堂教学质量的评价指标应该具备具体而全面的特点，既要反映教学过程中的行为，又要考虑学习的结果。它应该包含教师的课前准备、课堂教学和课后评价反馈等方面，以充分发挥教师的促进和辅助作用。为了更加准确地反映教师教学过程和学生学习效果，评价指标的设计应该具备针对性和动态性。这些指标应该能够反映教师的教学特点以及课程的知识性质、结构，同时也要考虑在教学内容组织、教学风格和课堂互动交流等方面的差异性。学生角度的指标应全面考查学生行为表现和课堂参与度，以判断学习过程的质量。

（三）重视学生体验感和满意度

随着高等教育市场化的推进，学生评教已经成为大多数高校重要的教学质量管理制度之一。在课堂教学质量评价中，应该重视学生的学习体验和学生的满意度，将学生满意度作为衡量教学质量的风向标。一个优秀的教师应该关注学生的学习体验和满意度，了解学生的需求和期望，积极改进教学方式，提高教学水平。评价指标应当全面反映学生在学习过程中的体验感、获得感以及对学习效果和教师教学的满意程度，从而让学生的满意度成为衡量教学质量的重要因素。学生体验感和满意度的评价指标应该包括学生学习体验、学生获得感、学生满意度，教师应该注重营造积极向上的学习氛围，提供多样化的教学方法和丰富的教学资源，引导学生积极参与课堂互动，提高他们的学习参与度和体验。教师的重要任务之一是培养学生的综合素质，提高他们的学习成果，让他们在课程学习中获得实际的成长和收获。为达到这个目标，教师需要关注学生的学习需求和期望，并及时调整教学内容和方式，提高教学效果和质量，以提高学生的满意度。

二、基础护理学教学质量评价指标体系

（一）以学生为中心的教学质量评价指标体系

以学生为中心的教学质量评价指标体系的评价对象是教师和学生，包括教师评价指标和学生评价指标。其中教师评价指标体系的评价对象是教师，主要评价教师教学态度、教学内容、教学组织与设计、教学评价与反馈等方面，评价教师的教学质量是为了提供教学改进的方向和目标。学生评价指标体系的评价对象是学生，主要评价学生的学生态度、学习行为、学习效果、满意度等方面，评价学生的学习效果是为了发现问题，调整教学方法和内容。见表 5-1、表 5-2。

表 5-1　以学生为中心的教学质量教师评价指标

一级指标	二级指标	非常不符合	不符合	一般符合	比较符合	非常符合
1. 教师态度	1.1 立德树人，教书育人，积极开展课程思政					
	1.2 精神饱满，富有激情，展现对教学专注与热爱					
	1.3 备课充分，教学内容熟练					
	1.4 关心学生特点和成长需求，及时给予帮助					
	1.5 热爱学生，建立平等和谐的师生关系					
	1.6 重视学生学习效果和能力发展					
2. 教学内容	2.1 教师根据学生发展需求整合教学内容					
	2.2 教学内容符合教学大纲要求					
	2.3 教学内容具有高阶性、创新性、挑战性、激励性					
	2.4 教学内容涵盖课程背景知识及历史沿革，体现学科前沿内容，与专业毕业要求相符合					
	2.5 教学内容层次分明、能体现重点难点					
	2.6 教学内容能联系真实生活和工作场景，启发学生思维					
3. 教学组织与设计	3.1 课前和学生共同明确学习目标，激发学习兴趣					
	3.2 鼓励学生自主学习，提供学习资源和方法指导					
	3.3 教学方法合适，教学手段丰富					
	3.4 教学具有场景感，能吸引学生注意力					
	3.5 讲述清晰易懂，具有逻辑性，降低学生理解难度					
	3.6 营造开放的课堂环境，引导学生积极合作、分享、讨论					
	3.7 重视学生意见，接纳学生感受，鼓励学生独立思考					
	3.8 根据学生实际学习情况及时调整课堂教学节奏					
	3.9 通过真实案例讲解，引导学生用所学知识解决实际问题					
4. 学习体验感和满意度	4.1 学习过程中，学习状态和情绪得到教师的关注					
	4.2 学习过程中，感受到民主平等、和谐融洽的师生关系					
	4.3 教师教学熟练，具有较高的教学水平					
	4.4 课堂所学有助于成长发展，整个学习过程是有意义的、有收获的					
	4.5 教师的评价公平合理，反映出真实的学习情况					

表 5-2　以学生为中心的教学质量学生评价指标

一级指标	二级指标	非常不符合	不符合	一般符合	比较符合	非常符合
1. 学生态度	1.1 有清晰的学习目标，知晓预期学习结果					
	1.2 有浓厚的学习兴趣和好奇心，并投入时间和精力					
	1.3 有明确的学习计划，在课前、课中、课后自觉主动学习					
	1.4 在课前，能够认清并向教师表达自身需求和发展愿望					
	1.5 主动和教师沟通每阶段的真实学习情况，并寻求帮助					
	1.6 在课堂上体现出批判性思维和创新精神					
2. 课堂参与度	2.1 充分使用学习资源，高质量地完成课前预习任务					
	2.2 积极参与课堂讨论和小组合作学习，主动分享自己观点和想法					
	2.3 能适应课堂教学的节奏，处理好重难点知识					
	2.4 敢于质疑，能提出有价值的问题并展开争论					
	2.5 在课后主动把知识技能应用到新问题和新情境					
3. 学习效果	3.1 能够掌握课程要求的知识技能和学习方法					
	3.2 能够达成学习目标，获得预期学习结果					
	3.3 能够灵活运用学习策略，用所学知识技能解决实际问题					
	3.4 视野得到拓展，能把课程所学和职业发展联系					
	3.5 养成主动学习习惯，愿意投入更多时间和精力					
	3.6 对本课程及相关领域更加感兴趣，对未来学习充满信心					
4. 学习体验感和满意度	4.1 学习过程中，学习状态和情绪得到教师的关注					
	4.2 学习过程中，感受到民主平等、和谐融洽的师生关系					
	4.3 教师教学熟练，具有较高的教学水平					
	4.4 课堂所学有助于成长发展，整个学习过程是有意义的、有收获的					
	4.5 教师的评价公平合理，反映出真实的学习情况					

（二）三维一体的评价体系

课程是教育的基本途径，教师是课程实施的主体，学生是课程效果的载体，在课程评价中以教师、学生及课程为评价要素，可以突出课程评价在课程建设中的核心地位。以课程、教师、学生三个维度构建出基础护理学课堂教学评价体系符合课程评价要素的要求。其中课程维度的一级评价指标包括：课程目标、教学大纲、教材、课程考核、实践环节，这些指标可以对课程的设置进行评价；教师维度的一级评价指标包括：教学态度、沟通交流、教学手段、教案、教学内容、教学方法、双语教学，这些指标可以对教师教学实施进行评价；学生维度的一级评价指标包括：知识、技能、情感、学习态度、能力，这些指标可以对学生学习效果进行评价，见表5-3。

表5-3　三维一体的课程评价体系

维度	一级指标	二级指标	非常不符合	不符合	一般符合	比较符合	非常符合
课程维度	课程目标	课程目标定位合理，体现培养目标					
		课程运用综合的课程目标，引发学习兴趣					
		课程巩固、强化课程目标					
	教学大纲	教学大纲符合教学计划的要求，内容明确，重难点突出					
		课程运用、综合的教学大纲，引发对学习兴趣					
		巩固、强化教学大纲					
	教材	教材选择具有针对性，适合授课对象；					
		教材在内容上满足课程在后期的巩固、运用，承上启下					
		教材对已学知识能起到补充提高的教材					
	课程考核	考核设计有科学规范的考核方法和评分标准					
		课程运用、综合的考核设计，引发对学习兴趣					
		考核设计对课程具有巩固、强化作用					
	实践环节	实践环节开设出符合课程学习要求的专业基础实践项目，实践学时合理					
		实践环节开设出符合专业学习要求的专业临床实践项目，实践学时合理					
		实践环节开设出对课程具有巩固、强化、运用以及符合职业工作基本要求的综合实践项目，实践学时合理					

续表

维度	一级指标	二级指标	非常不符合	不符合	一般符合	比较符合	非常符合
教师维度	教学态度	教学态度积极，时间观念强，课前准备充分					
		教师教学能引发对学习兴趣					
		教师巩固、强化、运用课堂所学知识					
	沟通交流	能够与教师积极沟通，了解学生知识的掌握程度和能力					
		能够将与学生交流沟通和其他教师交流沟通信息有效地联系起来					
		能够与课程教师积极沟通，告知学生目前知识的掌握程度和能力					
	教案	教案设计合理，详略得当					
		教案引发对课程学习兴趣					
		教案对课程起到巩固、强化目的					
教师维度	教学手段	选择适当的教学媒体，并发挥出媒体的应用价值					
		巩固和强化的实施中，引发学生对课程学习兴趣					
		教学手段对课程起到巩固、强化目的					
	教学内容	教学内容知识体系完整、符合课程目标、层次分明、条理清楚、引入本领域的最新成果，反映学科发展的最新动态					
		教学内容引发学生对课程的学习兴趣					
		教学内容对课程起到巩固、强化目的					
	教学方法	教学方法符合学生特点，吸引学生的注意力，促进学生的理解和记忆，带给学生收获感					
		教学方法引发学生对课程的学习兴趣					
		教学方法对课程起到巩固、强化目的					
学生维度	素质	学生对护理专业情感加深					
		学生掌握护理专业基本素质					
		学生具备从事护理工作的基本素养					
	知识	学生具备专业所需的基础知识					
		学生具备一定的专业发展知识					
		学生知识掌握良好，运用自如，为后期相关课程学习打下良好的基础					

续表

维度	一级指标	二级指标	非常不符合	不符合	一般符合	比较符合	非常符合
学生维度	技能	学生各项技能操作熟练，能够独立完成基础的护理实践操作					
		学生能够独立完成简单的综合护理实践操作					
		学生能够独立或和他人共同完成护理工作中的综合护理实践操作					
	学习态度	学生能认真接受护理专业课程的学习					
		学生能主动接受护理专业课程的学习					
		学生能主动探索护理专业课程的学习					
	能力	学生具备发现护理问题的能力					
		学生具备分析护理问题的能力					
		学生具备解决护理问题的能力					

（三）基于 OBE 理念的基础护理学课程教学评价体系

OBE 理念是具有创新性教育理念，可以有效地提高学生的能力，指导教学评估，近年来在护理教育领域得到了广泛应用。在护理学教学改革中引入 OBE 理念，将教学内容选择从过去的正向设计变为反向设计，以社会需求为导向来确定培养目标，并从中提取毕业要求，通过调整课程体系来满足这些要求。这样可以明确具体的课程目标，并让课程目标来决定课程教学内容，通过持续的课程评价和改进，可以不断提高人才培养质量，有效地保证护理学教学的针对性和适应性，更好地满足社会对于高素质护理人才的需求。美国教育心理学家布鲁姆主编并出版了《教育目标分类学》，奠定了教育目标分类理论的基础。该理论将教育目标划分为认知、技能、情感三个维度。OBE 的理论内涵之一就是教育目标理论，运用布鲁姆教育目标分类理论构建基础护理学课程教学评价体系，使教学评价标准、方法与目标相统一，形成一个良好的循环，不仅能对教学效果作出一个较为公正的评价，而且能及时修正教学方向，确保达到教学目标，提升教学质量。基于 OBE 理念的基础护理学课程教学评价体系，见表 5-4。

表 5-4 基于 OBE 理念的基础护理学课程教学评价体系

维度	一级指标	二级指标	非常不符合	不符合	一般符合	比较符合	非常符合
认知	1. 护理学科知识	1.1 基础护理知识					
		1.2 护理理论					
		1.3 多元文化护理					
		1.4 全生命周期常见病、多发病、急危重症护理对象的治疗和护理方法					
	2. 多学科知识（包括相关学科知识和交叉学科知识）	2.1 医学术语					
		2.2 健康评估知识					
		2.3 药理知识、临床用药及药品管理知识					
		2.4 生理学、病理学等基础医学知识					
		2.5 伦理学、心理学、人际交流等人文社会科学知识					
		2.6 职业健康和安全政策、法规					
		2.7 流行病学、康复医学、预防医学、中医学等知识					
		2.8 力学、信息学、材料学等知识					
	3. 护理程序知识	3.1 护理评估					
		3.2 护理诊断					
		3.3 护理计划					
		3.4 护理实施					
		3.5 护理评价					
	4. 健康教育知识	4.1 教育方式					
		4.2 教育内容					
		4.3 语言沟通技巧					
		4.4 非语言沟通技巧					
技能	5. 操作准备	5.1 了解操作流程、操作标准、操作要点					
		5.2 转抄 / 核对医嘱或护嘱					
		5.3 评估患者并解释					
		5.4 护士准备					
		5.5 环境准备					
		5.6 物品准备					

续表

维度	一级指标	二级指标	非常不符合	不符合	一般符合	比较符合	非常符合
技能	6. 技能实施	6.1 严格执行查对制度					
		6.2 无菌观念					
		6.3 交流语适时、得当					
		6.4 观察患者的反应并询问患者感受					
		6.5 保护患者的隐私					
	7. 质量管理	7.1 有效利用耗材					
		7.2 有效利用时间					
		7.3 有效使用监控、计算机等教学辅助设备					
	8. 实施后处理	8.1 患者安置					
		8.2 物品和环境处置					
		8.3 记录操作时间、项目及效果					
	9. 效果评价	9.1 操作规范性					
		9.2 操作有效性					
		9.3 操作安全性					
		9.4 操作流畅性					
		9.5 操作人文性					
		9.6 操作美观性					
情感	10. 价值观	10.1 理解医疗在现代化国家建设中的价值					
		10.2 理解护理学科在促进健康中国建设中的价值					
		10.3 理解个人在解决医疗、护理问题中的价值					
	11. 必备品格	11.1 爱国主义精神					
		11.2 人道主义精神					
		11.3 敬业精神					
		11.4 奉献精神					
		11.5 职业素养					
		11.6 法治素养					
		11.7 尊重患者					
		11.8 敬畏生命					

续表

维度	一级指标	二级指标	非常不符合	不符合	一般符合	比较符合	非常符合
情感	12. 关键能力	12.1 人际沟通能力					
		12.2 团队合作能力					
		12.3 临床反应能力					
		12.4 心理调适能力					
		12.5 终身学习能力					
		12.6 批判性思维能力					
		12.7 科研创新能力					
		12.8 循证护理能力					
		12.9 信息检索能力					
		12.10 审美创造能力					
		12.11 劳动操作能力					
		12.12 自我发展能力					
	13. 学习态度	13.1 认识自己的优点和不足					
		13.2 课堂表现					
		13.3 作业完成					
		13.4 参与课外训练					
		13.5 学习兴趣和自信心					
		13.6 课堂考勤					

（四）形成性评价指标体系

为了适应现代化信息技术，基础护理学的教学模式由原来的单一授课模式逐步转向了混合式授课模式。MOOC、翻转课堂和微课等在国内已经得到了广泛运用，其教学模式主要采用形成性评价来评价教学效果。形成性评价，也就是所谓的过程性评估，它是对课程目标制定、教学实施方案和教学过程学习记录三个进程中的任意一个环节进行全面的评价，从而提高教学质量。过程性评价指标体系的教学注重对学生在学习中出现的问题进行分析，并对其进行及时反馈，以激励他们的学习。它不仅可以对学生的学习情况进行评估，而且可以从情感态度、学习策略、协作能力等方面进行客观地评估。在形成性评价中，教师与学生处于同一水平，师生通过合作来实现教学目标，以促进学生对自主学习的全面认识。目前的形成性评价还可以通过教学平台的系统，将学生的学习轨迹记录下来，让学生自己设定自己的学习任务，比如观看教学视频资源、课件等，再用相关的知识点来强化学生对知识的理解，从而达到学生能够自学专业知识的效果。另外，教师还可以利用大数据、网络等技术平台对学生进行科学的命题，指定试卷题目的类型和难度，最终针对学生的学习过程中存在的不足之处，提出了个性化的教学意见，从而建立起了一个师生、生生之间相互交流的学习环境和良好的评价氛围。

形成性评价分为以下三个程序：

课前自主学习：教师可以将自己的学习资源上传教学资源库，让同学们能够从教学资源库中挑选出对应的课程资源，包括音视频、图片、网页链接等大量的多媒体资源，学生们可以在上课之前就将它们下载下来，系统地进行课前学习。在此期间，教师要设置一些与课程内容相关的教学活动，并要求学生们参与活动，完成一些小任务。有些认为需要在课堂前就完成，其余材料可以自行安排时间完成；教师可以采用 QQ、微信等网络自主教学平台进行在线解答，让同学们在网上进行交流；最后，在课堂开始之前，同学们要把自己的学习心得体会写下来，在课堂之前，教师要检查同学们作业的完成情况和学习效果。在基础护理学课程中，除了以上几种方法之外，还要对有关的试验器材的准备工作情况和学生着装仪表进行评价。因此，在课堂前的过程性评价中，需重点关注网络多媒体资源的学习进度，教师的课前作业，在线指导解答的参与程度，见表 5-5。过程性评价可以帮助同学们在课堂上更好地巩固自己的学业：不仅使他们有效学习知识，而且使他们的自学能力得到提高。

表 5-5　自我评价表

班级		组名	日期	年　月　日
评价指标	评价内容		分数	分数评定
信息检索	能够有效地利用网络资源、图书资源，词典查找相关信息等；并在工作中运用搜集的信息资料		10 分	
感知课题生活	是否能够接受目前的课堂学习氛围		10 分	
参与态度	能与教师及同学主动沟通，互相尊重、理解，平等对待；能否与教师、学生保持多向、丰富的信息沟通交流		15 分	
	能正确地把握合作与独立思考之间的相互联系，达到高效的教学效果；能够表达自己的见解或表达自己的观点		15 分	
知识、能力获得	写出注射法的概念及类型		10 分	
	写出给药的原则		10 分	
	写出药物的管理要求		10 分	
辩证思维能力	是否能发现问题、提出问题、分析问题、解决问题、创新问题		10 分	
自评反馈	按时完成任务，对重点内容有很好地把握；具备良好的信息处理能力及领悟力；具备比较完整和严谨的思维能力，能够清晰表达自己的想法		10 分	
自评分数				
有益的经验和做法				
总结反馈建议				

课中研讨学习：课中就是课堂，教师课堂对学生进行点名了解学生的出勤情况，同时对学生们在学习中遇到的问题进行集中解答，教师解答问题的时候，学生们要仔细倾听。针对学生们提出的个别性问题、重要问题和难点问题，教师采取一对一的辅导方式，让同学们仔细了解教学中的重点和难点；采用小组讨论的方式，小组成员要按照问题的难度和种类，进行合理的分工，使得每个同学主动参与到这个活动中来。在这个活动中，同学们可以自主发言，完成小组内组员之间的评价，见表5-6和小组之间的互评，见表5-7，教师对他们的成绩做一个过程性评价，见表5-8，之后请他们来总结这个过程的成果，教师对他们的工作成果进行总结和分析。在一节课的尾声环节，教师适当地安排相关的学习任务，让同学们知道自己在课外要做什么，需要完成哪些任务。在基础护理学课堂教学中，也可以把学生的实际操作示教模块纳入课程的过程性评价中。因此，学生课堂过程性评价的重点是学生考勤、课堂答疑、课堂参与情况等。在教学过程中，教师进行教学评估，可以帮助学生们更好地理解和掌握所学的内容，促进学生对所学知识的消化与吸收，培养他们的发散思维能力，提高他们之间的团队合作能力。

课后巩固学习：学生要在规定的期限之内把课后的学习任务完成，然后通过网络教学平台中的阶段测试等，对学生们以前的学习情况和知识进行全方位的检查，线下同学可以撰写自己的汇报，记录自己的学习心得和经验。学生们也可以在课后进行巩固复习，并通过查阅笔试对自己的学习情况进行检验。教师可以利用线上教学的方法来延伸和拓展上一节课的内容，进一步帮助学生们巩固专业知识，让他们能够通过思考来强化自己前面所学的知识内容，并且能够总结问题，对前面的知识进行有效归纳和完善。

表 5-6 小组内互评验收表

<table>
<tr><td>验收组长</td><td></td><td>组名</td><td></td><td>日期</td><td>年 月 日</td></tr>
<tr><td>组内验收成员</td><td colspan="5"></td></tr>
<tr><td>验收资料清单</td><td colspan="5"></td></tr>
<tr><td>评价指标</td><td colspan="3">评价内容</td><td>分数</td><td>分数评定</td></tr>
<tr><td rowspan="2">参与态度</td><td colspan="3">该同学能否积极主动与教师、同学交流，相互尊重、理解、平等；与教师、同学之间是否能够保持多向、丰富、适宜的信息交流</td><td>20 分</td><td></td></tr>
<tr><td colspan="3">该同学能否处理好合作学习和独立思考的关系，做到有效学习；能提出有意义的问题或能发表个人见解</td><td>20 分</td><td></td></tr>
<tr><td rowspan="3">知识、能力掌握评价</td><td colspan="3">写出注射法的概念及类型</td><td>10 分</td><td></td></tr>
<tr><td colspan="3">写出给药的原则</td><td>10 分</td><td></td></tr>
<tr><td colspan="3">写出药物的管理要求</td><td>10 分</td><td></td></tr>
<tr><td rowspan="2">素质评价</td><td colspan="3">具有较强的分析能力和理解能力</td><td>15 分</td><td></td></tr>
<tr><td colspan="3">具有较为全面严谨的思维能力并能条理清楚明晰表达成文</td><td>15 分</td><td></td></tr>
<tr><td colspan="6">评价分数</td></tr>
<tr><td>该同学的不足之处</td><td colspan="5"></td></tr>
<tr><td>有针对性地改进建议</td><td colspan="5"></td></tr>
</table>

表 5-7　小组间互评表

班级		评价小组		日期	年　月　日
评价指标	评价内容			分数	分数评定
汇报表述	表述准确			15 分	
	语言流畅			10 分	
	准确反应改组完成情况			15 分	
内容正确度	内容正确			30 分	
	句型表达到位			30 分	
互评分数					
简要评述					

表 5-8 教师评价表

班级		组名		姓名	
出勤情况					
评价内容	评价要点	考察要点		分数	分数评定
1. 查阅文献情况	任务实施过程中文献查阅	1.1 是否查阅信息资料		20 分	
		1.2 正确运用信息资料			
2. 互动交流情况	组内交流，教学互动	2.1 积极参与交流		30 分	
		2.2 主动接受教师指导			
3. 任务完成情况	规定时间内的完成度	3.1 在规定时间内完成任务		20 分	
	任务完成的正确度	3.2 任务完成的正确性		30 分	
合计				100	

对于基础护理学课堂教学而言，开放实验室资源的使用、多媒体辅助学习情况以及参与程度的过程评估同样非常关键。因此，对于学生课后过程性评价，主要是对他们的期末考试情况，以及他们在理论和实际工作中的报告与经验进行评估。在课堂教学中，课后评价能够帮助学生巩固专业知识，又能够提升学生信息素养和综合能力。

形成性评价指标体系包括线上学习评价、课间学习评价、课堂学习评价、实验学习评价，见表 5-9。

表 5-9　形成性评价指标

维度	一级指标	二级指标	非常不好	不好	一般	良好	优秀
线上学习评价	1. 线上预习	1.1 预习时间进度					
		1.2 预习内容完成度					
	2. 线上作业	2.1 完成作业及时性					
		2.2 作业完整性					
		2.3 阐述内容正确性					
		2.4 作业创新性					
		2.5 书面表达能力					
		2.6 同伴协作能力					
	3. 线上测试	3.1 完成测试及时性					
		3.2 测试成绩					
	4. 在线互动	4.1 互动频次					
		4.2 互动形式多样性					
		4.3 对同伴关注度					
		4.4 互动评判性					
	5. 学习信息反馈	5.1 反馈及时性					
		5.2 反馈内容重要性					
		5.3 反馈形式恰当性					
		5.4 学习过程投入度					
		5.5 与教师反馈有效性					
		5.6 与同伴反馈有效性					
		5.7 对自主学习促进度					

续表

维度	一级指标	二级指标	非常不好	不好	一般	良好	优秀
课间学习评价	6. 课间考勤	6.1 课间出勤率					
	7. 课间病例	7.1 护理评估全面性					
		7.2 护理诊断准确性					
		7.3 实施计划合理性					
		7.4 评价计划明确性					
	8. 课间报告	8.1 报告结构完整性					
		8.2 报告内容丰富性					
		8.3 报告翔实度					
		8.4 报告体会启发性					
		8.5 书写格式规范性					
		8.6 书写字迹工整性					
课堂学习评价	9. 课堂考勤	9.1 课堂出勤率					
	10. 课堂提问	10.1 回答准确性					
		10.2 语言表达能力					
		10.3 参与状态					
	11. 随堂测试	11.1 答题准确性					
		11.2 书面表达能力					
		11.3 方法原理应用合理性					

续表

维度	一级指标	二级指标	非常不好	不好	一般	良好	优秀
课堂学习评价	12. 小组发表与讨论	12.1 发表内容完整性					
		12.2 课件制作能力					
		12.3 团队协作能力					
		12.4 语言表达能力					
		12.5 答疑辨析能力					
		12.6 倾听专注度					
		12.7 参与讨论频次					
		12.8 获取信息能力					
		12.9 观点新颖性					
		12.10 论据充足度					
		12.11 逻辑思维能力					
实验学习评价	13. 实验考勤	13.1 实验出勤率					
	14. 实验提问	14.1 回答准确性					
		14.2 语言表达能力					
		14.3 参与状态					
	15. 实验练习	15.1 操作程序规范性					
		15.2 操作技术完整性					
		15.3 操作技术准确性					
		15.4 练习参与频次					
		15.5 练习参与状态					
		15.6 同伴协作能力					

续表

维度	一级指标	二级指标	非常不好	不好	一般	良好	优秀
实验学习评价	16. 实验报告	16.1 报告结构完整性					
		16.2 实验内容正确性					
		16.3 实验记录翔实度					
		16.4 实验结果分析能力					
		16.5 书写格式规范性					
		16.6 书写字迹工整性					
	17. 实验考核	17.1 仪表与举止姿态					
		17.2 操作流程完整性					
		17.3 操作技术正确性					
		17.4 操作问答正确性					
		17.5 操作时间观念					
		17.6 人文关怀意识					
		17.7 护理安全意识					

参考资料

[1] 莫选荣.基于助产专业特色的基础护理学课堂教学导课方法的探讨[J].护理学杂志,2010,25(10):65-67.

[2] 王佳佳,张叶丹.新媒体技术在高校课堂改革中的应用[J].智库时代,2019(33):107-108.

[3] 胡贤林,沈琳.新媒体技术与农业高校中文专业实践教学的创新[J].广州广播电视大学学报,2020,20(01):25-29+108.